슈거 블루스

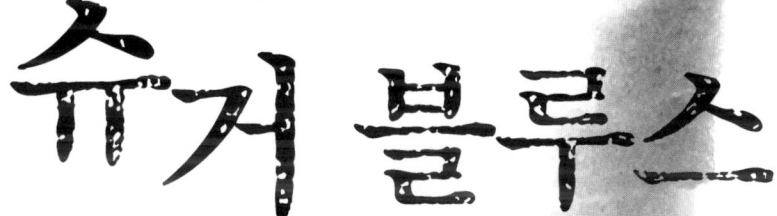

설탕, 세상에서 가장 달콤한 독

# 슈거 블루스

윌리엄 더프티 지음 | 최광민·이지연 옮김

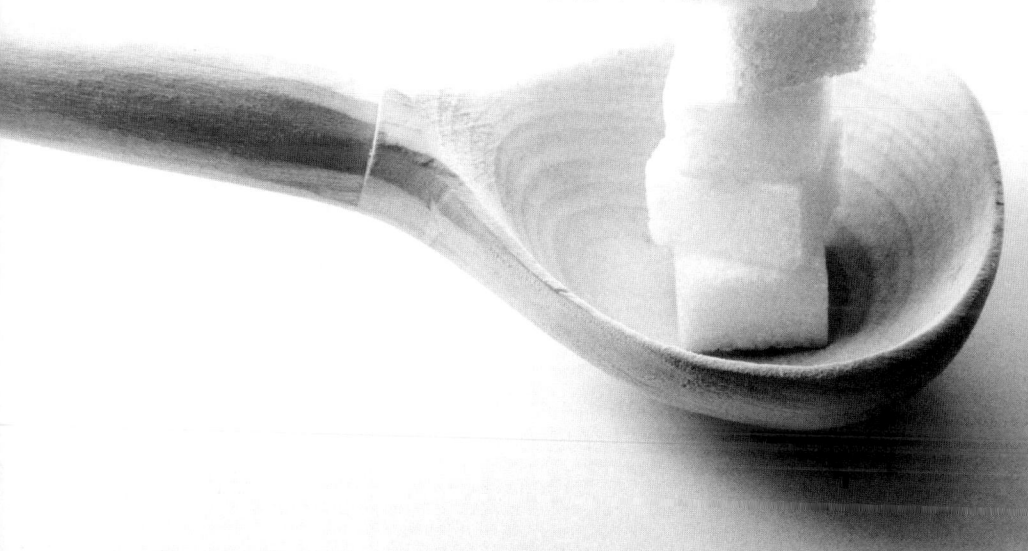

자신의 죽음으로 나의 삶을 바꿔 놓은
빌리 홀리데이와
자신의 삶으로 나를 죽음에서 건진
글로리아 스완슨에게

의료계의 역사에 어떤 일들이 일어났는지 보고 있으면 속이 불편해진다. 수세기에 걸쳐 고통받는 영혼을 마녀라며 불에 태우고, 귀신에 사로잡혔다며 엑소시즘을 행하고, 미쳤다며 감금하고, 자위행위 때문에 정신병에 걸렸다며 고문을 가하고, 정신 이상이라며 정신병 치료를 하는가 하면, 정신분열증 환자에게는 전두엽절제술까지 행했던 것이다! 만약 민간치료자들이 이 원인이 모두 **슈거 블루스** 때문이라고 한다면, 귀담아들을 환자가 과연 몇이나 될까?

**설탕(Sugar)** 정제된 수크로오스(sucrose), $C_{12}H_{22}O_{11}$. 사탕수수나 사탕무의 즙액을 여러 단계 화학적으로 가공하여 생산되며, 이 공정을 거치면서 90퍼센트에 이르는 섬유질과 단백질 등의 모든 영양소가 제거된다.

**블루스(Blues)** 공포·병·걱정 등에 짓눌려 지나치게 우울하거나 감상에 빠진 심리 상태(개인의 불행에 대한 자전적인 기술을 시적으로 표현할 때 종종 사용되기도 한다).

**슈거 블루스(Sugar Blues)** 보통 설탕이라 불리는 정제 수크로오스의 섭취로 인해 발생하는 육체 및 정신의 복합적인 질환.

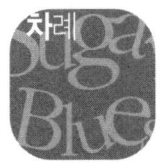

011 ✢ 누구나 솔직해질 필요가 있다
033 ✢ 설탕의 역사
057 ✢ 어쩌다 이렇게 되었을까
079 ✢ 우리가 설탕을 믿사오니
095 ✢ 누명을 쓴 꿀벌
123 ✢ 젖병에서 주사기까지
139 ✢ 양배추와 왕
155 ✢ 단순한 진리가 어떻게 왜곡되었나
179 ✢ 죽은 개와 영국인들
209 ✢ 정의는 어디에?
237 ✢ 디저트 대신 담배를 피우라고요?
259 ✢ 설탕 끊기
277 ✢ 어떻게 먹고 살아야 할까

297　글을 옮기고 나서 | 최광민
303　참고문헌

# 누구나 솔직해질 필요가 있다
It is Necessary to be Personal

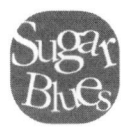 설탕에 대해 정말 아무것도 모르고 어수룩했던 시절을 돌아보면, 글로리아 스완슨1910년부터 70년대까지 영화·TV· 뮤지컬 등에서 활발하게 활약한 미국 여배우__역주의 충고를 따라야 할지, 각설탕을 먹어야 할지를 두고 갈팡질팡했던, 잊지 못할 기억 하나를 떠올리게 된다.

나는 그때 뉴욕변호사협회의 5번가 사무실에서 열린 오찬 모임 겸 기자 간담회에 가게 되었다. 조심스럽게 간담회장에 들어설 때만 해도 별반 다른 것이라고는 없었다. 다만 그 방 안의 어느 누구보다 명민하고 사려 깊던 글로리아 스완슨은 옆자리에 놓인 자기 가방을 치우고 내가 앉을 자리를 마련해 주었다. 스크린 밖에서 그녀를 한 번도 본 적이 없었던 데다 거기서 만나리라곤 생각지 못했기 때문에 나는 몹시 당황했다. 음식을 담당한 요식업체 직원이 양념한 훈제 쇠고

기나 살라미 소시지를 얹은 검고 거친 호밀 빵, 종이컵에 담긴 커피, 각설탕 같은 간단한 먹을거리를 내왔다. 뉴욕의 유수 일간지에서 온 동료들은 음식을 서빙받는 중에도 여전히 이야기를 주고받고 있었다. 나는 샌드위치 포장을 벗기고 커피잔 뚜껑을 열고는 각설탕을 하나 집었다. 각설탕 포장을 막 벗기려는데 글로리아 스완슨이 단호한 어조로 속삭였다.

나는 벼랑 끝에서 끌어당겨진 사람처럼 그녀를 쳐다봤다. 그녀는 눈을 크게 뜬 채 가지런한 흰 이를 보이며 미소짓고 있었는데, 마치 사악한 럼주에 반대하는 캐리 네이션 1940년대 미국에서 금주 및 절제 운동을 펼친 사회운동가_역주이나, 금십자가를 바라보는 윌리엄 제닝스 브라이언 미국의 정치가. 유명한 연설 '금십자가'에서 금화가 아닌 은화의 자유로운 제조와 유통을 주장했다_역주이나, 다진 돼지고기 요리를 받아든 모세 유대교 율법에서는 돼지고기를 금하고 있다_역주 같아 보였다. 과자통에서 몰래 과자 한 줌을 꺼내다 걸린 아이처럼 나는 그만 각설탕을 떨어뜨리고 말았다. 그녀는 우리가 먹고 있는 어떤 음식에도 손대지 않고, 대신 직접 준비해 온 점심식사를 들고 있었다. 아마도 나무에서 자연스럽게 익은, 어떤 농약도 치지 않은 그런 것이었으리라. 그녀는 내게도 조금 권했는데, 내 평생 그보다 더 맛있는 것을 먹어 보지 못했다고 고백해야만 했다.

그녀의 독특한 건강식에 대한 전설은 익히 알려진 바이며, 노화를 거부하는 듯한 그녀의 모습을 그린 시도 여러 편 있다. 실제로 아주 가까이서 보면 그녀가 무언가 아주 옳은 일을 하고 있다는 걸 믿지 않을 수 없다.

"독극물을 먹고 있는 사람들을 보면, 전 기분이 아주 나빠져요. 사람들은 자기 자신을 위해 바른 길을 찾아야 해요. 힘든 일이긴 하죠. 사람들이 내 앞에서 풀을 뜯어먹는다 해도, 독약을 먹어대는 것에 비하면 별로 놀랄 일도 아니에요. 하던 거 계속하세요."

그녀는 내게 속삭이면서 커피에 설탕을 타도록 내버려두었다.

"흰 설탕을 먹는 건 자살 행위예요. 내게 신경 쓰이는 일은 바로 그거랍니다."

그녀는 다시 한 번 흰 이를 빛내며 미소 지었다. 그 기억이 며칠간 나를 사로잡았다. 각설탕 집게에 손을 뻗칠 때마다 멈칫 뒤로 물러나 그녀의 단호한 말을 떠올리게 되었다. 무언가 좀더 나은 것을 해보려고 깊이 생각하고 결정한 후에야 우리가 설탕에 중독되어 있다는 사실을 깨닫고, 우리의 머리가 제대로 돌아가고 있지 않았다는 것을 깨닫게 될 것이다. 나는 내가 설탕에 중독되어 있다는 것을 깨달았다. 그것도 심각한 수준이었다. 그만두고 싶어도 어찌해야 할지 방법을 몰랐다. 벌써 몇 년간이나 그런 습관에 젖어 있었던 것이다.

할머니는 부엌 옆의 식품 창고에 항상 100파운드짜리 고급 설탕 포대를 보관해 두셨고, 그 위에 큼직한 양철 국자를 놓아 두셨다. 금주령이 내렸던 시절 1920~1933년_역주, 할머니에게 민들레를 따다 드리면, 할머니는 그것을 잘 씻어서 큰 항아리에 재우고는 빨리 발효되도록 그 위에 설탕과 레몬을 뿌리셨다. 할머니는 이런 방식으로 밀주를 만드셨다. 나는 할머니가 체리와 사과파이 · 쿠키 · 케이크에 설탕을 뿌리던 것과, 가을에 통조림을 만들 때 복숭아와 자두를 끓이면서 엄청난 양의 설탕을 넣었던 것을 기억한다. 설탕은 토마토 양념과 달콤새콤한 온갖 종류의 피클에도 들어갔다. 방과 후에 집에 가면 이웃에 살던 전업 요리사, 모튼 부인이 흑설탕을 넣어 갓 구운 빵에 버터를 발라 우리에게 나눠주곤 했다.

이제 와서 50년 전쯤의 미국 중서부 작은 마을에서의 생활을 생각해 보면, 어떻게 그렇게 살았는지 모르겠다. 가정은 아이들의 식생활을 완벽하게 통제했다. 우리는 그 점에 대해서는 발언권이 거의 없었다. 부모님은 우리의 보호자였고, 부모님이 허락한 음식과 금지한 음식을 온 마을 사람들이 알고 있었다. 은행을 털거나 일요일에 교회 예배를 빼먹는 것만큼이나 햄버거나 코카콜라를 몰래 먹는다는 것은 거의 불가능한 일이었다.

마을에는 식당이 딱 한 곳 있었다. 한때 술집이었던 곳이다. 5센트짜리 동전을 가지고 가게에 가서 무언가 먹을 것을 사려고 하면, 주인은 아버지가 일하던 사무실에 전화를 했고, 아버지가 귀가하면 그 일로 야단맞곤 했다. 세 곳의 식료품점에서 사탕을 팔았고, 모퉁이의 잡화상에서는 소다수를 팔았다. 아이스크림은 일요일에만 먹을 수 있어서, 일이 있을 때 잡화상에 주문해 두면 열차로 배달해주기도 했다. 드라이아이스와 냉동기의 등장은 먼 훗날의 일이었다.

하루 세 끼는 모튼 부인의 관리 하에 집에서 먹었고, 그렇지 못한 경우에는 아예 먹지를 못했다. 모튼 부인 몰래 아이스박스를 여는 일은 불가능했다. 나중에 우리 집은 마을에서 처음으로 전기냉장고를 산 집이 되었다. 집에서 만든 얼음은 라디오보다도 더 신기한 발명품이었다. 식료품점에서 파는 식재료 대신 통조림 제품을 먹기 시작했다.

　소다수와 코카콜라·청량음료는 우리 어린이를 위한 것이 아니었다. 어디서나 구할 수 있었지만, 금주령 때문에 몰래 마셔야 하는 캐나다산(産) 에일 맥주처럼 그런 음료들은 어른들이나 몰래 마시는 것으로 여겼다. 세월이 지나 여덟 살이 되자 마을 축제나 장터에서 솜사탕과 사탕과자를 살 수 있었지만, 영화를 보는 일 만큼이나 여전히 우리에게는 금지된 것이었다. 그런 것을 먹으면 병에 걸린다고 부모님은 늘 말씀하셨고, 우리는 그런 것을 먹고도 건강해 보이는 청년들을 볼 때마다 부모님에게 떼를 썼지만 전혀 먹혀들지 않았다.

　나의 첫 번째 범죄는 크리스털 레이크로 이사를 간 첫 여름에 일어났다. 이전에 살던 마을에 비하면 크리스털 레이크는 타락한 바빌론이나 라스베이거스 같았다. 호수 위에는 수상 카지노가 있었는데, 버스나 드럼 앞에 할리우드 출신이라 붙이고 다니는 밴드의 음악에 맞추어 외지인들이 춤을 추었다. 골프 코스와 테니스 코트, 쾌속 보트 선착장도 있었다. 인디언들은 주말 관광객들에게 손으로 짠 바구니를 팔았다. 소녀들은 담배를 피웠고, 소년들은 웃통을 벗은 채 밤중에 수영하러 다녔으며, 선술집을 겸한 길가의 주유소에는 형형색색의 설탕 음료 병이 얼음에 재워져 있었다. 오렌지·체리·딸기·레몬·그린 리버라 불리던 것 등등. 나는 음료수 맛을 보고 싶어서 잠을 이루지 못했고, 특히 길에서 마주치는 자주색의 포도맛 음료가 먹고 싶어서 미칠 지경이 되었다. 결국 나는 동네 주정뱅이들과 비슷한 꼴이 되었다.

어머니가 낮잠을 주무시는 동안 어머니 지갑에서 처음으로 돈을 훔치던 때를 나는 기억한다. 한 번에 5센트짜리 동전 하나를 훔쳤다. 5센트 동전이 없을 경우에는 감히 10센트 동전은 훔칠 엄두도 내지 못했다. 음료수 두 병은 내가 아는 어떤 약물보다 강력하게 작용할 분량이었다. 아마도 잇몸이 자줏빛으로 변하고, 이빨이 녹기 시작할 것이다. 나는 유혹을 어느 선까지 감당할 수 있을지 어느 정도는 알고 있었다. 들통 나지 않으려면 주의해야 했다.

크리스털 레이크에서는 열두세 살이 될 때까지 살았는데, 당시 나는 겨울에는 라디오 방송의 즉흥 재즈 피아니스트로 일하며 일주일에 75달러 정도를 벌고 있었다. 그러나 수표를 사용할 수 있는 나이가 아니었던 터라, 여름이 다가와 포도맛 음료수를 마시던 버릇이 못 견딜 정도로 되살아나자, 그것을 사먹기 위해 거짓말을 하거나 돈을 훔쳐야만 했다.

변성기가 왔을 때는 라디오 방송국에서 일하던 끝 무렵이었다. 내 목소리는 더 이상 어린애 목소리가 아니었고, 그래서 내가 피아노를 연주하는 일이 그리 대단하게 취급되지 않았다. 사춘기는 무서운 공포를 몰고 왔다. 얼굴과 목 등에 보기 흉한 여드름이 뒤덮인 것이다. 처음에 나는 그게 나병의 일종인 줄만 알고 간절히 기도하기도 했다. 나보다 나이 많은 형들한테서도 그런 걸 보지 못했다. 남의 여드름에는 무신경하면서도 내 여드름에는 무척 신경이 쓰였기 때문일 것이다. 부끄러워서 남들처럼 웃통을 벗고 트렁크 수영복만 입은 채 수영할 수도 없었다. 우리 가족을 담당하던 간호사는 녹제마(Noxzema) P&G에서 판매하는 피부세정제__역주를 사용해보라고 권했지만, 그 약이 효과가 없을 때는 빨래하던 가정부가 경악할 지경이었다. 지금에 와서야 나는 그것이 모두 나의 잘못이었다는 것을 깨닫게 되었다. 만약 그때 다른 사람들이 그 사실을 깨닫고 내게 지적해 주었다면, 나는 아마도 몇 년간 겪을 고통을 피할 수 있었을 것이다. 하지만 누가 나의 비밀스런 습관을 알고 있었을까? 누가 상상이나 했을까? 우리 집 주치의는 무엇을 하고 있었단 말인가?

우리 마을에도 의사가 하나 있기는 했다. 그는 우리 집 길 건너편에 살고 있었는데, 온 마을 사람들이 질색하는 사람 중 하나였다. 특히나 응급 상황에서는 이 의사 외에는 손 쓸 사람이 아무도 없었기 때문에 더욱 그러했다. 그는 일종의 마약 중독자였다. 그 말을 허드슨 박사에게 대놓고 하는 사람은 없었지만, 마을 사람들은 그의 부인을 동정했다. 그는 이따금 동네를 좀비처럼 어슬렁거리곤 했다. 그의 병원은 집 옆의 초가지붕을 얹은 간이 건물이었는데, 어두워지면 아이들은 몰래 그의 집 창문으로 환각에 빠져 검정 가죽 의자에 누워 있는 허드슨 박사를 엿보곤 했다. 마을에 사고가 발생했을 때 자원 소방관이 허드슨 박사의 사무실로 달려가 환각에 빠져 있는 그에게 물을 들이부어 깨우고는, 옆에서 부축해가며 탈곡기에 다친 농부의 팔에 지혈대를 대게 한 일도 있었다. 그러고는 환자를 가장 가까운 마을로 이송했다. 가능하기만 했다면 전화로 이웃 마을 의사를 부르는 게 더 나았을 것이다.

그래서 어느 누구도 아프기 전에는 그를 찾지 않았다. 다행히 심각한 질병은 발생하지 않았다. 나는 1년에 두 번 치과 의사의 검진을 받았는데, 그게 차츰 관례가 되기 시작했다. 치과 의사는 충치가 단것을 먹어 생긴 것이라고 했다. 그러나 나는 다른 의사한테는 그런 말을 들어보지 못했다. 할머니 같이 나이 드신 분들은 과식하지 말라고 말씀하시곤 했다. 과식은 병을 부르는데, 가령 구토 같은 것을 일으키는 위장병을 유발한다고 하셨다. 하지만 어떻게 내 여드름을 몰래 먹던 설탕 제품과 연결지을 수 있었으랴? 모두는 아니지만 내 나이대의 아이들 여럿이 비슷한 문제에 시달린다는 것을 알았다.

얼마 후 헛간 뒤에서 내 피부 질환의 원인은 지나친 자위행위 때문이라는 말을 듣게 되었다. 사제가 되기 위해 시카고에 있는 가톨릭신학교를 다니는 형을 둔 친구가 하나 있었다. 우리에게는 교회법과 섹스에 관한 권위자라 할 만했던 그 형은, 시카고 대주교구에서는 자위행위가 사면 가능한 경미한 죄라는 말을 공공연히 하고 다녔다. 그 말을 보수적인 미시간 주(州)에서 했더라면 치명적인 결과를 가져왔을 것이다. 아무튼 일리노이 주 사람들은 밤에는 자위행위를 하고, 아침에는 펌프질해서 바지를 빨아 입고 미사에 참석할 수 있었다.

고등학교 때는 몰트 초콜릿에 시달렸다. 우리 집은 큰 도시로 이사를 했고, 고등학교에 다니려면 몇 마일이나 나가야 했다. 교통비로 하루에 10센트의 용돈을 받았으니, 편도에 5센트씩이었다. 도시락 가방? 나는 집에서 만든 샌드위치나 과일 같은 촌스러운 것을 들고다니지 않기로 마음먹었다. 1929년 대공황이 임박하여 모든 것이 힘들어지던 시절이었다. 중심가에 있던 할인점들은 몰트위스키를 넣은 특대품 초콜릿을 판매했다. 10센트로 술을 마실 수 있는 방법이었다. 날씨가 어떻든 2년간 나는 몰트 초콜릿을 사먹을 요량으로 매일같이 아침저녁으로 걸어서 통학했다. 일주일이면 초콜릿 다섯 개를 먹는 셈이었다. 피부병은 나날이 더 심해졌다. 학교 체육관에서 샤워를 해야 했을 때 얼마나 부끄러웠는지 생각난다. 그 이후에 여드름은 성적인 억압 때문에 생긴다는 말을 들었다. 성적으로 자유로운 사람들은 그런 문제가 전혀 없다는 것이다. 여드름이 제발 없어졌으면 하는 기대로, 성욕을 억제하느니 기꺼이 그렇게 살아 볼 각오도 되어 있었다. 여자를 구하기도 쉽지 않고 성병도 조심해야 하지만, 내 피부가 고와지기만 한다면 기꺼이 청소년 법정에라도 당당히 걸어 들어갈 각오가 되어 있었던 것이다.

내가 다닌 고등학교에서는 누구나 금연을 해야 했다. 궐련 담배는 한 갑당 10센트로 너무 비쌌고, 별로 남자다워 보이지도 않았다. 많은 남자애들은 담배만 피지 않으면 졸업식 때 포드 차를 선물 받을 것이라는 꿈에 부풀어 살았다. 담배 대신 우리는 옥수수 껍질이나 포도 나뭇잎, 혹은 멕시코인들이 마리화나라고 부르는 밀조품을 피우고 다녔다. 무엇이나 몸에 나쁜 것들이었다. 바나나 껍질이 그중 나았다고 할까? 밀주나 마리화나가 수십 년 후에 상품화되리라곤 생각조차 하지 못한 때였다.

대학 생활은 의무적으로 마쳐야 하는 지루한 군복무 같은 것이었다. 나는 재미삼아 언론학 과목들을 수강하면서 담배 회사들이 광고 수입으로 학자들을 매수한다는 사실을 알게 되었다. 영화 속 스타들이 담배 피우는 법을 무료로 가르쳐 준다며, 학교에서 가장 멋진 몇몇 여학생들이 담배를 공짜로 나눠 주면서 담배 회사를 홍보하고 다녔다. 나는 공짜 담배는 피웠지만, 사서 피우지는 않았다. 담배보다는 단것이 더 좋았다.

가장 지겨웠던 것은 '운동' 과목이었다. 수영이나 경보, 배구, 혹은 일주일에 역기 몇 회 들어올리기 등을 해야 했다. 조교는 운동하는 것을 지켜보다가 카드에 구멍만 뚫어 주면 그것으로 끝이었다. 1년에 한 번씩 대충 신체검사를 받기도 했다. 젊은 의사에게 몸에 문제가 있느냐고 물으면, 의사는 지역 의료계의 영역을 침범하지 않으려는 듯 조심스럽게 가정주치의를 만나보라고만 했다. 그는 잠재성 탈장이나 무좀 같은 것만 다룰 뿐이었다.

여름이면 수천 마일을 히치하이킹으로 여행하며 5센트짜리 펩시콜라에 절어 살았다. 남부를 처음 여행했을 때 만난 어떤 여자를 통해 이른바 '약'이라는 것에 관심을 갖게 되었다. 사람들은 그것에 얼음과 바닐라향·시럽·소다를 타서 소다수 판매대에서 팔았다. 북부에서는 그것을 '코카콜라'라고 불렀다. 남부에서는 같은 말이 '두통치료제'라는 의미로 사용되었다.

대학에서 2년 동안 고생한 후 나는 마침내 자퇴했고, 학위 없이 세상과 맞서 보리라는 대담한 꿈을 선택했다. 곧 다가올 제2차 세계대전의 기운을 감지할 수 있었고, 레벤워스 연방교도소와 플랑드르 전선 사이에서 양자택일을 해야 했다.

1965년 여름, 나는 동양에서 온 한 현자를 만났다. 그는 일본인 철학자로 사이공에서 몇 주를 보내고 돌아오는 길이었다.

"북베트남을 진정으로 정복하고 싶다면, 미군의 군용품을 투하하면 됩니다. 설탕·캔디·코카콜라 등등을 말이죠. 아마도 폭탄보다 더 빨리 사람들을 파멸시킬 겁니다."

나는 그의 말이 무엇을 의미하는지 알 수 있었다. 1942년에 징집되었을 때 비슷한 일이 내게도 일어났다. 군수품은 하늘 어디선가 떨어져 내려왔다. 우리는 고국의 어머니들이 믿었던 것처럼 인류 역사상 가장 잘 먹은 군대였다. 그러나 군대 음식은 애초부터 입에 맞지 않았다. 그런 것은 조금도 먹고 싶지 않았고, 그래서 아침이고 낮이고 밤이고 맥아분유와 설탕 넣은 커피, 빵, 캔디, 초콜릿, 코카콜라를 찾아 군매점을 기웃거렸다. 그렇게 몇 개월이 지나자 출혈성 치질에 걸려 죽음의 공포에 시달리게 되었다. 그때 나는 20대였고, 나이를 먹으면서 늘 이런 끔찍한 병에 시달렸다. 어쨌거나 전쟁에 비하면 그건 대수가 아니었다. 나는 모든 것을 잃게 될 플랑드르 전선에 파견되었다.

미 육군 의무대는 내 평생 처음으로 접한 제대로 된 미국 의료 기관이었다. 보직 발령에 따라 해외파병선에 실렸고, 영국으로 향하는 불 꺼진 S. S. 모리타니아호 선상에서 대서양의 흩뿌리는 물안개에 젖은 두꺼운 육군 코트를 입고 어깨에는 카빈 소총을 둘러메고 경계를 섰다. 두 시간은 불을 켜고, 두 시간은 불을 끈 채 항해했다. 리버

풀에 정박했을 때쯤 나는 폐렴 증세를 보이기 시작했고, 의무병은 체온계를 보고는 나를 취사반으로 전보 발령을 냈다. 전보 발령은 6일이나 걸렸다. 7일째가 되자 체온계 눈금이 위험 수위에 이르렀고, 나를 보는 사람들의 얼굴은 동정심으로 변하기 시작했다. 즉각 들것에 실려 앰뷸런스를 타고 가장 가까운 영국 병원으로 후송되었다. 병원에서는 응급 치료를 하고, 산소마스크를 씌우고, 당시 기적의 약이라 불리던 술파닐아미드(sulfanilamide)를 엄청나게 투여했다. 워낙 새로운 처방이었던지라 의사들은 매시간 내 혈액 샘플을 검사해서 혹시 나를 죽이고 있는 것은 아닌지 확인했다. 혼수상태 속에서 여러 날을 보냈다. 아름답고 멋진 간호사들이 침상을 정기적으로 정리해 주었고, 혈액을 채취하고, 목욕을 시켜 주었다. 높은 신분의 우아한 영국 부인들은 라일락꽃으로 나를 위로했다. 목사는 바깥 홀에서 내가 죽을 경우를 대비하고 있었다. 플랑드르 전선에는 가보지도 못했지만, 전쟁은 이미 시작된 것 같았다. 노력할 가치도 없어 보였다. 죽음의 D데이가 다가오고 있었던 것이다.

어느 날 아침, 나는 진땀을 흘리며 의식을 되찾았다. 내 테이블에 송아지 발을 고아서 만든 젤리가 놓여 있었다. 아래춤이 발기된 게 느껴졌다. 아마 정부의 간호를 받으며 더 사는 게 내 운명인 듯했다.

혼자 엉금엉금 기어 내려가 체중을 쟀는데, 저울의 눈금을 보던 간호사가 크게 놀랐다. 군대 규정에 따르면, 입원 당시 수준으로 체중이 올라가기 전에는 병원에서 퇴원시킬 수 없다고 했다. 병원에 28일 이상 입원하게 되면 전선이 아닌 보충대로 보내진다. 그곳은 일종의 인간 창고로서, 사람들의 신체 조건에 따라 근무지 이송 명령을 기다리는 곳이었다.

　내 체력은 충분히 회복되지 않았다. 그러나 보충대에 가느니 차라리 죽는 게 나았다. 6일 안에 12파운드를 찌울 수 있을까? 매일같이 병원으로 나쁜 소식들을 실어나르는 신문 배달 소년들이 있었는데, 나는 매일 신문을 세 부씩 사며 늘 1파운드 지폐를 냈다. 잔돈으로 받은 무거운 동전들을 병원용 테이프로 상체와 사타구니에 붙였다. 이렇게 요술같이 하루에 2파운드씩 늘려갔다. D데이가 되자 나는 저울 위에 당당히 올라섰다. 내 체중은 입원하던 날 수준으로 올라갔다. 몇 시간 후 나는 군장을 메고 플랑드르 전선으로 이동하고 있었다. 내 친구들이 나를 보살펴 주고, 영내 매점에서 가져온 음식을 먹여 원기를 북돋워 주었다. 나 혼자서는 매점까지도 갈 수 없었기 때문이다.

　나는 기차로 글래스고까지 가서, 거기서 다시 배로 알제리까지 간 다음, 다시 트럭을 타고 지중해의 오란까지 갔다. 사막에서 3주를 보낸 후 새 사람처럼 멀쩡해졌다. 몇 마일 내에 영내 매점이라고는 없었고, 기분 전환은 바다를 바라보거나 알제리산 맥주를 마시는 것이 고작인 곳이었다. 남프랑스에 상륙한 후에는 아랍인과 세네갈인, 고움족, 시크교도, 베트남인, 프랑스 장교와 함께 제1 프랑스군에 합류했다. 그리 좋지 않은 식량 배급과 보급품을 그나마 받지 못했고, 몇 개월간 급료도 받지 못했다. 우리는 옷과 신발을 구하러 다녀야 했고, 영내 매점은 볼 수 없었다. 함께 식사하던 동료들은 몇 년간 설탕이라곤 구경조차 못했다고 했다. 설탕은 암시장에나 있었다. 우리는 말고기, 토끼, 다람쥐, 프랑스 농부들이 먹는 검은 빵, 그리고 걸려드는 것은 무엇이든 먹었다. 보스게 산맥의 겨울은 가혹하고 끝이 없었지만, 나는 감기에 걸리거나 재채기 한 번 하지 않았다. 프랑스와 독일에서 이렇게 지낸 18개월 동안 하루 종일 앓아 본 적도 없었다.

내가 몸으로 겪은 이 통제된 영양학 실험의 의미를 깨달았다면, 몇 년간의 시간 낭비를 피할 수 있었을 것이다. 그러나 나는 정말 바보였다. 철모 속에 우글거리던 이가 생각과 생존 본능을 절반이나 갉아 먹어 버린 듯했다.

미국으로 돌아온 후 나는 다시 흥청거리며 먹어댔다. 파이 아 라 모드, 크림을 듬뿍 친 케이크, 맥아당, 초콜릿, 펩시, 설탕… 설탕… 설탕….

몇 주 후 나는 이상한 병에 걸려 드러누웠다. 치질이 재발했고, 매일 열이 오르내렸다. 검사 결과, 전염성 단구증가증, 비전형적 말라리아, 간염, 대상포진, 피부 질환, 귀 감염, 눈병 등의 소견이 나왔다. 돈을 다 써 버린 다음에야 재향군인관리국의 의료-사회보장제도의 혜택을 알게 되었다. 블루 크로스(Blue Cross)와 블루 실드(Blue Shield)<sub>미국의 비영리 보험 조합_역주</sub>에 가입하고, 선불제 그룹 의료보험 계획을 선택했다. 의사들을 만나고, 병원을 옮겨 다니고, 이어지는 진찰과 처방, 검사와 약물 투여 속에서 끊임없이 15년 동안 허우적댔다. 더러는 시시하고 더러는 장황한 이야기가 오갔지만, 나를 진료한 그 많은 의사들 중 내가 무엇을 먹고 마시는지에 대해 조금이라도 관심을 보이는 이를 본 적이 없었다.

마침내 약도 듣지 않는 때가 왔다. 편두통이 사라지지 않았고, 열흘 동안 일할 수도, 잘 수도, 먹을 수도 없었으며, 심지어 움직이기조차 힘들었다. 맨해튼의 재향군인관리국 병원에 응급 환자로 입원했다. 고통을 더 이상 참을 수 없었다. 그들은 나더러 검사를 받고, 운동도 하라고 했다. 온갖 검사기기가 산출한 결과를 젊은 의사가 내게 설명해 주었다. 암도, 뇌종양도, 이도저도 아니라고 했다. 그는 웃으며 내가 내 나이 또래의 '정상적 증세'를 보이는 '보통' 사람이라고 말했다.

이런 말도 안 되는 소리가 다 있나. 나는 더듬거리며 만약 한두 주가 지나도 두통이 사라지지 않으면 어떻게 해야 하느냐고 물었다. 그 의사는 언제든 다시 오라고 말했다.

정상이라고? 기대했던 것 중 최악의 답이었다. 그러나 나는 단 한 시간도 고통을 참을 수가 없었다. 나는 유명한 내과 의사의 아들인 친구에게 전화했고, 그와 인맥이 닿는 파크 애비뉴의 의사모임 회원들에게로 갔다. 그들은 엄청나게 큰 무시무시한 주사기로 아주 시원한 스프레이를 콧구멍 속에 뿌려 주었다. 한숨 자고 나자 며칠 동안 병세가 좋아졌다. 나는 이것이 코카인이란 것쯤은 알 수 있었다. 이게 바로 마약 중독이 시작되는 방식이다.

그러고 나서 내 친구는 식이요법을 처방했다. 괴상해 보였지만, 시키는 대로 하리라 결심했다. 헤로인을 구하는 것보다는 쉬웠기 때문이다. 그는 담배와 커피 대신 아침에는 오트밀을, 점심에는 쌀을, 그리고 저녁에는 쌀과 닭고기를 더 많이 먹을 것을 권했다. 그의 진단은 저혈압증과 유사한 증세란 것이었다. 즉 혈액 순환이 느려졌다는 뜻이었다. 또한 아침과 저녁으로 뜨거운 목욕을 하고, 낮에는 가벼운 체조를 하라고 했다. 나는 커피와 담배를 끊기 위해 노력했으나, 노력만큼 잘되지는 않았다. 나의 하루는 크림과 설탕이 듬뿍 든 커다란 커피잔으로 시작되었고, 정오까지 네 잔에서 다섯 잔을 마셨다. 그러고 나면 점심 먹고 싶은 생각이 다 달아나고 펩시콜라나 조금씩 마시게 되었다. 저녁 시간까지 설탕에 절어 있다가 입맛을 돋우기 위해 중국 오리 요리나 가재 요리를 먹었다. 친구의 식이요법을 따를 때는 일시적이나마 증세가 나아졌다. 그러다가 다시 흥청망청 먹고 즐기면 두통이 다시 찾아왔다. 그러면 또 식이요법을 했다. 무언가 깨닫기는 했지만, 그때는 그 의미를 제대로 알지 못했다.

어느 날 앉아서 작은 책자를 하나 읽었는데, 그 책에서는 병이 생기는 것은 자신의 잘못 때문이라고 했다. 고통은 마지막 경고다. 자신의 몸을 잘못 사용한다는 것은 누가 말해 주지 않아도 스스로 더 잘 알고 있을 것이다. 그러니 이제 그만두도록 하자. 설탕은 독이고, 아편보다 더 해로우며, 방사성 낙진보다도 더 위험하다. 글로리아 스완슨의 아련한 모습과 각설탕을 떠올렸다. 그녀가 말하길, 사람은 누구나 자기 자신을 위해 바른 길을 찾아야 한다고 하지 않았던가? 나는 고통 말고는 잃을 것이 없었다. 다음날 아침 굳은 결심을 했다. 부엌에서 설탕을 모조리 치워 버리고, 설탕이 든 식품, 즉 시리얼과 통조림 과일, 수프, 빵을 내다버렸다. 그동안 식품을 구입하면서 성분 표시를 자세히 읽어보지 않았던 까닭에, 선반과 냉장고가 금세 텅 비어 버린 것을 보고 놀라지 않을 수 없었다.

약 48시간 정도가 지난 후, 나는 엄청난 고통과 메스꺼움, 깨질 것 같은 편두통을 견뎌내야 했다. 만약 고통이 어떤 신호라면, 이는 길고도 의미심장하며 강렬한 암호였다. 암호가 풀리기까지 여러 시간이 걸렸다. 나는 마약 중독자들의 상태에 대해 잘 알고 있었다. 그들이 그토록 두려워하는 것, 즉 갑자기 마약을 끊을 때의 금단 현상을 몸으로 겪는 중이었다. 헤로인도 화학 물질에 불과할 따름이다. 양귀비 수액을 받아 정제해서 아편을 만들고, 그것을 다시 정제해서 모르핀을 만들고, 마지막으로 헤로인을 만들어 낸다. 설탕 역시 화학 물질에 불과하다. 사탕수수나 사탕무의 수액을 받아다 정제해서 당밀을 만들고, 다시 정제해서 흑설탕과 백설탕을 만든다. 마약 제조자들이 눈에 보기 좋은 흰색을 내기 위해 우유에 든 당분인 락토오스로 정제 헤로인을 희석한다는 사실은 그다지 놀랄 일이 아니다. 나는 설탕과 아스피린, 코카인, 카페인, 염소, 불소, 나트륨, 글루탐산소다(화학조미료로 사용되는 MSG), 여타 복잡한 이름을 가진 온갖 해로운 물질들을 한순간에 모두 끊어 버렸다. 그것은 내가 방금 쓰레기통에 던져 버린 통조림 깡통과 상자에 깨알같이 적혀 있는 화학 물질들이었다.

약 24시간 동안 더 고통을 겪었다. 그러나 다음날 아침에는 뜻밖의 일이 일어났다. 밤새 전신에 경련이 일어나고 탈진 상태에서 땀을 흘리며 잤지만, 아침에는 새로 태어난 기분으로 일어난 것이다. 곡물과 야채는 마치 신들이 보내 온 선물과도 같은 맛이었다.

이어지는 며칠 동안 기적이 계속해서 일어났다. 항문과 잇몸의 출혈이 멎었다. 피부도 깨끗해지기 시작해, 씻고 나자 피부가 완전히 달라 보였다. 퉁퉁 부은 살에 묻혀 있던 손과 발의 뼈가 드러났다. 아침이면 침대에서 벌떡 일어났고, 머리가 다시 작동하는 것 같았다. 더 이상 어떤 문제도 없었다. 셔츠와 신발이 헐렁해졌다. 그리고 어느 날 면도를 하다가 내게도 턱이 있다는 사실을 새삼 깨달았다.

이 행복한 이야기를 요약하자면 5개월 후 202파운드에서 135파운드로 날씬하게 살을 뺐고, 그 결과 새 몸과 새 정신, 새로운 삶을 얻게 되었다는 것이다.

어느 날인가 나는 블루 크로스 보험 카드를 불태웠는데, 그 무렵 《뉴욕 타임스》에서 글로리아 스완슨의 사진을 보게 되었고, 그 자리에 앉아 그녀에게 편지를 썼다.

"당신이 옳았습니다. 당신 말이 맞았다고요. 그때는 당신의 말뜻을 몰랐지만 이제는 알게 되었습니다." 저자 윌리엄 더프티는 이 책이 출간된 다음 해에 스무 살 연상인 글로리아 스완슨과 결혼했다__역주

이것이 1960년대의 일이었다. 이후로 나는 설탕 없는 삶을 살고 있다. 의사의 진료를 받은 적도, 병원에 간 적도, 약을 먹거나 주사를 맞은 적도 거의 없다. 심지어 아스피린 같은 것조차 만져 본 적이 없다.

지금의 나는 누구든 각설탕 포장을 벗기려는 것을 보면, 그 옛날 글로리아 스완슨이 기자 간담회 오찬 시간에 나를 보고 움찔했던 것처럼 놀라게 된다. 그러고는 그를 붙잡고 조용한 구석에서 슈거 블루스에서 얼마나 손쉽게 벗어날 수 있는지에 대해 말해 준다. 스스로를 설탕의 노예라고 생각해 보자. 잃을 게 뭐가 있겠는가?

## 슈거 블루스

Everybody's singing those sugar blues

··· I'm so unhappy, I feel so bad,

I could lay me down and die;

You can say what you choose,

But I'm all confused;

I've got those sweet, sweet sugar blues,

More sugar,

I got those sweet, sweet sugar blues!

누구나 노래하네, 슈거 블루스

··· 나는 불행 속에 고통스러워하며

바닥에 쓰러져 죽어가네.

당신은 무슨 말이든 할 수 있겠지.

그러나 나는 혼란스러워하며

달콤하고 달콤한 슈거 블루스에 빠져드네.

설탕 또 설탕,

달콤하고 달콤한 슈거 블루스에 빠져드네!

〈슈거 블루스(Sugar Blues)〉, 이 노래는 1923년에 발표되었다. 이 해는 미국이 티팟 돔 스캔들(Teapot Dome Scandal) 1921년 미국 하딩 행정부 당시, 원래 윌슨 대통령에 의해 해군용 유전으로 주어진 와이오밍의 티팟 돔과 캘리포니아의 엘코 힐 지역의 유전이 내무성으로 이관된 후, 공개 입찰 방식을 거치지 않고 불법적으로 민간업자에게 임대된 사건__역주로 들끓고, 수백만의 당뇨병 환자들에게 막 개발된 기적의 약인 인슐린 주사가 선보인 때다.

1923년은 금주령이 내려진 때이기도 하다. 금주령이 내려지자 설탕의 소비가 증가했다. 미국인들이 온통 밤마다 성인 영화나 보며 시간을 보내는 알코올 중독자들처럼 행동했다. 캔디통에서 손을 뗄 수가 없었다. 철저한 금주가들은 종종 최고의 설탕 지지자가 되곤 했다. 알코올은 입에도 대지 못했지만, 발효주 대신 뱃속에서 알코올을 만들어 낼 설탕은 마음껏 먹어댔다.

진(gin)과 코카인·모르핀·헤로인 등 치명적인 화학 물질들처럼 설탕 역시 백색을 띄고 있다. 이 노래〈슈거 블루스〉는 단것과 해롭기 그지없는 백색 화학 물질들을 대하는 사람들의 모순된 경향을 잘 묘사하고 있다. 거부하면서도 끌리게 되는 성향 말이다. 우리 몸은 그것들이 해롭다고 말하지만, 우리는 그저 흘려들을 뿐이다.

〈슈거 블루스〉는 개인주의적 성향을 찬양하는 노래로 시작되었다. 이것은 50년 후 온 지구를 휩쓸게 될 중독성 전염병에 대한 일반명사가 되어도 무방하다. 이런 전 지구적 질병에 시인들, 특히 크게 유행하는 노래의 작사가들이 이토록 적절한 이름을 부여한 것으로 볼 때, 내과 의사나 정치가들보다 한참을 앞섰다고 볼 수 있다.

앞으로 이어질 장에 설탕에 대해 늘 알고 싶었던 내용을 모두 찾아 적지는 않을 것이다. 사실 그런 일이 가능한지도 모르겠다. 그러나 나는 지나간 의학의 역사를 뒤집어엎고 정밀하게 재조사해야 한다고 결론지을 만큼은 충분한 연구를 해왔다.

우주의 영원한 질서 속에서 인간이 정제한 설탕도 다른 것들만큼이나 고유의 역할을 가지고 있다. 사람들을 설탕에 빠져들게 하고, 다디단 살인 식품을 퍼뜨려 설탕에 탐닉하는 부적합한 인류를 자기 파멸이란 방식으로 솎아내서, 이번에는 물이 아닌 코카콜라와 펩시콜라, 닥터 페퍼가 불러올 제2의 대홍수에서 살아남은 인류만을 선택해 세상을 정화시키는 역할을 설탕 지지자들이 담당한다는 점에서 볼 때, 이들을 '생태학상 천적'이라고 불러도 될 것이다.

노벨상 수상자인 프랑수아 자콥 박사는 그의 책 《생명의 논리 : 유전의 역사(The Logic of Life : A History of Heredity)》에서 다음과 같이 말했다.

"일반적으로 과학자들을 훈련하는 과정에 역사 공부가 빠져 있다… 나는 과학자들이 생물학의 역사에 대해 말하는 방식을 매우 유감스럽게 생각한다. 어느 논문이든 과학자들은 그의 선배 과학자들이 무엇을 알게 되었는지와 기타 등등을 기술한 다음, 모든 것이 오류로부터 진실을 향해 달려온 단선적인 역사인 듯 왜곡시켜 버린다. 하지만 그건 사실이 아니다."

당연히 그것은 사실이 아니다.

# 설탕의 역사
*The Mark of Cane*

누구나 옛 시절을 그리워한다. 특히 눈썹에 땀방울이 맺히도록 일해야 할 만큼 살기가 힘들 때면 아담이 살았다는 그 옛날 좋은 시절을 떠올리게 되는데, 세계 곳곳의 신화에는 이런 목가적인 낙원의 개념이 아주 많이 남아 있다. 모든 보편적인 신화와 마찬가지로 이런 낙원의 개념은 사람들의 머릿속에 깊이 잠재되어 있는데, 〈창세기〉의 '잃어버린 낙원' 이나 도교와 불교에서 말하는 '황금시대' 가 그런 예다. 대체 에덴동산은 얼마만한 넓이였을까? 중동의 부동산 택지만한 크기였을 수도 있고, 폴리네시아 제도에서 티베트의 샹그릴라 히말라야 산맥 지하에 있다는 전설 속의 이상향—역주에 이르는 지구 대부분을 덮는 널따란 지역이었을 수도 있다.

그곳은 어떤 모습이었을까? 성경에 나오는 몇 가지 힌트를 보자. 첫째, 땀 흘려 일할 필요가 없었다. 자연이 베푸는 것을 먹고 살면 그만이었다. 둘째, 도시를 세우지 않았다. '문명(civilization)'이란 말은 '도시에서 살아가는 방법'이라는 뜻이니, 살기 좋았던 옛 시절과는 상관없는 일이다. 셋째, 병든 사람이 없었다. 현대인이 믿기지 않을 정도로 성경 속의 인물은 수명이 길다. 고대 한의학의 인체도에는 경락과 이른바 애교점(beauty mark)이 그려져 있는데, 애교점이란 원래 타고나거나 혹은 살면서 생기는 짙은 점으로, 남성의 오른쪽 눈 바로 아래 4시 방향과 여성의 왼쪽 눈 바로 아래 8시 방향에 생긴 점은 갑자기 병으로 죽을 수 있음을 암시하는 것이었다. 이러한 인체도가 그려진 수천 년 전의 정상적 죽음이란 잠이 든 후 깨어나지 않는 '자연사'였던 것이다. 그리고 무엇보다도 정제 설탕을 먹는 사람이 없었다.

그렇다면 어떤 음식을 먹었을까? 아몬드와 호두 같은 견과류, 사과와 올리브 같은 과실, 보리와 밀 같은 곡류, 오이와 양파·마늘 같은 채소. 이 밖에도 우유와 꿀 같은 수많은 음식이 있었다. 이러한 자연식품은 자연 그대로의 달콤한 맛이 있었다. 인삼도 먹었지만 정제 설탕은 존재하지 않았다(미국은 중국과 수교를 맺은 후 침술을 인정하고 인삼의 가치를 새삼 깨달았다. 인삼을 '중국의 붉은 약초'라 부르기도 한다. 서부 개척 이전 미국 개척민들이 북미 인디언들로부터 인삼의 뛰어난 약효를 전수받아 다람쥐의 뇌와 인삼을 섞어 총상 부위를 치료했다는 사실을 아시는지?).

에덴동산에서 쫓겨나 수천 년이 흐르도록 인류는 설탕을 몰랐고, 설탕 없이 진화하고 살아남았다. 모세의 율법과 《마누법전(法典)》인도 고대 신화에서 인간에게 법을 전수한 마누가 남겼다는 법전__역주,《역경(易經)》,《황제내경》,《신약성서》,《코란》 같은 고대 문서에도 설탕이 등장하는 경우는 없다.

고대의 예언자들이 사탕수수에 대해 몇 가지 언급한 것은 있다. 사탕수수는 아주 먼 곳에서 가져와야 하는 값비싼 사치품이었는데, 그런 귀중품을 고대인들은 어떻게 사용했을까? 제물로 바쳤으리라 짐작해 본다. 사탕수수가 자라는 머나먼 나라는 인도였을 것이다. 폴리네시아의 신화와 전설에 사탕수수가 자주 나오고, 인도가 중국에 사탕수수를 공물로 바쳤다는 사료가 있기 때문이다. 사탕수수는 열대지방에서 자라는 식물이라 기후가 다른 나라에서는 수확할 수 없었다. 이 사탕수수의 달콤함을 칭송하는 구절이 인도의 고대 경전인《아타바-베다(Atharva-Veda)》에 나와 있다 : "당신의 머리에 사탕수수 순으로 관을 씌워 드리오니, 나를 버리지 마소서."

그렇다면 고대 인도의 신들은 사탕수수를 먹었을까? 인도인들은 텃밭에 사탕수수를 키웠다가 잘근잘근 씹어 단맛을 보곤 했다. 농부들은 힘써 사탕수수를 재배했고, 사탕수수가 익으면 잘라서 절구에 넣고 찧어 즙을 받아 병에 넣고 눈이나 설탕처럼 하얗게 될 때까지 농축시켰다.

고대인들은 사탕수수를 긁어내어 차파티 빵과 수프에 곁들여 먹었다. 경험이 쌓이면서 미국 인디언들이 단풍나무에 홈을 파고 수액을 채취해 메이플 시럽을 만든 것처럼 인도인들도 사탕수수의 즙을 짜서 마셨다. 하지만 사과즙이나 대추야자즙처럼 사탕수수즙도 쉽게 변질되므로 신선할 때 마시거나 저장하려면 발효를 시켜야 했다.

그리스인들은 사탕수수를 부르는 단어를 갖고 있지 않았다. 알렉산더 대왕의 부하인 네아코스 장군은 기원전 325년 인더스 강을 따라 인도 동부 지역을 답사한 후 수수와 갈대에서 '꿀 같은 것'이 자란다고 기록했다. 알렉산더 대왕의 병사들은 인더스 계곡에 사는 원주민들이 사탕수수즙을 발효시켜 나눠 먹는 것을 보았는데, 그리스인과 로마인들은 당시의 기본 식품이었던 꿀과 소금에 빗대어 설탕을 설명했다. 그들은 이를 '인도 소금' 혹은 '꿀벌이 만들지 않은 꿀'이라 불렀고, 극소량에도 엄청난 값을 치러야 했다. 헤로도토스 기원전 5세기 그리스의 역사가_역주는 '인조 꿀'이라고 했고, 플리니우스 기원후 1세기 로마의 역사가_역주는 '사탕수수에서 딴 꿀'이라고 했다. 사탕수수즙의 발효액은 꿀처럼 약으로 쓰이기도 했다. 네로 황제 시대 기원후 60년경_역주의 기록에 비로소 라틴어 명칭인 '사카룸(saccharum)'이 등장하는데, 역사가 디오스코리데스 기원후 1세기 로마의 의사이자 약사이며 본초학자_역주는 "인도와 아라비아 지방의 사탕수수로 만든 딱딱하게 굳힌 꿀의 일종으로 사카룸이라 부른다. 소금과 질감이 비슷하며 입 안에서 쉽게 녹는다"고 적었다.

페르시아 제국의 자존심이었던 존디사푸르대학의 의약학부는 사탕수수즙을 응고 정제하여 발효하지 않고 보존하는 방법을 연구 개발하여 명성을 얻게 된다. 드디어 사탕수수즙의 운반과 무역이 가능해진 것이다. 때는 바야흐로 기원후 600년, 페르시아 영내에서 사탕수수를 재배하기 시작한 때였다. 보카라에서 만든 이 '돌 같은 꿀'을 중국의 당(唐) 제국에서는 덩어리째 수입했고, 보카라에서는 사탕수수즙의 피막을 조심스레 걷어내고 우유를 더하여 순백의 최고급 사치품을 만들어 냈다. 당시 사카룸 한 조각은 기적을 일으키는 진귀하고 값진 약품이었고, 전염병과 페스트가 돌 때면 더 많이 필요했다.

귀한 약품을 가리키던 중세 라틴어인 '사카룸'이 세월이 흘러 설탕의 대체물(사카린)을 뜻하게 되고, 원래는 '자그마한 조각'이라는 뜻의 산스크리트어 고대 인도어_역주인 '칸다(khanda)'가 달콤하다는 의미만 남아 아랍어와 라틴어를 거치는 언어상의 변천을 겪은 후 캔디(candy)라는 단어로 살아남았다.

모든 제국의 마지막이 그러하듯 페르시아도 부질없이 무너졌고, 페르시아를 괴멸시킨 이슬람 세계는 승전의 전리품으로 사카룸의 제조 비법을 챙겼다. '바그다드(Baghdad)의 비밀 무기'라 불릴 만한 이 비법이 메카(Mecca)에 전파된 지 얼마 지나지 않아 아랍은 사카룸 사업을 장악했다.

엘리야 무하마드 이슬람교의 창시자인 마호메트_역주가 열병으로 사망한 후, 뒤를 이은 칼리프들은 산을 움직일 만한 웅대한 야망을 품고 수천 명의 아랍 군대로 전 세계를 정복하고자 했다. 아랍인은 세계 역사상 가장 찬란한 전투를 수행하며 연승 행진을 거듭했고, 125년 후 동서로는 인더스 강에서 대서양과 스페인, 남북으로는 인도의 카시미르 지방에서 북부 이집트에 이르는 광대한 이슬람 제국을 건설했다. 정복자 칼리프는 보리 한 자루와 대추 한 자루, 가죽으로 만든 물주머니만 가지고 예루살렘까지 행군했다지만, 그들의 후계자였던 우마야드 왕조의 칼리프인 와리드 2세는 달랐다. 그는 《코란》을 조롱하며 화려한 옷을 입고, 돼지고기와 술을 즐기며 기도를 등한시하고, 설탕 탄 음료수를 늘 마셔댄 인물이다. 이제 사라센인들의 식사는 미각을 추구하는 요리로 변해 갔다. 아랍의 직업 군인들은 페르시아에서 곡물과 사탕수수 줄기를 가져왔다. 최종 생산품을 수입하는 것보다 사탕수수 묘목을 심어야 수지가 맞았기 때문이다.

이윽고 이슬람 세계에 갖가지 새로운 질병이 창궐하면서 자연스럽게 종교와 과학이 분리되고, 이후 의술과 외과술이 크게 발전했다. 마취약을 사용하고, 화학이라는 학문을 시작하고, 숫자 0의 개념을 발견하고, 대수학과 천문학을 발전시키고, 알코올을 발견하고, 금속·섬유·유리·도자기·가죽을 이용해 아름다운 작품을 만들고, 중국의 제지법에 따라 종이를 제조했다. 모두 서구 문명에 이바지했지만 가장 큰 영향을 미친 것은 종이와 설탕일 것이다.

설탕이 이슬람 제국의 쇠락에 어떤 영향을 미쳤는지를 기록한 목격담이 남아 있는데, 이것으로 당시 상황을 추측해 보는 것도 아주 재미날 것이다. 마호메트가 남긴 신성한 책인 《코란》에는 설탕이 나오지 않는다. 그러나 그의 후계자 시대에는 설탕이 풍부하게 생산되어 세계 최초로 단 음료수와 사탕을 궁정과 군대에 제공할 수 있었다. 사막의 전사들이 마음껏 설탕을 먹게 되면서 매서운 칼날이 힘을 잃었다는 기록을 남긴 유럽인이 있다. 레온하르트 라우볼프는 안정제와 진정제로 쓰이는 '라우볼피아 세르펜티나(Rauwolfia serpentina)'라는 식물의 학명을 남긴 독일의 식물학자로, 리비아와 트리폴리를 경유해 술탄의 제국을 여행한 후 1573년 여행기를 출간했는데, 이것은 시대를 초월하는 군사상의 지혜가 담긴 책이다.

"투르크인과 무어인은 설탕을 한 조각씩 잘라내어 남의 눈을 의식하지 않고 아무 곳에서나 먹어댔다… 탐식에 길들여진 이들은 더 이상 예전의 용맹한 전사가 아니었다."

라우볼프가 그려내는 술탄 군대의 설탕 중독 현상은 월남전 때 미군이 헤로인과 마리화나에 중독된 것과 아주 흡사하다. "투르크족의 군인들이 음식에 탐닉하면서 더 이상 선대의 용사들처럼 기꺼이 용맹스럽게 적군을 무찌를 수 없었다." 이것이야말로 설탕의 남용이 어떤 결과를 초래하는지 과학에 종사하는 사람에 의해 관찰 기록된 최초의 경고문이다. 과학자(scientist)라는 신조어가 생긴 것은 1840년이니, 라우볼프의 시대에 시험관이나 실험실은 존재하지 않았으나, 그는 병명을 줄줄 적어대는 대신 역사를 기술하는 방법으로 환경의 영향을 받는 인간을 꿰뚫어보는 직관을 가졌던 것으로 보인다.

이슬람 제국의 건설 이후 설탕에 정치적 힘이 부가되었다. 사람들이 설탕을 먹기 위해 영혼이라도 팔 기세였기 때문이다! 아랍의 숙적인 기독교도 역시 정복자 아랍을 굴복시킨 운명의 마수를 피할 수 없었다. 술탄의 마수에서 성지(聖地)를 되찾기 위한 정벌에 나선 십자군이 사라센 음식의 맛을 알게 되었기 때문이다. 그들 중 일부는 사탕수수 발효액과 설탕 사탕을 찾아 성지를 정신없이 헤매고 다녔다. 이집트에 파견한 외교 사절이 설탕을 먹게 되면서 값비싼 향료와 설탕을 뇌물로 받는 등 타락에 굴복했다는 소식이 유럽의 왕들에게 들려와 여러 명이 파면되었다.

　마지막 십자군 원정은 1204년에 끝이 났지만, 몇 년 후 로마에서 제4차 라테란 회의가 소집되어 이단과 유대교를 처단할 십자군 원정을 계획했다. 1306년 아비뇽에 유배되어 있던 교황 클레멘트 5세는 십자군의 옛 황금기를 부활시키자는 청원을 받았다. 프랑스·영국·시칠리아의 왕들도 같은 청원을 받았다. 이 외교 문서는 교활한 사라센인들을 몰아세울 수 있는 '설탕 전략'의 개요를 담고 있었다.

　"술탄은 사탕수수를 대량으로 경작하여 막대한 이익과 세금을 챙긴다. 만일 기독교도가 이 땅을 탈환한다면 술탄은 큰 손해를 입을 것이다. 키프로스에서 생산되는 것만으로도 모든 기독교 국가가 나눠 쓸 수 있다. 사탕수수는 모레아·몰타·시칠리아에서도 자라니 기독교의 땅 어느 곳에서도 경작을 하면 자라날 것이다. 이로 인해 기독교계는 어떤 손해도 보지 않을 것이다."

　이토록 교활하기가 뱀과 같은 주장에 의해 기독교도들은 손대지 말아야 할 금단의 과일에 손을 뻗치게 되었다. 이후 700년 동안 전 세계에는 사악한 범죄가 떠돌았고 노예와 대량 학살, 조직화된 범죄가 남게 되었다.

　《설탕의 역사(The History of Sugar)》를 저술한 영국의 역사학자인 노엘 디어는 2천만의 아프리카인들이 노예무역에 희생된 책임을 설탕에 묻는다 해도 전혀 과장이 아니라고 단호하게 말한다. 유럽에서 설탕 경쟁이 벌어지던 초기, 가장 앞섰던 나라는 포르투갈이었다. 사라센이 이베리아 반도를 점유할 때 사탕수수 경작법을 전수받았기 때문이다. 발렌시아와 그라나다에 광활한 사탕수수 농장이 생겼고, 포르투갈의 항해왕 엔리케 포르투갈의 왕이자 포르투갈의 해외 진출과 대항해시대를 개척한 최대의 공로자_역주는 아프리카 서해안 지역을 훑으며 아랍의 손이 미치지 않는 곳에 존재할지도 모르는 사탕수수밭을 찾았다. 그러나 그의 눈에 들어온 것은 사탕수수밭이 아니라 사탕수수가 자라는 열대 기후에서 노예 생활을 해낼 아프리카 흑인들이었다. 1444년 엔리케는 라고스에서 235명의 흑인을 데려와 세비야에서 노예로 팔았는데, 이것이 노예무역의 시작이었다.

  10년 후에는 교황이 노예무역을 축복하게 되고, 교황청은 "기독교의 적인 사라센과 이교도를 공격하고 정복하여 노예로 만들라"는 설명을 덧붙였다. 기독교 국가 내에서 유대인과 이단 사냥을 정당화하는 논리('영혼을 구제하기 위해')를 외부 세계에 동일하게 적용한 셈이다. 이로부터 수백 년간 노예를 부리는 기독교도 설탕업자들은 명분을 찾기 위해 성경 구절을 조목조목 악용했다. 미국의 흑인 시인인 진 투머는 예언자적인 작품인 《사탕수수(Cane)》에 "백인들의 죄는 그들이 성경을 거짓말로 만든 것"이라 적었다.

  설탕과 노예는 포르투갈 제국을 지탱하는 동전의 양면과 같았다. 1456년 포르투갈은 유럽의 설탕 무역의 패권을 잡았지만 스페인이 가만있지 않았다. 무어인들이 스페인에서 쫓겨나면서 그라나다와 안달루시아 땅에 사탕수수밭을 남겼기 때문이다.

  1493년 콜럼버스는 신세계를 향해 제2차 항해를 진행하며 이사벨라 여왕을 위해 사탕수수를 가져왔다. 항해 중에 쓰인 책에는 탐험대가 이스파뇰라 섬에서 사탕수수가 자라는 것을 보았다고 적혀 있다. 콜럼버스는 서인도제도의 원주민을 데려와 스페인의 사탕수수 농장에서 노예로 부리자고 했지만 이사벨라 여왕은 반대했다. 콜럼버스는 기어이 두 척의 배에 노예를 가득 태워 스페인으로 데려왔고, 여왕은 이들을 돌려보냈다. 그러나 여왕이 사망한 후인 1510년, 페르디난드 왕은 스페인 설탕업계의 발전을 위해 최초로 아프리카에서 대규모 노예를 징발하는 것에 동의했다.

설탕 사업을 하려면 영악해져야 했다. 포르투갈은 브라질에서 노예를 부려 사탕수수를 경작했는데, 유럽의 다른 나라들이 유대인과 이단자·마녀들을 화형시킬 때 포르투갈은 신세계의 식민지 건설을 위해 죄수들을 송출했고, 열대의 사탕수수밭 노동을 견뎌낼 혼혈인을 얻기 위해 죄수와 흑인 여자 노예 간의 혼혈을 장려했다.

1500년 드디어 네덜란드의 무역상도 행동을 개시했다. 네덜란드인들은 후발주자로서의 불리함을 만회하기 위해 뛰어난 항해술과 낮은 운임을 바탕으로 노예무역에 뛰어들었다. 곧이어 안트워프에 설탕 정제 공장이 세워졌다. 리스본과 카나리 제도, 브라질, 스페인으로부터 생(生) 사탕수수를 받아 안트워프에서 설탕을 정제한 후 발트해 연안 국가와 독일, 영국에 수출했다. 1560년 스페인의 카를 5세는 설탕 무역에서 거둔 세금으로 마드리드와 톨레도에 호화찬란한 궁전을 건설했다. 서구의 정치사에 설탕보다 더 큰 영향을 미쳤던 생산품은 없다. 부와 권력에 힘입어 포르투갈과 스페인 제국은 금세 일어섰다. 그러나 예전의 아랍이 힘없이 무너졌듯이 두 나라 또한 너무나 급속히 쇠퇴했다. 고위층이 설탕을 흥청망청 먹게 되면서 이러한 쇠퇴는 생물학적으로도 자연스러운 일이 아니었을까 짐작해 볼 뿐이다. 나중에는 대영제국도 이 일에 개입하기 시작했다. 애초에 엘리자베스 1세는 영국 식민지에 노예제도를 공인하는 '혐오스러운 일'을 저지르면 영국은 천벌을 받으리라고 생각했다. 그러나 1588년 여왕은 감상적인 양심을 벗어 던졌다. 여왕은 왕립원정회사(Company of Royal Adventurers of England)에 특허장을 발부하고, 이 회사에 아프리카 서부 해안 원주민들을 대상으로 한 노예무역에 관한 독점권을 보장했다.

    스페인은 콜럼버스의 전례를 따라 원주민을 몰살하고 아프리카 노예를 공수하여 사탕수수밭을 확장했다. 1515년 설탕 정제소를 세우려는 사람은 스페인의 수도사들에게 500달러 상당의 금을 대부받을 수 있었다. 그러나 머지않아 이들을 몰아내려는 영국 함대가 도착했다. 노예들은 산 속으로 쫓겨나 게릴라식 전투를 해야 했다. 영국은 공식 협정을 통해 섬들을 합병했으며, 독점 회사는 해외 이주민들을 통해 사탕수수를 재배할 플랜테이션 농장을 시작하고 노예무역을 장악했다. 사탕수수즙을 발효시켜 럼주를 만들었는데, 이 '불 같은 물'을 뉴욕과 뉴잉글랜드로 가져가면 북미 인디언들은 값진 모피로 바꿔 주었다. 싸구려 럼주로 엄청난 값어치가 있는 모피를 사서 유럽에 내다 팔면 꽤 큰돈을 만질 수 있었다. 왕립원정회사가 유럽에서 되돌아가는 길에 아프리카 서해안에서 흑인들을 잡아다 서인도제도의 사탕수수 농장에 노예로 팔면, 설탕과 당밀·럼주를 생산할 수 있는 사탕수수를 더 많이 재배할 수 있었다. 미국 인디언들에게는 럼주를, 미국 식민지에는 당밀을 팔았다. 이러한 삼각무역은 바베이도스 같은 영국령 섬들이 단물을 철저히 빨아 먹혀 더 이상 곡물이 자라지 않을 때까지 지속되었다.

1660년 설탕 사업의 이익이 급격히 늘어남에 따라 지배권을 계속 유지하기 위해 영국은 전쟁을 준비했다. 같은 해 항해조례(Navigation Act)를 발령하여 식민지 미국의 설탕과 담배 등의 생산품을 영국과 아일랜드, 영국 점령 국가 외의 항구로 운송하는 것을 막았다. 식민지인들은 다른 유럽 국가와 무역을 할 수 있는 자유를 원했지만, 영국은 정부의 재원을 보호하기 위해 선상 무역의 독점권을 유지하려 했다. 대영제국은 강력한 해군을 보유했고, 식민지는 힘이 없었다. 영국은 바다의 패권을 쥐고 설탕 사업을 장악해 1860년대에는 설탕과 돈이 같은 의미로 통할 지경이 되었다.

차(茶)에 부과된 세금이 미국의 독립전쟁을 촉발했다고 주장하는 역사학자가 있는 반면, 1733년의 당밀조례(Molasses Act)에 의해 설탕 생산 기지였던 카리브해 제도의 영국령 섬 이외의 곳에서 설탕이나 당밀을 수입하면 높은 세금을 물렸던 탓에 전쟁이 시작되었다고 보는 학자도 있다. 럼주를 가득 채운 배를 몰고 아프리카에 가서 흑인을 사고, 항로를 바꿔 서인도제도로 가서 탐욕스러운 영국인 농장주에게 노예를 팔아넘기고, 배에 당밀을 가득 채워 미국으로 돌아가 럼주로 증류한 후 국내의 술꾼들에게 팔아치우는 이 막대한 돈벌이에서 뉴잉글랜드의 선주들이 소외되었던 것이다. 보스턴 차 사건이 일어나기 한참 전, 미국 식민지의 연간 럼주 소비량이 남녀노소를 통틀어 1인당 무려 16리터였다니, 당밀조례는 미국 식민지의 순환무역에 큰 위협을 가했을 뿐만 아니라 럼주 중독자들을 술에 굶주리게 만들었다.

"유럽에서 수입하는 설탕 중 어느 것 하나 사람의 피를 흘리지 않고 만들어진 것이 없다. 노예들의 고통을 생각하면, 모름지기 감정이 있는 인간이라면, 불행한 수많은 사람들의 눈물과 죽음을 먹고 자라는 설탕을 끊고 즐거움을 거부해야 한다." 프랑스가 설탕 무역의 선두에 합세한 18세기 중반, 프랑스의 철학자인 클로드 아드리앙 엘브티우스는 이렇게 적었다. 그러나 소르본대학에서 비난이 쇄도했고, 그는 불온 사상자라는 혐의를 쓴 채 종교법정에 서야 했다. 그는 결국 주장을 철회했고, 책은 모두 불쏘시개가 되었다. 그러나 노예제도를 혐오하는 이 주장은 전 유럽의 주목을 받았다. 많은 사람들이 속으로만 생각하던 것을 그가 입 밖에 내어 공공연히 말했기 때문이다.

설탕을 만들기 위해 노예를 부려야 하는 제도상의 문제는 어느 나라나 마찬가지였지만, 영국이 가장 심했다. 설탕이 있어야 국민이 부유해지고 국가의 존엄성을 유지할 수 있었다. 설탕에서 세금과 관세를 거둬야 하는 정부는 이 조직적 범죄의 공범이 될 수밖에 없었다. 사탕수수 농장주와 무역상, 선주들이 거대한 부를 축적했듯이 유럽 왕가의 관심도 오직 자기 몫을 챙기는 것이었다.

300년 정도 지난 1792년, 유럽의 양심이 인내의 한계에 달했는지 세계 최초의 반(反)-설탕운동협회(Anti-Saccharite Society)가 결성되었다. 영국의 설탕불매운동은 곧 전 유럽에 파급되었고, 아편 문제로 골머리를 앓던 영국의 동인도회사는 설탕불매운동의 도덕적 우위를 악용한 광고를 만들어 노예 문제를 캠페인에 써먹었다.

"동인도회사의 설탕은 노예들이 만들지 않습니다." 이것이 18세기의 슬로건이었다. 그 밑에는 소비자의 귀를 솔깃하게 하는 내용을 조그맣게 덧붙였다 : "일주일에 설탕을 5파운드 정도 소비하는 가정에서 서인도회사 대신 동인도회사의 설탕을 21개월 동안 먹는다면 우리의 형제 인류 한 명을 노예 생활에서 구원할 수 있고, 총 여덟 가정이 19년 반 동안 먹는다면 100명을 구원할 수 있습니다."

영국 정부는 노예무역과 설탕으로 얻은 이익으로 대영제국을 칭송했다. 영국은 세계 설탕 산업의 중심지였다. 달비 토마스 경의 의견은 이러했다 : "그 어떤 것보다(양모 역시 예외가 아니다) 영국의 기쁨과 영광과 위엄을 드높인 생산품은 설탕이다." 그 시대의 또 다른 저명한 정치인의 의견을 들어 보자 : "서인도제도에서 설탕을 생산해 내는 데 필수적인 노예제도 덕에 설탕 공급은 안정적으로 유지된다. 다른 이유를 들 필요조차 없이 설탕의 필요성, 절대적 필요성이 노예제도의 존재 이유다."

대영제국은 얼마 지나지 않아 설탕에 완전히 중독되었다. 다른 나라에서는 설탕이 귀한 약재였다가 값비싼 귀중품이 된 정도였지만, 영국에서는 전 방위적으로 설탕이 퍼져나갔다. 단순히 설탕을 원하는 정도가 아닌, 반드시 먹어야 하는 상태였고, 그것도 엄청나게 많이 필요했다. 설탕과 노예는 불가분의 관계였으므로 두 가지를 모두 수호해야 했다.

영국령 서인도제도에 역병이 돌았고, 노예들은 반란을 일으켰다. 테러의 위험에 처한 많은 수의 식민지 거주민들은 본국에 자신들을 보호해 달라는 청원을 넣었는데, 의회의 답변은 이러했다 : "본국에 막대한 이익을 주는 무역 매매를 조금이라도 방해, 저지하는 식민지는 용납할 수 없다." 그리고 어떤 사람은 이렇게 답했다 : "노예무역과 그로부터 파생된 모든 이익은 영국의 국부와 해군력에 마르지 않는 보급원이다."

영국에 처음으로 설탕이 도입될 때만 해도 설탕은 엄두를 내지 못할 정도로 값비싼 것이었다. 현대 제약 시장에서 가장 비싸게 팔리는 약값과 맞먹을 것이다. 값은 1파운드에 25달러로 1년을 일해야 모을 수 있는 돈이었다. 인구 통계를 보면 1300년 당시, 설탕 몇 조각을 먹는 돈의 세 배면 장례식 만찬을 성대히 치를 수 있었다. 그러나 16세기 중반 엘리자베스 1세의 통치기에 값은 절반으로 떨어졌고, 1662년 영국의 설탕 수입량이 연간 1,600만 파운드에 육박하면서 값은 1파운드당 1실링까지 떨어졌다. 계란 한 판 값이었다. 20년 후 값은 절반으로 또 떨어졌다. 반대로 소비량은 급격히 늘어났다. 1700년의 설탕 소비량은 2,000만 파운드였는데, 100년 후인 1800년에는 여덟 배인 1억 6,000만 파운드로 늘었다. 다시 또 100년 후에는 사람들이 빵을 먹는 만큼이나 설탕을 먹어댔다. 한 사람당 1년에 72파운드 약32 킬로그램__역주나 먹어치운 셈으로 소비량은 계속해서 늘어났다.

나폴레옹 보나파르트는 설탕의 역사에 소비자이자 생산자로서 그 이름을 남겼다. 그는 집권 초창기에 베네치아 상인들에게 선수를 뺏길까 두려워하여 프랑스에서 대규모 설탕 정제 사업을 벌였다. 그 결과 1700년 즈음에는 정제 설탕이 프랑스의 일등 수출품이 되었고, 나폴레옹이 전쟁을 일으킬 때까지 이 사업은 계속 번창했다.

전쟁에 대한 보복으로 영국이 해상을 봉쇄하자 프랑스의 설탕 공장에서는 원료가 바닥나 설탕 값이 하늘 높이 치솟았다. 값이 너무 올라 사탕은 궁중에서나 먹을 수 있었고, 이슬람 군대가 유럽을 휩쓸던 때처럼 나폴레옹의 군대는 설탕 보급이 끊긴 채 유럽 대륙의 대부분을 정복했다. 그러나 곧 나폴레옹은 역공을 당하기 시작했다. 1747년 독일의 과학자인 프란츠 카를 아카르트는 '이탈리아에서 최근 수입한 순무의 한 종류'를 재료로 베를린에서 설탕 제조 실험을 했다. 순무의 원산지는 바빌로니아였다. 연구를 계속할 수 있도록 프로시아의 프리드리히 빌헬름 3세가 후원하기도 했지만, 프랑스의 과학자들은 해상 봉쇄와 황제의 채근에 쫓겨 집중적으로 연구를 수행했다. 1812년 플라시에서 벵자맹 델레셰는 값싼 바빌로니아산 사탕무로 새로운 종류의 설탕을 제조하는 방법을 찾아내어 레종 명에 훈장을 받았다. 나폴레옹은 프랑스 도처에 사탕무를 심고, 설탕 정제를 위한 왕립 공장을 설립했으며, 사탕무 사업 관련 강좌를 개설한 대학에 장학금을 지급하고, 500부나 되는 설탕 정제 공장 인가증을 발부했다. 그 결과, 바로 다음해 프랑스는 자국산 사탕무를 원료로 800만 파운드나 되는 설탕을 생산하는 엄청난 성과를 거뒀다. 그리하여 나폴레옹이 모스크바를 치러 갈 때는 군인들에게 나눠 줄 설탕이 넉넉했다.

그러나 무어인들의 선례처럼 나폴레옹은 북쪽을 향하던 군대의 행군을 되돌려야만 했다. 프랑스군은 낯선 기후에서 전투를 벌여야 했을 뿐만 아니라, 설탕을 음식에 넣어 먹는 습관이 없는 '후진국'의 건강한 군대와 싸워야 했던 것이다!

나폴레옹이 영국의 설탕 봉쇄를 물리친 후 영국의 퀘이커교도(Quakers)17세기 영국에서 조지 폭스가 시작한 프로테스탄트의 일파로, 내적 영성을 강조하고 평화주의적 입장을 견지한다.__역주들은 노예제도 반대 운동의 일환으로 사탕무를 경작했다. 사탕수수업계는 이를 전복적 활동으로 규정하고 퀘이커교도를 영국 땅에서 몰아냈다. 영국산 사탕무는 대부분 여물 신세가 되었고, 다음 전쟁이 일어나 해상 운송에 장애가 발생하기까지 영국의 사탕무 산업은 겨울잠을 자야 했다.

1807년 프랑스가 제일 먼저 노예무역을 법으로 금지했다. 이후 사반세기 동안의 혼란기를 거쳐 마침내 1833년 영국 식민지의 노예가 해방된다. 그러나 자유해방의 요람이며 자유의 땅이라는 미합중국에서는 여전히 노예제도가 합법적으로 존립했다! 영국령 바베이도스와 자메이카의 설탕 농장이 와해되면서 농장주의 손실을 보전하기 위해 노예 1인당 75달러에서 399달러씩 정부에서 보상하겠다고 나섰다. 1846년 보호관세가 인하되고, 각성한 흑인들은 폭동을 일으켰으며, 한때 강력한 국제 설탕 산업의 중심이었던 동인도는 뒷전으로 밀려났다. 이때 기술입국의 나라인 미국은 기회를 노리며 때를 기다리고 있었다. 19세기 초의 3대 발명은 미국이 설탕 산업의 전성기를 누리도록 기반을 닦는 역할을 했다. 와트는 증기 기관을 발명하고, 피져는 동물의 뼈로 목탄을 만드는 방법을 고안했으며 동물의 뼈를 탄화시켜 만든 목탄은 설탕의 탈색 과정에 사용된다_역주, 하워드는 진공 펌프를 완성했다. 그러나 설탕에서 노예가 빠질 수는 없었다. 설탕 산업은 농업 분야에서 수십 년이 지난 후에도 거대 기업의 한 모범 사례가 될 터였다.

사탕수수 줄기를 심고 솎아내고 수확하려면 직접 사람의 손으로 따가운 햇볕 아래에서 등골이 빠지도록 일해야 했기 때문에 기계화 영농이 불가능했다. 그래서 주로 흑인들의 일손이 동원되었다. 영국에서 독립하기도 전에 미국은 쿠바에 대규모 경제 식민지를 건설했다. 점차 쿠바는 가난한 나라가 경제적으로 부유한 나라에 예속되는 전형적인 예가 되었다. 영국령 섬들은 완전히 고갈되었고, 풍요로운 쿠바의 토양은 미국에 있는 설탕 공장을 위한 거대한 원재료 공급기지로 전락했다.

진공 펌프와 증기 기관, 목탄을 발명하기 전에는 지금의 백설탕 같은 설탕을 만들 수 없었다. 정제 공정이 원시적이라 원당이나 연갈색 설탕을 만들었을 뿐이다. 순백으로 빛나는 지금의 설탕이 태어난 것은 동물의 뼈로 만든 목탄과 거대한 정제 공장 덕이다.

초기 미국의 설탕업자들은 정부의 간섭 없이 마음 내키는 대로 사업을 했다. 식품약물법(Pure Food and Drug Law)이 제정된 것은 훨씬 후의 일이다. 농무성(Department of Agriculture) 자체가 존재하지 않았다. 독립전쟁 이전에 농업 관련 사무를 처리한 곳은 미국 특허국(U.S. Patent Commissioner) 내의 한 부서였을 뿐이다. 사탕수수는 비교적 나중에 미 대륙에 도입된 작물이다. 루이지애나의 노예들이 경작을 했으나, 수확량은 미미했다. 미국의 건국자들에게도 설탕은 확실한 세원이었으며, 이 점은 미국의 마지막 지배자인 영국 국왕 조지 3세의 관점과 동일했다. 연방정부의 예산은 전적으로 소비세(이로 인해 위스키 폭동이 일어났다)와 수입관세에 의존했다. 쿠바는 은밀한 설탕 식민지였고 사탕수수 필요량의 90퍼센트를 이곳에서 수입했다. 수입 원료 1파운드당 거의 2센트의 수입관세를 물리면서 미국의 설탕 공장은 연방정부가 거둬들이는 수입관세 총액의 20퍼센트를 떠맡게 되었다.

얼마 지나지 않아 설탕의 소비량에서 미국은 영국을 누르고 말 그대로 세계 제일이 되었다. 1893년 미국의 설탕 소비량은 1865년의 세계 총 설탕 생산량보다 많다. 1920년 미국이 숭고한 얼굴을 하고 금주령을 선포했을 때 설탕 소비량은 두 배로 뛰어올랐다. 전시나 평화 시나, 경제공황기나 번영기나, 가뭄이 드나 홍수가 나나 미국의 설탕 소비량은 꾸준히 증가했다. 전 인류의 역사를 통틀어 사람의 몸에 가해진 시련 중 이보다 더 가혹한 것이 있을까?

기이하게도 아편 중독의 역사는 설탕의 지나온 자취와 유사한 역사적 단계를 거친다. 애초에 약품으로 시작했지만 결국 감각적 쾌락을 좇는 습관성 물질이 되었다는 점이 그렇다. 아편 무역은 설탕 무역처럼 페르시아에서 시작되었다. 두 가지 모두 아랍 제국에서 발견되어 전 세계에 퍼졌는데, 약용에서 시작해 순전히 쾌락을 좇는 목적으로 변모한 것은 불과 몇 세기 만이었다. 중국인들은 17세기부터 아편을 피웠다. 설탕과 아편을 모두 자본화시킨 최초의 서구 무역 국가는 포르투갈이었지만, 영국이 그 뒤를 이었다.

술이 발견될 당시, 중국 황제는 술이 장차 백성에게 재앙을 미치리라는 것을 예감했으나 법으로 금지하지는 않았다. 공식 역사상으로는 기원전 2세기 한 무제(武帝)가 서역으로 파견한 장건(張騫)이 10여 년 간의 억류 생활에서 탈출해 돌아와 처음으로 포도주 제법을 보고한 것으로 되어 있다_역주 그러나 아편의 경우는 달랐다. 1760년 중국 황실은 어쩔 수 없이 아편 흡연을 금지하고, 아편 무역을 위법으로 규정했다. 그러나 언제나 그렇듯이 금지 조치는 상황을 악화시켰다. 영국은 노다지 사업인 아편 무역을 포기하느니 중국과 전쟁을 치르는 편을 택했다. 서인도회사가 서인도제도의 사탕수수 재배를 독점했듯이, 동인도회사는 동인도의 아편 재배를 독점했다. 설탕 거래와 마찬가지로 아편 매매는 영국과 미국이 막대한 부를 쌓을 수 있는 터전이었다. 두 경우 모두 경악할 만한 노예제도와 윤리적 타락이라는 역사의 어두운 면을 보여주고 있다. 아편전쟁은 1842년 난징조약과 함께 끝났고, 영국의 요구에 의해 중국은 1858년 아편의 재수입을 허가했다.

이 시기의 화학자들은 각각 설탕과 아편을 극도로 정제하는 방법을 개발했는데, 아편을 정제한 것이 바로 모르핀이다. 증기 기관과 가스 배출 장치를 낳은 산업혁명은 또한 마약 중독자를 양산한 것이다. 당시 모르핀 주사는 기적의 약물이었고, 설탕을 흥청망청 먹어대는 나라에서 발생하는 새 질병인 당뇨병을 포함한 모든 병의 해결책이었다. 남북전쟁 후 미국인의 모르핀 중독은 '군인들의 병'이 되었다. 북군 병사들이 광범위하게 모르핀을 남용한 결과 수천 명의 귀환

장병들이 모르핀 중독 상태에 빠진 것이다. 이들은 또한 대량의 설탕을 보존료로 쓴 농축 연유 캔에 중독된 상태이기도 했다.

의사들이 뒤늦게 모르핀이 습관성 약물임을 깨닫게 되자, 화학자들은 다시 연구에 몰두하여 모르핀을 더 정교히 정제했다. 화학명이 디아세틸모르핀(diacetylmorphine)인 이 새로운 비습관성 진통제는 바로 헤로인이었다. 의료인들에게 시판된 후 헤로인도 기적의 약물이 되었고, 모르핀을 대신하여 당뇨병의 치료에 쓰였다.

20세기 들어 미국 정부는 설탕 소비세를 폐지했고, 세금으로 획득한 권력으로 아편과 모르핀·헤로인의 광범위한 남용 현상에 칼을 빼들었다. 하지만 1930년대 말까지 미국 정부는 설탕이나 아편보다 더 오래된 마약들인 대마와 해시시·마리화나 등이 퍼져 나가는 것은 파악조차 못하고 있었다.

1900년대 초반에는 설탕이야말로 중독성 약물들 중 가장 사악하며 아편은 그보다 낫다는 소신을 지닌 사람들이 몇 있었다. 뉴저지의 치과 의사인 로버트 베슬러가 1912년에 쓴 글을 보자.

현대의 설탕제조업은 전혀 새로운 질병을 창조했다. 시판용 설탕은 농축시킨 산(acid)의 결정체에 불과하다. 옛날에는 설탕 값이 매우 비싸 극히 부유한 계층에서만 구매할 수 있었으므로 국가 경제라는 관점상 심각성이 보고되지 않았으나, 현재는 그 값이 싸져 보다 많은 사람들을 퇴화시키므로 대중을 계몽해야 할 필요가 생겼다. 18세기부터 지금까지 설탕 소비에 소모된 에너지는 결코 생산적이지 못하며, 인류 역사에 막대한 흔적을 남겨 놓았다. 인간이 수천 년간 알코올을 마셔 왔지만 이 토록 인류 전체를 퇴화시키지는 않았다. 알코올에는 파괴적인 산 성분이 함유되어 있지 않다. 설탕의 파괴적 효과는 철저해서 회복이 불가능하다.

미국을 향한 이 훌륭한 경고는 미래를 내다보았다는 점에서 300년 전 무어인들에 대한 라우볼프의 진단과 같다. 1911년에 발행된 《브리태니커 백과사전(Encyclopaedia Britannica)》 제11판에는 파이프를 이용한 아편 흡연 방법이 실렸다. DIY(Do It Yourself)식의 구입과 흡연 방법, 손질 요령이 완벽하다. 《브리태니커 백과사전》은 수많은 약물협회와 국제마약위원회의 보고를 훑어가면서 다음과 같이 기록했다.

이 주제에 관해 발표된 문서들의 다양한 주장들을 종합해 보면, 아편 흡연은 알코올 섭취와 비슷하다고 보면 된다. 대다수의 사람은 아편을 가볍게 피우는데, 이들에게 아편은 흥분제로 작용하여 극도의 피로를 감당하고 음식을 거의 먹지 않고도 상당 시간 동안 일할 수 있게 해준다. 보고에 의하면, 아편 흡연자가 활발히 몸을 움직이면 담배 흡연 정도의 영향을 받는다고 한다. 아편을 너무 많이 피우는 고질적 습관은 주로 의지가 약한 사람들에게 생긴다. 이들은 쉽사리 알코올 중독에 희생되는 사람이기도 하며, 도덕적으로 취약해서 종종 다른 종류의 문제를 일으키기도 한다.

중국이 아편에 반대하는 것은 경제적인 이유 때문이라고 《브리태니커 백과사전》은 못 박았다 : "아편 무역이나 그 재배에 관심이 없는 생각 있는 중국인들은 아편의 사용을 분명하게 반대하고 있다. 그 이유로는 국부 유출과 인구 감소, 곡물 대신 아편을 재배함으로써 초래할 수 있는 기아에 대한 우려, 관리들의 부패 등 몇 가지를 들 수 있다."

과거를 돌이켜보면 모든 것이 변화해 왔음을 실감하게 된다. 지금은 아편과 모르핀 같은 물질을 규제함으로써 타인의 식성과 습관·중독을 통제하지만, 이 약물들이 사회적으로 널리 용인되던 때도 있었다. 설탕 중독과 진정제 중독의 차이는 정도의 문제일 뿐이다. 진정제는 적은 양에도 신체와 뇌의 활동이 급속도로 변한다. 그러나 설탕은 이보다 시간이 조금 더 걸릴 뿐이다. 단순 당으로 된 알코올은 몇 분이면 중독되고, 설탕은 몇 년이 걸릴 뿐이다.

설탕은 위스키 등의 다른 기본 식품들보다 훨씬 비싼 물건이었다. 그러나 아이들의 입맛을 들이기 위해 공짜로 샘플을 나눠주기도 했다. 1840년대에는 가게에서 5~10센트어치 물건을 사면 공짜로 설탕을 한 줌 집어갈 수 있었다고 한다. 설탕을 공짜로 주는 가게의 주인을 숙부로 두었던 마크 트웨인은 같은 처지의 여느 아이들처럼 '병약하여 몸 상태가 쉬 변하고, 잘 지치고, 변덕스러운 아이'가 되어 민간치료제를 많이 먹고 자랐다고 한다.

1840년 설탕업계와 '질병을 이용해 잇속을 챙기려는 세력'은 든든한 동업자 관계가 되었다. 이후 50년 동안 워싱턴은 설탕 1파운드에

5센트의 연방 세금을 부과했고, 설탕 중독자들은 연방 세입의 든든한 뿌리가 되었다.

# 어쩌다 이렇게 되었을까
*How We Got Here from There*

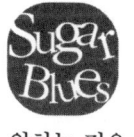 저녁식사로 큼직한 고깃덩이 하나를 요리한다. 그러나 요리가 다 되기도 전에 일단 **빵과 잼**부터 먹으리라… 내가 정말 원하는 것은 '설탕'이다. __앤디 워홀, 《뉴욕 매거진(New York Magazine)》, 1975년 3월 31일

설탕을 과다 섭취하는 생활습관에 익숙한 요즘 사람들은, 설탕을 먹을 기회가 없었던 십자군이 이교도의 땅에서 처음으로 설탕을 먹은 후 겪었을 고통을 상상하기 힘들 것이다.

말할 기운조차 없는 사람들에게 설탕 퍼지를 먹였더니 어떻게 되었는지를 버나드 퍼거슨 영국 육군 준장이자 군역사가이며 뉴질랜드 총독__역주 은 《친드윈 강 너머(Beyond the Chindwin)》에 이렇게 기록했다 : "… 결과가 너무 빨리 나타나 경악했다. 성령이라도 받은 듯했다. 굳었던 혀가 자연스럽게 풀리며 또렷이 발음을 할 수 있게 되었다."

건강한 사람의 뇌에 이토록 강력한 영향을 미치는 설탕을, 어린아이에게 크리스마스 선물로 주어도 되는 걸까? 맥주나 포도주보다도 더 독하고, 인류가 그때까지 알고 있었을 어떤 약물보다도 강력한 물질을 말이다. 아랍과 유대인 의사들이 극소량의 정제 설탕만을 주의 깊게 처방전에 넣었던 사실에 놀랄 것 없다. 설탕은 뇌에 작용하는 환각제다. 섭취하는 즉시 몸과 마음이 나른해지면서 환각에 이르는 과정을 경험한다.

현대 내분비학에서 밝히는 작용 메커니즘을 들어 보자.

"삶과 죽음의 차이란, 화학적으로는 정수기로 정수한 물과 수돗물의 차이만도 못하다. 우리 몸에서 가장 민감한 기관은 뇌일 것이다. 기분이 들뜨거나 우울해지고, 정신이 멀쩡하거나 미쳐 버리고, 평온하거나 흥분하고, 영감을 받거나 침체에 빠지는 등의 변화는, 크게 보면 어떤 음식을 입 안에 넣어 주느냐에 달려 있다. 몸 전체를 가능한 원활히 움직이려면(뇌는 어디까지나 몸의 일부이다), 혈중 포도당량이 혈중 산소량과 균형을 이루어야 한다."

에이브럼슨과 페제 박사의 공저인 《몸, 정신, 설탕(Body, Mind, Sugar)》을 보자.

"… 혈당 수치가 낮아지면 … 체세포 특히 뇌세포의 영양이 결핍된다. 이 상태는 음식을 섭취하면 나아진다 … 만약 우리 몸의 세포 특히 뇌세포가 만성적으로 영양이 결핍된 상태라면 어떻게 될까? 가장 연약하고 가장 취약한 뇌세포가 제일 먼저 고통을 겪게 된다."

신진대사가 원활한 몸은 부신(副腎)의 지휘 하에 정확히 균형을 이루며 작동한다. 당은 소화 과정을 거쳐 단당류의 형태로 몸에 흡수되는데, 이당류인 정제 설탕(수크로오스)을 먹게 되면 몸에서 일어나는 대부분의 생화학적 소화 반응을 거치지 않게 된다. 즉 설탕은 포도당으로 분해되기 직전의 이당류 상태로 곧장 장(腸)에 도달하여, 혈중 산소량과 균형을 맞추어 혈당치를 유지하는 혈액 속으로 바로 흡수된다. 그 결과 혈당치가 급격히 증가하여 체내 균형이 깨지고, 몸은 위기 상태에 빠진다.

제일 먼저 이 위기를 알아채는 곳은 뇌다. 뇌는 부신에 명령하여 당을 처리할 호르몬과 화학 물질을 쏟아내도록 한다. 혈당을 낮추는 역할을 맡은 인슐린은 췌장의 내분비선에서 분비되며, 혈당치를 높이는 상보적인 피드백 역할은 부신 호르몬이 맡는다. 신속한 속도로 진행되는지라 그 결과는 분명하다. 당이 혈류에 너무 빨리 흡수되어 호르몬의 균형이 심하게 깨지는 것이다. 혈당치는 정상치 이하로 떨어져 버려 두 번째 위기가 찾아온다. 췌장의 내분비선에서의 호르몬 분비가 멈추고, 부신의 일부 기능도 멈춘다. 생화학 반응을 되돌려 혈당치를 다시 올리기 위해 부신에서는 또 다른 호르몬들을 생산한다. 에이브럼슨·페저 공저,《몸, 정신, 설탕》

혈당의 변화는 기분에 영향을 미친다. 혈당이 높아지면 기분이 급속히 고양된다. 그러나 높은 파도처럼 에너지가 급상승한 후 혈당치가 뚝 떨어지면 기분도 축 처진다. 맥이 탁 풀리고 피곤해진다. 떨어진 혈당치가 다시 오르기 전까지는 움직이기도 힘들고 생각하는 것도 힘겹다. 가엾게도 뇌는 멍한 느낌과 환각에 쉽사리 빠진다. 불안정하고, 신경이 날카로워지며, 병적으로 과민해진다. 혈액에 포도당이 과다하게 유입될수록 증세도 심해진다. 설탕을 계속해서 먹으면, 설탕에 의한 위기가 마무리되기도 전에 새로운 강력한 위기가 연속해서 시작되는 셈이다.

몇 년간 이런 식으로 살면 부신이 손상된다. 과로 때문이 아니라 거듭되는 쇼크 탓에 부신이 망가지는 것이다. 호르몬 분비가 전반적으로 점차 줄어들어 그 양이 부족해진 탓에 신체 기능이 감퇴하고, 호르몬 균형이 깨진 결과 내분비계 전체에 영향이 미친다. 뇌가 현실과 환상을 구분하지 못하니, 마약으로 정신이 반쯤 나간 것과 비슷한 상태가 된다. 내분비계가 스트레스에 맞서 싸울 만큼 건강한 상태가 아닌 탓에 스트레스가 몰아닥치면 몸이 결딴날 지경에 이른다. 갈수록 일의 효율성이 떨어지고 늘 피곤하게 된다. 일을 아무리 해도 끝이 나지 않는다. 바야흐로 슈거 블루스의 희생자가 된 것이다!

이 현상을 연구한 의료인들은 《몸, 정신, 설탕》에 이렇게 기록했다 : "뇌세포에 자양분을 공급하는 혈당량은 시시각각 변한다. 그러므로 뇌세포는 가장 취약하다. 실제로 신경증 환자가 우려할 정도로 많으며, 계속해서 증가하고 있다는 점이 그 명백한 증거다."

물론 모두가 이런 일을 겪지는 않는다. 어떤 사람은 강한 부신을 지니고 태어난다. 그러나 고(故) 케네디 대통령 같은 사람들은 약한 부신을 가졌다. 얼마나 설탕을 남용해야 슈거 블루스가 나타나는지는 사람에 따라 다르다. 그러나 몸은 거짓말을 하지 않는다. 설탕을 먹으면 몸으로 그 결과를 느끼게 된다.

내분비학자인 틴테라 박사의 의견은 단호하다: "체질 개선, 능률 향상, 긍정적인 성격으로의 개조는 얼마든지 가능하다. 방법은 사탕수수와 사탕무라면 어떤 형태의 것이든 먹지 않는 것이다." 틴테라, 〈내분비선에 대해 알아두어야 할 점(What You Should Know About Your Glands)〉, 《우먼스 데이(Woman's Day)》, 1958년 2월

이렇게 시대를 앞서가는 내분비학파의 전위적인 주장은 서양 중세시대의 이른바 마법사들이 경험을 통해 본능적으로 터득했던 내용과 같다. 세대를 거듭하고 세월이 흘러도 사람들은 민간치료자들을 찾았다. 황제와 교황, 부유한 귀족들은 '살레르모 중세에 의과대학으로 유명했던 이탈리아의 도시_역주 출신 의사'와 무어인 의사, 유대인 의사한테서 진료를 받았다. 하지만 어느 나라든 평범한 사람이 기댈 곳은 민간치료자들과 사가(Saga), 사가 팜므(Saga Femme), 굿 우먼(Good Woman), 뷰티풀 레이디(Beautiful Lady), 벨라도나(Belladonna)라는 이름으로 달리 불리던 약초뿐이었다(같은 이름의 물약을 사용하는 사람들이 지금도 있다). 이 민간치료자들은 일반인이 해부학과 연금술·약학 등을 연구하기 이전에 학문을 활짝 꽃피웠던 사람들이다. 이들은 우주 만물이 자연 법칙과 질서를 따른다고 보았고, 식물의 꽃잎 한 장 한 장이 모두 자연의 일부라고 믿었다. 이들은 의사이자 종교인이며 친구인 동시에 좋은 이웃이었다. 의사 수가 턱없이 부족한 시절, 의사들이 방혈(放血) 요법과 사지 절단 등의 야만적이고 남성적인 시술을 시행했던 반면, 민간치료자들은 식물의 치유력과 안수

를 결합하고 식이요법과 절식이나 기도 같은 상식적 충고로써 사람들을 치유했다. 이른바 마녀들은 산파와 간호원의 역할을 겸했기에 삶과 죽음을 집전할 때도 많았다. 기형아가 태어나면 자비롭게 베개를 덮어 삶의 생기(生氣)를 내뱉도록 했고, 늙은 영혼이 고통스럽게 서서히 임종할 때는 역시 베개로써 임종을 앞당겼다.

다윈과 괴테의 선배이자 당대 최고의 의사였던 파라켈수스 16세기 스위스 바젤에서 활약한 연금술사이자 의사이며 철학자__역주는 1527년에 약전을 불태우며 "내가 아는 모든 것은 마녀들한테서 배웠다"고 선언했다. 마이클릿, 《사탄 숭배와 마법(Satanism and Witchcraft)》, 11쪽

민간치료자들은 식물과 음식의 힘을 알고 있었다. 먹어도 좋을 식품과 독성 물질을 가려내는 데에는 고대 문명 때부터 내려온 기구인 Y자 형 버드나무 가지나 추, 줄에 맨 막대 등을 이용했다. 이 기구들을 수맥이나 광맥 쪽으로 드리우면 물줄기나 광물질의 존재를 찾을 수 있다고 여겼다. 지금도 이 다우징(dowsing) 기술이 전해 내려오는 곳이 많다. 아일랜드 출신인 우리 할아버지도 우물을 팔 때는 수맥 찾는 사람을 불러와 좋은 위치를 잡도록 했다.

오늘날 전 세계의 과학자와 기술자들은 이 고대 기술을 되살려 동일한 방법으로 식품의 생명력을 측정한다. 신선한 사탕무의 즙은 8,500IU 약물학에서 생물학적 활성을 측정하는 국제단위. 즉 일정한 양의 국제표준품이 나타내는 생리적 효력을 표기한 것이다__역주의 건강한 에너지를 방출한다. 그러나 거의 같은 칼로리를 지녔을 설탕의 에너지는 제로(0)다. 톰킨·버드 공저, 《식물의 은밀한 삶(The Secret Life of Plants)》, 하퍼 앤 로, 뉴욕, 1973년

마법사들의 관점에서 보면 정제 설탕은 간단한 시험도 통과하지 못했다. 온전한 식품이 아니었다. 성스럽다(holy), 온전하다(whole), 건강하다(healthy)는 영어 단어는 모두 동일한 어원에서 유래한 말이다. 자연의 영(靈)이 축복한 성스러운 온전한 음식은 우리의 건강을 지켜 준다. 그러나 설탕은 분명 채소나 곡식 같은 온전한 식품이 아니었다. 사탕수수는 열대 지방의 따뜻한 곳에서 자라는 작물이므로, 유럽의 평범한 농가에서 빵과 치즈·포도주·맥주를 만들 듯 사탕수수를 정제할 수는 없다. 설탕은 머나먼 곳에서 들여온 외래 문물이며, 유럽의 마법사들이 다우징에 쓰이는 도구로 시험해 볼 기회가 없었던 열대 식물로 먼 나라에서 만든 것이다. 설탕은 (유럽에) 낯선 것이었다. 그러니 첼트넘 영국 서부의 도시__역주의 마법사가 바베이도스 서인도제도의 나라__역주의 마법사에게 물어 보기 전까지는 어느 누구도 모르는 그런 것이었다. 민간치료자들의 관점에서 본다면, 설탕은 교회와 정부에 아첨하는 사람들에 의해 머나먼 곳에서 수입되어 죽음과 세금, 함정과 말썽, 전쟁과 역병 같은 뚜렷한 흔적만 역사에 남겼을 뿐이다.

이 시대를 살던 현자(賢者)의 처세는 '고담(Gotham)의 바보'라는 전설에 정형화되어 남아 있다. 임기 중 산클레멘테 캘리포니아 남부의 도시__역주에 '서부 백악관'을 지으려고 했던 닉슨 대통령처럼, 어느 날 왕이 고담에도 그런 것을 지어 그 마을을 빛내겠다고 선포했다. 고담의 원로들은 겉으로는 즐거워하며 만족해했지만, 그것이 닭과 달걀을 몰수하는 등 자신들의 삶을 붕괴시키리라는 점을 깨닫고 이 재난을 어떻게 하면 피할 수 있을지 마을의 마녀에게 물었다. 마녀의 말에 따라 시민들이 모두 일시적으로 미친 척하자, 마침내 군주는 계획을 취소했다. 반대하는 유일한 방법이란 그저 바보짓을 하는 것뿐이었다.

도처에서 사람들은 민간치료자들을 따랐다. 어디에서나 이들의 실질적이고 실생활에 가까운 지혜에 사람들은 무한한 존경심을 품었다. 이 때문에 부패한 교회와 정부는 이들을 위협 세력으로 규정하고, 곧바로 민간치료자들을 완전 척결하기 위해 힘을 빌릴 만한 세력들을 모두 규합했다.

영웅담과 함께 십자군이 자신들의 고향으로 귀환하면서 그 모든 것이 시작되었다. 그들은 이야기뿐만 아니라 이교도들의 땅에서 몇 가지 기술도 가져왔다. 첫째는, 풍차 방앗간의 도입이었다. 이제 언덕 꼭대기에서는 풍차를 이용해 곡식을 가루내고, 언덕 아래에서는 구식 물레방아로 곡식을 찧을 수 있었다. 둘째는, 설탕을 발효제로 사용하여 편법으로 맥주와 포도주를 양조하는 방법이었다. 이를 'sophistication' '혼합', '세련' 등의 의미 외에도 '순수함을 잃다'라는 등의 부정적인 뉘앙스를 가진다__역주 이라 불렀다. 세련된 맥주를 만든다는 것은 열등한 외부 물질을 첨가하여 맥주를 오염시킨다는 뜻도 내포했다. 천연 맥아와 호프에 비해 설탕은 열등한 외부 첨가 물질이다.

얼마 지나지 않아 'sophisticate'라는 말 대신 'adulterate' 역시 '뒤섞다'라는 등의 부정적인 뉘앙스를 가진다__역주 라고 불렀는데, 이런 식으로 외부에서 추가된 열등한 물질을 듣기 좋게 '첨가제'라는 말로 돌려 말한다. 오늘날 사람들은 'sophisticate' 하고 오염된 음식을 먹기에, 그런 업자들은 사람들로 하여금 앞뒤가 안 맞는 허튼 소리를 믿게 만들어야 한다. 음식을 '강화', '보충' 해야 하는 이유가 무얼까? 밀을 구태여 가루로 정제한 다음 영양을 강화할 필요가 있을까? 곡식을 정제하면 필수 영양소가 깎여나간다. 이런 것이 이른바 '진보' 일까?

맥주가 진짜 맥주였던 옛 시절, 'sophistication' 이란 문제를 일으키는 말이었다. 맥주 애호가들에게는 맥주가 곡식과 맥아·호프만으로 빚어진 것인지를 검사하는 엄격한 감별법이 있었다. 가죽옷을 입은 감별사들은 의심 가는 맥주를 나무 의자에 붓고 네모난 것을 올려놓고는 가죽옷을 입은 채로 그 위에 앉았다. 한참 후 말랐다 싶으면 나무 의자에서 일어나는데, 가죽이 나무에 붙으면 맥주에 설탕이 첨가된 것이라 판단했다. 순수하게 맥아로 빚은 맥주는 끈적끈적하지 않기 때문이었다.

당시의 소비자 운동은 과격하고 거칠었다. 신속하고도 호된 징벌이 뒤따랐던 것이다. 맥주에 설탕을 넣었다 발각되면 양조업자 목에 칼을 씌워 구경거리로 삼거나 마을에서 추방했다. 참회왕 에드워드가 영국을 다스렸던 11세기의 기록에 따르면, "체스터 시의 한 부정한 양조업자는, 이해 당사자들이 구입을 거부하는 일이 늘어나자 짐마차에 실려 마을을 돌았다"고 한다.

누구나 1215년 존 왕이 제정한 세계 최초의 인권 선언인 마그나 카르타(Magna Charta)에 대해 들어 보았을 것이다. 그러나 같은 시기 영국에서 빵과 고기·맥주·포도주를 불법 가공한 범죄자에게 나무판 사이에 목과 팔을 끼워 꼼짝 못하게 하는 칼을 씌워 구경거리로 삼았다거나, 죄수 호송용 수레에 실어 사형대로 보냈다는 사실을 아는 사람은 드물다. 1482년 독일의 어떤 포도주 제조업자는 자신이 빚은 포도주를 6쿼트나 마시는 벌을 선고받았다. 그는 형벌이 공개 집행되는 도중 사망했다.

사람들은 검증된 옛 방식을 고수했다. 새로 유행하는 외국의 잔기술에 대해 의심스러워했다. "대도가 무너지고서야 인의가 생겨났다(大道廢有仁義)"《도덕경(道德經)》상편 18장__역주는 노자(老子)의 경구를 떠올려보자.

1816년 영국에서도 같은 원칙이 적용되었다. 양조업자가 설탕이나 당밀을 갖고 있기만 해도 불법으로 규정하는 법령이 통과되었다. 현대에는 마약을 소지하면 유죄를 선고할 근거가 되듯이, 19세기에는 양조업자가 설탕을 소지하면 맥주에 설탕을 넣으려는 증거로 간주되었다. 그러나 19세기 당시에는 죄수용 칼과 호송 수레 대신 투옥과 벌금형을 내렸다. 부정한 양조업자들에게 더 많은 기회가 주어진 것이다.

옛날 맥주는 지금의 플라스틱 시대의 색소와 가짜 거품뿐인 맥주와는 달랐다. 마시는 빵(liquid bread), 즉 기본 식품이었다. 젖을 먹이는 엄마들이 빵 대신 맥주를 마셨다. 그러므로 맥주에 설탕을 넣는 행위는 인류의 생존을 위협하는 것이었다. 범죄자들이 마차에 실려 마을에서 구경거리가 될 때 그 메시지는 분명했다. 사람의 몸과 뇌는 설탕을 제대로 처리할 수 없다는 것을 그들은 알았던 것이다.

설탕은 너무나 달아서 사람에게 해를 끼치지 않을 수 없다는 사실을 마녀한테 배워서 알기도 하고, 자신의 몸을 통해 스스로 깨닫기도 했다. 그러나 그들도 에덴동산의 이브처럼 유혹에 빠졌다. 설탕을 즐기고 싶었고, 즐기는 듯 보이기도 하고, 혹은 즐기고 있다고도 생각했다. 무언가 이상한 일이 몇 달, 몇 년 후 나타날 때까지는 아무 문제가 없다고 생각했다. 특별히 높은 신분의 권력자들이 그랬다. 그러고 나서 증상이 나타났다. 신체 경고가 나타난 것이다. 그들의 몸은 무언가를 시사하고 있었다.

값진 설탕을 배에 싣고 수천 마일이 넘는 먼 거리를 항해하면서 군인과 선원들은 손가락에 설탕이 쩍쩍 들러붙는다는 것을 알게 되었다. 이빨은 더 심각했다. 귀족들은 귀중한 설탕을 금고에 감춰두고 먹었는데, 귀족들의 소변이 담긴 요강에서 유난히 달콤한 냄새가 풍긴다는 것을 하인들은 알았다. 이런 것은 '마녀' 말고는 다른 사람들과 이야기해서는 안 되는 것이었다. 설탕을 싣고 오던 배가 난파하자 선원들은 설탕과 럼주로 목숨을 부지하려고 애썼다. 그러나 그들은 미치광이가 되거나 사망했다. 이 사건을 두고 여러 가지 말들이 오갔다. 새로 세운 도시의 설탕 창고와 정제 공장에서 일하는 사람들한테서 급성 폐렴 증세가 생기는 것 같았다. 어떤 때는 그런 것들에 대해 불평을 하다가도, 또 여기저기서 설탕을 먹고 다닐 때는 그런 것들에 대해 입을 다물었다.

동양의 고대 문명은 사람이 먹는 음식에 따라 몸과 마음의 질병이 생긴다고 믿었다. 동양의 현자의 말처럼, 몸과 마음은 하나다. 마녀이자 민간치료자들이었던 이들 역시 같은 생각이었다. 그러나 유럽에 설탕이 널리 보급되던 당시, 민간치료자들은 느닷없이 교회와 정부의 공공연한 적이 되었다. 민간치료자들을 찾는 환자는 엄청난 시련을 겪었다. 문자 그대로 목숨과 팔다리를 걸어야 했다. 마찬가지로 민간치료자들도 사람을 치료하려면 목숨과 팔다리를 걸어야 했다.

14세기에 교회는 "교육을 받지 않은 여성이 사람을 치유한다면, 그녀는 마녀이므로 마땅히 죽여야 한다"고 선언했다. 죽음의 고통에 시달리는 사람에게 치유술을 행하거나 상식과 지혜를 나누는 것을 로마 가톨릭 사제들과 프로테스탄트 목사들은 금지했다. 자스,《정신병 만들기(The Manufacture of Madness)》

이른바 마녀들이 평생을 치료법 연구에 바쳤다는 사실에는 아랑곳하지 않았다. 이들은 우주 만물의 질서를 공부하고, 씨앗이 나서 자라며 행성이 하늘을 운행하는 것을 연구하고, 동물과 새와 벌의 생활 습성을 자연 상태에서 관찰한 사람들이다. 이들의 스승은 자연과 전통이었다. 사제들이 해석해주어야 하는 성경이 아니었다. 인쇄기가 존재하지 않던 때였다. 지식과 역사의 전달은 모든 권능을 갖춘 사제에 의해서가 아니라 민간치료자들 사이에서 이루어졌다.

마녀에게 체했다고 호소하면 무엇을 먹었냐고 물어 본 후 도움이 될 충고와 함께 위를 진정시키는 약초 탕약을 줄 것이다. 민간치료자에게 우울증이나 편두통·광증을 호소하면 먹는 음식과 관련된 증세임을 알아차릴 것이다. 아마도 설탕 때문이리라. 이들은 따끔하게 충고를 하고 뇌를 진정시키는 물약이나 탕약을 준다.

그러다가 갑자기 이런 시절이 끝났다. 자연치유법은 사악한 마녀의 행위가 되었다. 환각 증세를 설탕 탓으로 돌리는 말이 떠돌게 되자, 마녀와의 전쟁이 고개를 쳐든 것이다. 병든 사람들은 요술에 걸린 것으로 간주되었다. 마녀는 설탕에 반(反)하는 사악한 이야기를 퍼뜨려, 교회의 축복을 받고 나라에 이익을 줄 새로운 국가적 사업에 해악을 끼치려고 하는 존재가 되었다. 요술에 걸린 사람을 치료하는 길은, 민간치료자들을 사악한 마력의 근원인 마녀이며 마법사라고 고발하는 것이었다. 처벌은 막대에 매달아 화형시키는 것이었다.

종교재판관들은 요술에 걸린 사람들이 마녀에게 자문을 구하여 자연적인 방법으로 나았다는 점을 씁쓸하게 투덜거리곤 했다 : "홀린 사람들을 흑마술에서 벗어나게 하는 방법은, 사제나 엑소시스트가 아니라 그들에게 주문을 건 마녀들을 찾아가게 하는 것이다… 이러한 치유는 악마의 도움으로 시행되므로 불법이기는 하지만, 그러나 허용해야 할 부분이다." 자스,《정신병 만들기》

마녀 사냥의 시대에는 질병과 증세·징후를 크게 두 가지로 나누었다. 스스로의 잘못에 의한 것(육체적 증세)과 악마의 소행(정신적 증세)이 그것이다. 독초를 먹은 소의 젖을 마시고 생긴 병이나 속쓰림, 급성 폐렴 같은 몸의 증후는 분명 육체적 증세다. 그러나 우울증이나 편두통·광기 같은 눈에 보이지 않는 증세는 흑마술에 걸린 때문이라고 보았다.

중세의 의학 교육과 시술은 왕과 왕족의 도움으로 교회가 완전히 장악했다. 마녀 사냥꾼을 위한 악명 높은 1486년의 교본인《마녀의 망치(Malleus Maleficarum)》는 마녀를 "타인에게 사악한 마력을 시행하려는 자"로 규정한다. 치유 행위도 마력의 하나일 뿐이었다. 이단에 대해서는 "세례받은 자의 배교 행위"라고 정의하고, 산파는 "어떤 것보다도 가장 부정(不淨)하다"고 일갈한다. "마법이란 모두 만족을 못하는 탐욕스러운 여인의 육욕에서 기인한다" 슈프렝어·크라머 공저, 《마녀의 망치》, 47쪽고 선언했던 종교재판관을 능가하는 남성우월주의자가 또 있을까? 남자 의사의 출산 입회가 금지되었던 당시, 어느 호기심 많은 독일인 의사가 산파로 변장하여 막무가내로 출산에 입회했다가 들통이 나 화형당한 일도 있었다. 이제 불똥은 사방으로 튀고 있었다. 그레이엄, 《외과 의사의 모든 것 : 외과학의 역사(Surgeons All : A History of Surgery)》, 리치 앤 크라운, 런던, 1939년

갑작스러운 질병이나 증세가 맹렬히 발생하면 모두 마녀의 소행으로 지목되었다. 마녀 행위의 판별은 의사가 맡았다. 자연적 발병 요인에 의한 것인지, 마술이 가지를 친 것인지를 구별하는 역할이었다. 또는 자연적(육체적) 질병과 초자연적인(정신적) 질병을 구별하는 중세의 로샤 심리 테스트 1921년 스위스의 심리학자인 헤르만 로샤에 의해 개발된 심리 테스트로, 종이 위에 뿌려진 잉크에서 떠오르는 심상을 이용한다._역주가 있었다. 납을 녹여 환자의 몸에 갖다 댄 후 물에 부었을 때 어느 특정한 형상을 갖추며 굳으면 곧장 유죄 선고를 내리는 식이었다. 그러나 종교재판관들은 어떤 모양으로 굳더라도 처음 판단했던 것과 같은 문제를 환자가 갖고 있다는 것을 의심할 여지 없이 늘 입증할 수 있었다.

라틴어는 의사와 사제의 언어였다. 의사들은 '징조(sign)'라는 말

대신 그리스어 '심프토마(symptoma)'에서 유래한 라틴어 '증후 (symptom)'를 사용하기 시작했다. 마녀는 자연의 경고라는 뜻으로 징조라는 단어를 썼지만, 의사들은 이를 증후라 했다. 몸속에서 어떤 일들이 일어나는지 본인도 알지 못했지만, 그것을 아는 의사를 찾기 는 너무나 힘들었다. 다만 의사들은 환자를 검진하여 증세를 청취한 후 그것에 라틴어나 그리스어로 된 멋진 새 이름을 지어 줄 뿐이다. 이것이 바로 사제들이 궁지를 피해 가는 요령이었다.

예를 들어, '배가 아프다'는 환자의 말을 듣고 의사가 "아, 그렇다 면 '복통'입니다"라고 말하는 것은 환자의 말을 반복하는 것에 불과 하다. 또 "무엇을 잘못 먹었나 보군요"라고 말한다면, 환자들은 의사 의 말을 대수롭지 않게 생각할 것이다. 하지만 "흠, 아주 흥미로운 '소화불량'입니다"라고 말한다면, 그 말 자체로도 환자에게 무언가 를 해준 셈이 된다. 마을에서 제일 먼저 새 질병을 앓아 본 사람이 되 니까 말이다. 라틴어로 쓰인 책에 기록될 새로운 질병인 셈이다.

클레브 공작 윌리엄의 궁정의였던 요한 뷔어 16세기 네덜란드의 의사—역주는 마녀 사냥에 반대하던 당대 몇 안 되는 의사들 중 하나로서, 종교재판관에 협력하는 16세기 당시의 동료들에게 쓴 소리를 남겼 다. 그는 "무식하고 실력 없는 의사들이 병의 원인과 자신들이 무시 하고 있는 치료법을 모두 마녀의 탓으로 돌리고 있다. 그자들이야말 로 진짜 악당이다"라고 지적한다. 질부르그의 말 인용,《르네상스기의 의료인과 마녀(The Medical Man and the Witch During the Renaissance)》, 140쪽 그의 책은 즉 각 금서 목록에 올랐다.

무식하고 실력 없는 의사들은 수세기 동안 계속해서 슈거 블루스 증세를 마술 탓으로 돌렸다. 간단한 치료법을 무시해 버리고, 3세기 동안 의료계의 악당들은 그리스어와 라틴어로 된 이름으로 진짜 바벨탑을 세웠다 : 정신분열증, 편집증, 긴장증, 치매, 신경증, 정신병, 정신신경증, 만성 심마진, 신경피부염, 발작성 빈맥—이 모든 것을 악(惡) 자체라며 난자한 것이다.

슈거 블루스의 본질을 꿰뚫었던 현명한 사람들은 지하로 숨었다. 사람의 몸과 뇌는 설탕을 처리하지 못한다고 누누이 말하던 주장도 이들과 함께 사라졌다. 그것은 수백 년이 지나야 다시 주목받을 진리였다.

열광적인 기독교 선교사들은 마침내 전 세계에 십자가와 깃발, 각설탕, 콜라 자동판매기를 퍼뜨렸다. 교회는 해외 설탕 사업을 위한 노예제도를 축복했다. 이교도인 흑인의 영혼을 구제한다는 이유에서였다. 그런 한편 의사와 사제는 고향에서 민간치료자들을 마녀로 몰아 지옥불로 인도했다.

전투가 끝나면 승리한 측이 전리품을 나누듯, 의사와 사제들도 몸과 뇌를 분리했다. 사제와 엑소시스트는 영혼을, 내과와 외과 의사는 체세포를 맡았다. 한국과 베트남이 남북으로 갈리듯 몸과 뇌는 분열되었다. 사제는 결국 정신과 의사에게 임무를 넘겼지만 이원론(二元論)은 살아남았다. 일반 병원은 몸을 치료하고, 정신병원은 뇌를 치료한다. 국립보건원(NIH)과는 별도로 국립정신보건원(NIMH)이 존재한다.

로마의 콘스탄티누스 황제 4세기에 기독교를 공인한 로마 황제_역주 는 기독교를 허용하고 백성들을 강제로 로마 교회에 가입하게 했으나, 시골 사람들은 이에 반항했다. 도시의 사제들은 시골 사람들을 '파기(pagi)', 이교도(pagan)라며 비웃었다. pagi는 pagus의 복수형으로, 영어 pagan의 어원이 되었다_역주 그러나 어두운 시골길을 헤치며 종교재판관이 문을 두드리고 다닐 엄두는 내지 못했다. 당시에는 숫자상 불리했기 때문이다. 민간치료자들은 불꽃의 수호자로서 옹호와 보호를 받았다. 이들의 지혜와 관습은 손상되지 않고 보존되어 지하로 숨어들었다. 마녀는 아직 화형당하지 않았다.

언어와 상징 속에서 심오한 역사적 반감을 발견할 수 있다. 기독교도들은 민간치료자를 주사위나 타로 카드를 쓰는 점쟁이란 뜻의 라틴어를 따서 '마법사(sorcerer)'라 불렀다. 기독교도들은 신앙이 없는 사람을 모두 '이교도'라 불렀지만, 이교도들은 민간치료자를 굿우먼(good woman)이라 불렀다. 민간치료자란 약초와 물약을 다루는 사람들이었는데, 사제들에게는 수수께끼의 세계였다. 모름지기 신비와 수수께끼는 사제들이 모두 독점해야 한다고 생각했기에, 전설 같은 공포의 세기에 그들은 민간치료자를 할로윈의 마녀로 둔갑시켰다.

1973년 여름, 남서 프랑스 오지에 위치한, 태고의 모습을 간직한 숲속에서 나는 한 민간치료자와 함께 걸으며 그의 조상들이 별 문제 없이 400년 넘게 지속해 온 일을 그가 이어가고 있는 모습을 보았다. 옛날로 다시 돌아간 것 같았다. 태고의 숲은 마치 에덴동산 같았다.

우리는 땅의 세계에 잠재한 신비한 세계의 질서를 짓밟지 않도록 주의하며 활기차게 걸었다. 그는 무릎을 꿇고 아침이슬을 맛보았다. 자라나는 식물들을 한참 지나치더니 어떤 풀을 마치 엄마의 무릎에서 아기를 안아올리듯 집어들었다. 풀을 얼굴에 가까이 가져가더니 기도를 올리듯 숨을 들이마셨다.

옛 방식을 고수한 목조 창고에서는 약초를 건조대에서 건조시켰다. 식물의 성숙도와 달과 별의 운행주기에 맞추어 가장 알맞은 때에 거둔 것들이다. 차곡차곡 쌓아 몇 시간, 며칠, 몇 주씩 말린다. 식물마다 나름의 시간표가 있고, 나름의 제철이 있다. 숲은 자연치유법을 고스란히 지키도록 해주는 지칠 줄 모르는 신성한 원천이다. 약초는 한 가지만 쓰기도 하고, 여러 가지를 섞어 쓰기도 한다. 환자의 손과 발을 담그는 용도의 찜질약도 있다.

그는 이 모든 것을 아버지한테서 배웠다. 다윈과 괴테·파라켈수스처럼 곤충과 새·벌·동물을 관찰하며 비밀을 깨쳤던 그의 아버지는, 곧잘 땅에 누워 수백 년 전부터 내려온 옛 책의 내용과 자기 나름의 결론을 비교하며 시행착오와 인내와 노력을 거듭했다. 노력은 약초를 활용한 임상 치료로 이어진다. 전국을 도는 약초 채집 여행을 떠날 때는 아들을 동반하곤 했다. 새벽의 여명과 달의 희미한 빛을 벗 삼는 고된 여행이었다. 아버지의 도움을 찾아 수백 리 떨어진 곳에서도 사람들이 찾아왔다. 물약을 받아 가는 사람도 있고, 욕조에 처방 약초를 넣고 열탕욕 치료를 받고 가는 사람도 있었다. 환자는 아버지의 부엌 안 욕조에 누워 자신의 시름과 고통을 녹여내곤 했다.

방문객에게는 무엇을 먹고 마시는지를 물었다. 빵과 포도주를 가려 먹으라고 주의를 듣는 사람도 있었다. 설탕은 언제나 엄격히 금지되었다.

아픈 사람들은 주로 아침과 낮에 찾아왔지만 한밤중에 특별한 환자가 방문할 때도 있었다. 아버지는 그 환자를 위해 철저하게 비밀을 지켜 주었다. 다른 사람이 들어오지 못하도록 문을 잠그고 커튼을 드리웠다. 이렇게 해놓고 아버지는 손수 약초와 뜨거운 물을 준비했다. 다른 사람이 있는 곳에서 방문객이 무엇을 먹고 마시는지를 물어 당황하게 만드는 일은 없었다. 왜냐하면 그 환자는 옆마을에 사는 의사였기 때문이다. 교회와 정부가 공인한 의과대학에서 과학적 교육을 받은 사람이 자기 병을 치료하지 못해 찾아왔던 것이다. 그 의사는 자신의 아버지와 할아버지가 그러했듯이 믿을 수 없는 이 미천한 약초꾼, 혹은 마법사에게 기대야 했다. 조상 중에 요술쟁이라는 죄명으로 화형을 당한 사람이 있을 법도 한 이 민간치료자에게 말이다.

현대의 정신과 의사인 자스 박사는 그의 책 《정신병 만들기(The Manufacture of Madness)》에서 이런 위선의 대가를 통렬한 어조로 요약하고 있다.

"… 현대의 의사 특히 정신과 의사는 의학계의 진정한 선조를 모욕하면서 그들을 미친한 마법사와 마녀라 부르며 고의적으로 부인한다. 선조를 인정하는 대신 그들은 자신의 뿌리를 고대 그리스의 히포크라테스에게서 찾으며, 당혹스러운 중세를 침묵으로 건너뛰려고 한다… 의료계는 진짜 선배들을 공격해댔던 사람들로 인해 막대한 손실을 입어 왔다."

나는 가스코뉴 지방의 시골구석까지 찾아가 약초연구가인 모리스 메세게를 만났다. 그는 종교재판을 겪지는 않았지만 제2차 세계대전을 겪었다. 프랑스의 나치 점령의 여파가 시골 마을에까지 미쳐 도제 수업을 받던 그는 마을을 떠나 바깥세상을 여행했다. 어느 곳에서나 아버지와 할아버지, 증조부가 매일 행했던 간단한 자연치료법을 시행했고, 사람들은 현대의 미신에 사로잡힌 정도에 따라 그를 제각기 '기적의 치유자' 혹은 '돌팔이'라고 생각했다. 그는 장 콕토 등 프랑스의 유명 인사들을 치료했고, 마침내 에리오 대통령을 치료하기도 했다. 그의 치료법은 간단하면서도 너무나 극적이었던지라 유명인 환자들의 입소문을 타게 되었다. 정통 의료인으로서는 무시할 수 없는 위협이었다. 그는 의사 면허 없이 의료 시술을 한 죄 때문에 40회 이상이나 프랑스 전역의 법정에 서야 했다. 공식 의학 교육을 받지 않고 사람을 치유했던 대담한 마녀들처럼 말이다.

재판은 약초치료법을 선전해 주는 볼거리가 되었다. 프랑스에서 '질병을 이용해 잇속을 챙기려는 세력'들의 저항은 오히려 그를 유명하게 만들었다. 거듭된 재판마다 유죄를 선고하고 1, 2프랑 정도의 벌금형을 내린 후 자신의 아내나 밀실에서 기다리는 정부를 전문적으로 치료해달라고 요청하는 판사들이 많았다. 그는 자신의 생애와 자연치료법을 내용으로 세 권의 책을 써냈고, 모두 유럽의 베스트셀러가 되었다.

그의 처방은 선조들이 물려 준 간단한 방법과 같다. 자연에서 키운 온전한 천연식품을 먹으라는 것이다. 시대를 앞서간다는 전위적인 현대 의학이 이제야 비로소 말하기 시작한 것을, 그의 조상들은 무려 400년 동안이나 어떤 모양과 제품이든 정제한 사탕수수와 사탕무는 먹지 말라고 열심히 말해 왔다.

그는 가스코뉴 지방에 금의환향하여 아름다운 도시 플로랑스의 시장으로 가뿐이 선출되었다. 이제 그는 어머니가 하녀로 일했던 으리으리한 성에 살며, 광활한 태고의 숲의 소유자로서 아침마다 숲을 산책한다. 이 광대한 땅은 화학 공해에 찌든 세상을 돌보는 천연 약초와 식물의 무궁무진한 보고로 정성껏 관리되고 있다.

1964년 나는 일본의 민간치료자인 니오티 사쿠라자와의 50권 가량의 저술 중 첫 책인 《당신들은 모두 삼백안(三白眼)이다(You Are All Sanpaku)》를 번역했다. 서문에는 그의 가르침에 따라 나 자신을 치유했던 경험을 자세히 적었다. 무엇보다도 그 책은 한 장(章)을 설탕에 할애하고 있다.

1인당 설탕 소비량이 엄청나게 급증하는 현상에 대해 (미국이 특히 심하다) 서양 의학과 과학은 이제 겨우 경보 신호를 울리기 시작했다. 그러나 연구가 아직 수십 년은 뒤쳐져 있다… 동양의 오랜 지혜를 서양 의학이 받아들일 날이 오리라고 확신한다. 설탕은 의문의 여지 없이 인류 역사의 제1의 살인자다. 그것은 아편이나 방사성 낙진보다 더 나쁘다. 쌀을 주식으로 먹는 사람들에게는 설탕이 치명적이다. 근대 문명이 극동과 아프리카의 국가에 전파한 것들 중에서 설탕은 가장 사악한 악마다… 아기들에게 설탕을 먹이고 판매하는 어리석은 사람들은 언젠가 자신들의 책임이 엄청나다는 사실을 깨닫고 공포에 사로잡힐 것이다.

현대 민간치료자들의 치료법은 매우 다양하다. 그러나 그들이 하나같이 동의하는 것이 하나 있다. 사람의 몸은 정제 설탕 즉 수크로오스(sucrose)를 처리할 수 없다는 점이다.

# 우리가 설탕을 믿사오니
## In Sugar We Trust

중세에는 미쳤다는 이유로 사람을 가두지는 않았다. 정신병자를 가두기 시작한 것은, 설탕이 약제사들의 처방약에서 음식으로 자리를 바꾼 계몽시대부터다. 17세기 후반은 어느 역사학자의 말처럼 광인 대감금의 시대였다. 설탕이라면 기껏해야 맥주에 녹아 있는 자연 발효 당이 고작이었던 영국인들이 겨우 200년 사이에 900톤이 넘는 설탕을 먹게 되고, 런던의 의사들이 슈거 블루스에 의한 최종 증세와 징후를 깨닫고 기록을 시작한 때이기도 하다.

그러나 증세가 심하지 않은 슈거 블루스는 의사를 알쏭달쏭하게 만들었다. 귀신에 홀렸다고 할 수도 없으니, 그저 '미친', '정신 나간', '정신 장애가 있는' 사람이라 불렀다. 게으르거나 방탕하거나 부모가 싫어하는 25세 이하의 자식은 얼마든지 파리 제1정신병원에 집어넣을 수 있었다. 최초의 정신병원이었던 셈이다. 부모나 친척,

심지어 전권을 가진 교구 신부의 불평 한 마디면 누구나 수용될 수 있었다. 임신한 유모나 미혼모, 정신지체아, 장애아, 노인, 신체 마비 환자, 간질 환자, 창녀, 미치광이 등 주위에서 몰아내고 싶은 사람은 모두 정신병원에 집어넣었다. 정신병원은 마녀 사냥과 이단 재판을 대신하여 자비롭게 사회를 통제하는 계몽 수단이 되었다. 의사와 사제는 거리 청소의 악역을 맡은 대가로 왕의 총애를 받았다. 왕명에 의해 파리에 종합병원이 설립된 초기에 파리 인구의 무려 1퍼센트가 정신병원에 갇혔다. 도시의 설탕 소비량은 자꾸 늘어났고, 정신병원에 끌려가는 사람도 계속 증가했다. 300년이 흐른 지금은 신경활성제를 써서 이른바 정신장애자의 뇌를 조절하므로 사람이 살아 있는 로봇 꼴이 된 셈이다.

정신 병리 현상을 영양으로 치유할 수 있다고 보는, 현대 분자교정의학의 선구자인 폴링과 호퍼, 코트, 처킨 박사의 결론은 명확하다. 정신병은 일종의 신화이며, 정신 장애란 고작 인체가 당 의존성 스트레스를 감당하지 못해 발현한 최초의 증세일 뿐이란 것이다. 폴링 박사1954년 노벨화학상, 1962년 노벨평화상을 수상한 미국의 화학자_역주는 그의 책 《분자교정심리학(Orthomolecular Psychiatry)》에 다음과 같이 적었다.

신체 조직에서 화학 반응에 가장 민감한 곳은 뇌와 신경 조직이다. 타고난 체질과 먹는 음식에 따라 반응치가 달라지는데, 만일 반응치가 비정상적이어서 필수 물질의 농도가 정상치를 벗어나면 정신병이 된다고 생각한다⋯ 과학 기술이 이처럼 급속히 발전하는 세상에서는 어떤 음식과 약물을 선택하느냐에 따라 나쁜 결과가 나타나기도 한다.

원인이 무엇이든 비타민$B_{12}$가 모자라면 다른 신체 기관의 장애보다 정신 장애가 발병하기 쉽다. 악성 빈혈은 빈혈 증세가 나타나기 몇 년 전 정신 질환을 일으키기도 한다. 정신병 환자의 혈청 비타민$B_{12}$ 수치는 일반인보다 낮으므로, 원인이 무엇이든 비타민$B_{12}$가 결핍되면 정신병이 발생할 가능성이 높다는 연구도 있다.

니코틴산(나이아신)의 등장으로 펠라그라 환자들의 정신적·신체적 장애가 동시에 치료되었다⋯ 최근에는 니코틴산과 니코틴산아미드를 사용하여 정신병을 치료한다는 연구진들이 많아졌다⋯ 이외에도 아스코르빈산 즉 비타민C도 정신병에 효과가 있다⋯ 정신 질환인 우울증은 비타민C 결핍증(괴혈병)의 신체 질환을 동반한다⋯ 논문들을 고찰한 결과, 대부분의 간질 환자는 아스코르빈산 대사가 유전적으로 항진되어 있으므로 비타민C를 대량 투여하면 정신병 치료에 도움이 된다는 결론을 얻었다.

뇌가 괴혈병이나 펠라그라, 악성 빈혈을 앓아도 몸에는 증세가 전혀 나타나지 않는 사람도 있다⋯ 비타민, 필수 아미노산, 필수 영양소 중 어느 하나라도 결핍되면 분자 수준에서부터 질병이 시작된다. 증세가 나타날 때 우리 조상들은 치유 효과가 있는 음식을 먹음으로써 병을 조절하는 방법을 자연스럽게 깨우쳤다.

호퍼 박사는 《정신분열증 환자에 대한 메가비타민$B_3$ 요법(Megavitamin B₃ Therapy for Schizophrenia)》에 "환자가 설탕이나 설탕이 든 음식을 제한하는 식이 프로그램을 따르도록 지도해야 한다"라고 적었다. 뇌손상 아동과 학습장애 아동, 과잉행동장애 아동, 정신병 아동을 임상 연구한 결과, 가족들이 당뇨병을 앓은 경우가 비정상적으로 많았다는 점을 발견했다. 즉 부모와 조부모들이 당을 잘 처리하지 못했다는 뜻이다. 또한 이 아이들은 저혈당이나 기능성 저혈당증에 빠지기 쉬운데, 이는 몸에서 당을 처리하지 못한다는 것을 의미한다. 당을 처리하지 못하는 그 아이들이 당을 과다 섭취하고 있다는 점에 주목해야 한다. 정신분열증 환자의 식습관을 조사해 보니 단것과 캔디, 케이크, 커피, 카페인성 음료, 설탕이 듬뿍 들어간 음식을 많이 먹는 것으로 나타났다. 이런 음식은 부신을 자극하므로 아주 조금만 먹든지 끊어야 한다.

  오래 전에 '미천한' 마녀들이 고생스럽게 자연을 연구하여 깨달은 사실을 전위적인 현대 의학이 재발견한 셈이다. 자스는 《정신병 만들기》에 "정신의학을 20년 넘게 연구했지만, 임상 정신분석의가 심리 투영 테스트에 기초하여 환자가 정신적으로 건강한 정상인이라는 결론을 내리는 것을 본 적이 없다. 마녀 사냥에서 살아남은 마녀들은 몇 있었지만, 이른바 미친 사람이 심리 검사에서 정상 판정을 받기란 불가능하다… 현대의 정신과 의사는 무엇이든 비정상적 행동이며, 누구든 정신병 환자라고 진단한다"라고 적었다.

  17세기에도 같은 상황이었다. 의사와 엑소시스트가 불려오면 이들은 뭔가 해야 한다는 압박을 받기 마련이었고, 성과가 없으면 가엾은 환자는 정신병원으로 끌려갔다. 외과 의사는 자신의 실수를 수술하면서 묻어 버린다는 말이 있다. 의사와 정신과 의사는 치료에 실패한 환자를 병원에 가둬 버린다.

종교재판관과 마녀사냥꾼이 급증하면서 자연히 반발이 일어나 공포와 혐오감이 넘쳐났다. 이 참극에 출연한 의사와 가톨릭 사제들은 이제 서로 불편한 동반 관계로 변했고, 사람들은 그들의 피 묻은 손을 떠올리게 되었다. 이전의 이단적 가르침이 새롭고 다양한 분파의 프로테스탄트 교회가 되어 제도권에 진입했다. 사람들이 한꺼번에 교회를 떠나자 왕은 일요일 예배에 불참하면 법률 위반으로 무거운 벌금을 물렸다. 상황은 점점 악화되었다. 마구잡이로 마녀를 불에 태우고 엑소시즘 의식을 벌였음에도 신들림과 광기가 해결되지 않자 의사와 사제는 압력을 받았다. 사람의 뇌에 고통을 주고 또 정신 장애를 일으키는 슈거 블루스 증세가 왜 생기는지 설명해야 할 필요가 있었다.

1710년 익명의 사제 겸 의사가 해답을 제시했다. 간단하고 확실한 설명에 의사와 사제들은 열광했다. 이 이론이 3세기나 풍미했으니, 당시에 노벨상이 있었다면 당연히 수상감이었을 것이다. 덕분에 이들은 계속 행복하고 분주하고 부유하게 지낼 수 있었다. 이들의 해답은 '자위행위'였다.

자위행위는 인류 탄생 때부터 있어 온 일이지만, 그리스·로마·이집트·오리엔트·페르시아 문명 어디에도 이를 뜻하는 적절한 단어가 없었기 때문에, 이 익명의 사제 겸 의사는 《구약성서》에 등장하는 오난이란 인물의 이야기를 '오나니즘(onanism)'이라는 새로운 죄악으로 탈바꿈시켰다. 그는 《오나니아, 자신을 더럽히는 가증스러운 범죄(Onania, or the Heinous Sin of Self-Pollution)》라는 책을 저술했다. 의사들은 라틴어 사전에서 가장 비슷한 뜻으로 '손으로 신성을 모독하다'라는 뜻을 가진 '마누스툽라티온(manustupration)'이란 단어를 찾아냈다. 그리고 이 단어는 마침내 1766년에는 옥스퍼드 영어 사전에 좀더 부드러운 발음의 마스터베이션(masturbation)으로 바뀌어 수록되었다. 《오나니아》는 베스트셀러였다. 자신들의 견해가 옳다고 생각한 과학자들은 자신들의 입장을 옹호하기 위해 약간의 종교적 위협을 가미하며 행동에 들어갔다. 게다가 자위를 해도 미치지 않는다고 말할 수 있는 사람이 세상에 어디 있을까? 성공 사례를 제시해 이 이론을 뒤엎으려면 몇 년간 자위를 했음을 인정하고, 그럼에도 미치지 않았음을 입증해야 하는데, 감히 누구도 이런 시도를 할 수 없었다.

자유의 나라에서는 어떠했을까? 미국 정신의학의 아버지는 미국 시민혁명의 발기인이며 미국 독립선언에 서명을 한 의사, 벤자민 러쉬다. 그는 일찍부터 '자위행위 불가 운동'을 전개하면서 혼자 하는 섹스 놀이는 미치려고 하는 짓이며 불임, 배뇨통, 운동 결핍, 결핵, 소화불량, 시력 감퇴, 어지럼증, 간질, 건강에 대한 병적인 염려, 기억력 장애, 극도의 무기력증, 정신적 몽롱함, 그리고 끝내 죽음을 부른다고 했다.

위대한 프랑스의 정신과 의사인 에스크롤도 이 주장에 합세하여

"모든 국가에서 자위행위를 정신병의 공통 원인으로 들고 있다… 즉시 그만두지 않으면 치료에 엄청난 장애가 된다… 환자의 정신을 멍하게 만들며, 결핵과 생체 조직이 점차적으로 사라지는 전신 쇠약을 거쳐 사망에 이르게 한다… 조증과 치매의 전조 증세이기도 하며… 우울증에 빠져 자살하게 만든다"라고 했다. 문명 세계에서 자위행위로 정신병이 걸린다는 개념을 받아들인 것이다.

자위행위는 의료인에게 완벽한 안전밸브 구실을 했다. 당신을 고칠 수 있지만, 만일 자위행위를 해왔고 앞으로도 계속 한다면 치료는 불가능하다는 내용이었다. 병이 낫지 않으면 정신병원에 갇혀 자위행위를 치료하기 위해 구속복 자해나 공격을 막기 위해 흉악범이나 정신병자에게 입히는 옷—역주을 착용하고, 낮에는 정조대를, 밤에는 가시 달린 반지를 착용해야 했다.

시간이 흐르자 의사들이 합세하여 《구약성서》의 의식인 할례를 되살리고, 급기야 1850년대에는 여성의 음핵을 도려내는 수술을 개발했다. 후에 런던의 의사협회 회장으로 선출된, 런던의 저명한 의사인 아이작 베이커 브라운이 음핵 절제 수술법을 만든 장본인이다. 그는 자위행위는 도덕적 타락이라 히스테리와 간질, 경련, 발작을 유발한다고 생각했다.

의사협회 회장 같은 더할 나위 없이 고명한 분이 논문까지 써가며 '수치스러운 버릇'을 치료 예방하려면 포경 수술을 해야 하며, 더 나아가 남성 성기의 배측 신경을 절단하고 여성은 난소를 제거하라고까지 권유했다. 자위행위와 정신병을 완전히 없애려면 남자는 거세를 하고 여자는 자궁을 떼어내어야 할 판이었다. 20세기에는 또 다른 새로운 방법이 생겼다. 뇌를 잘라내는 대뇌 백질 제거술(lobotomy)이 개발된 것이다.

역사학자인 컴포트의 말을 들어 보자 : "대략 1880년까지는 가장 쉽게 잡아들일 수 있는 부류의 사람들이었던 성적으로 활발한 아이나 정신병 환자를 끈으로 묶고, 쇠사슬로 결박하고, 성교를 할 수 없도록 성기를 꿰매어 버리고, 기괴한 기구를 몸에 장치하고, 석고 주형이나 가죽·고무로 몸을 싸 버리고, 구타하고, 겁주고, 거세하고, 성기를 인두로 지져 버리고, 신경을 절제하려는 무의식적 욕구를 지닌 사람들이 인간적인 존경을 받는 의료인이었으며, 이들은 (정신병을 치료하겠다는) 좋은 의도로 이런 일을 자행했다. 자위행위가 정신병을 유발한다는 생각은 이제 하나의 사실이 되어 의사들에게 영향을 미쳤다."

미국에서 미국의학협회(AMA)보다 먼저 생긴 최초의 의학협회는 '미국정신병원의료감독관협회(Association of Medical Superintendents of American Institutions for the Insane)'다. 미국의 일반 가게에서 군것질거리를 산 꼬마들에게 설탕을 반 파운드씩 무료로 나눠 주던 때인 1844년이었다. 자유의 땅 미국 최초의 정신과 의사협회에서 최초로 발표한 성명은, 구속복의 계속적인 사용을 옹호하는 결의안이었다 : "이번 총회에서 정신병 환자를 진정으로 위한다면 환자를 구속하는 모든 수단을 완전히 포기하자는 안을 받아들일 수 없다는 데 만장일치로 결의했다."

1855년《뉴올리언스 의학 저널(New Orleans Medical and Surgical Journal)》에는 "역병과 전쟁, 천연두, 이에 버금가는 사악한 질병이 아무리 많아도 자위행위만큼 인간을 재앙에 빠뜨리는 것은 없다. 그것은 문명사회의 기반을 파괴하는 행위다"라는 사설이 실렸다.

미국의 공공 의학이 자위행위를 맹비난하던 1800년대 중반, 시멀와이즈도 돌팔이 의사라는 비난을 받았다. 그는 의사들이 검시대에서 분만장으로 향하기 전 손을 청결히 씻어야 한다는 단순한 주의 사항을 지키지 않아 산욕열이 생긴다는 사실을 최초로 밝힌 사람이었다. 올리버 윈들 홈즈 같은 골수 지지자의 지원에도 불구하고, 시멀와이즈는 돌팔이 협잡꾼이라는 누명을 벗지 못하고 1865년 정신병원에서 사망했다. 100년 전의 의사들이 자신의 더러운 손이 불필요한 감염을 퍼뜨리고 있다는 이 당연한 사실을 인정하지 못한 것을 보면, 설탕 소비의 급증과 새로운 질병을 연결지어 생각하기를 바라는 것은 무리다.

빅토리아 시대 후반에 자위행위를 하면 미친다는 이론이 힘을 잃으며 지크문트 프로이트가 등장했다. 그는 자위행위가 반드시 정신병이나 자살을 유발하지는 않지만, 이것은 새로운 질병인 '신경증(neurosis)'의 징후라고 했다. 그러므로 정조대나 수술은 더 이상 쓸모없으며 심리학자의 정신 분석을 받아야 한다고 했다. 정조대를 사려면 얼마의 돈만 있으면 되지만 심리학자들은 시간당 요금을 받는 정신 분석을 몇 주, 몇 달, 심지어 몇 년씩 했다.

1897년에 프로이트는 다음과 같이 적었다 : "…자위행위는 주요 습관의 하나로 원시적 탐닉이며, 그것은 알코올·모르핀·담배 등의 다른 중독으로 대치 혹은 대체된다." 그러나 자신이 중독되어 있던 코카인과 설탕은 언급도 하지 않았다.

그의 책에는 비엔나에 사는 불안한 성격의 엄마가 아들 때문에 왕진을 청한 이야기가 있다. 예리한 눈을 지닌 프로이트는 아들의 바지에 묻은 얼룩을 보고 조심스럽게 질문을 던졌다. 아이는 날계란의 흰자가 묻은 것이라고 변명했지만, 이 훌륭한 의사는 이에 속지 않고 '자위행위로 인해 발생한 증세를 앓고 있는 중'이라는 진단을 내렸다. 자스는 《정신병 만들기》에서 이를 신랄하게 비판하며 "아이는 프로이트 박사에게 진료를 청한 게 아니며, 아이가 병을 앓는다고 생각해야 할 이유도 전혀 없었다. 문제는 엄마에게 있었다. 아들은 단지 성적으로 성숙해진 탓으로 보인다"라고 적었다.

외과와 정신과 의사들이 '자위행위로 인해 발병한 정신병'을 치료한답시고 공포 만화에서나 나올 만한 일들을 자행했지만, 의학사에는 이런 기록을 찾기가 어렵다. 엄청나게 자화자찬하는 글귀 어느 곳에도 '자위행위로 인한 정신병 치료'를 기념하는 사람은 아무도 없더라고 자스는 지적했다. 마녀 사냥의 참극에 동참한 의사들처럼 이 유감스러운 이야기는 흔적 없이 사라졌다. 자스는 이를 두고 흑인 노예 문제를 언급하지 않는 미국 헌법과 흡사하다고 했다.

오이겐 브로일러가 'schizophrenia(정신분열증)'이라는 가공할 단어를 합성한 것은 오래되지 않은 1911년으로, 이 단어는 조발성 치매(dementia praecox)를 대체하게 되었다—praecox는 단지 조숙한 광기라는 뜻이었다(젊은 사람들에게 증세가 나타난다). 병명은 새로웠지만 증세는 설탕의 역사처럼 오래 전부터 있었다. 같은 증세를 두고 예전의 의사들이 '마녀에게 홀렸다'고 했다면, 지금은 '정신분열증'이라고 하는 것에 불과했다. 예전에는 '엑소시스트'에게 데려갔다면, 이제는 '정신과 의사'에게 보낼 뿐이다. 자위행위로 정신병에 걸리는 사람은 이제 아무도 없었다. 왜일까? 자위행위를 그만두도록 엄마가 노력을 해서일까? 아니면 너무 일찍부터 변기에서 배변 훈련을 시켜서거나… 아침식사를 하며 아빠와 싸워서거나… 모순된 훈련을 받아서거나… 사랑이 부족해서, 아니면 사랑을 너무 많이 받아서거나…. 가난하거나 부유하거나 스트레스를 받았거나 안락하거나… 무엇이든 가족사에서 회상할 수 있는 모든 것이 정신병의 원인으로 돌려질 판이다.

정신 분석이 엑소시즘보다 나을 게 없자 약물에서부터 전기를 거쳐 인슐린에 이르는 가능한 모든 종류의 쇼크를 가하는 과격한 요법을 구사하는 정신과 의사가 등장했다. 1935년 리스본의 에가스 모니즈는 정신분열증의 궁극적 해결책을 제시했다. 수술로 뇌를 절제해 전두엽을 절개하는 것이었다. 이 끔찍한 치료를 개척한 공로를 기려 1949년 그에게 노벨상이 수여되었다.

전통 동양 의학에서는 몸과 마음이 하나라고 강조해 왔다. 이른바 질병이란 이 통일체의 상태가 나빠졌다는 신호다. 건강을 전체적으로 회복하려면 완전한 음식을 먹으면 된다. 공산국가인 중국의 저명한 신경정신과 의사가 "우리나라에서는 신경증과 정신병이 발병하지 않는다. 편집증조차 찾아볼 수 없다"라고 주장할 정도였다.

일본의 저명한 의사인 사겐 이시두카는, 1800년 이래 일본이 서양 과학과 의학의 상당 부분을 받아들였음에도 불구하고 전통적 방식을 고수한 까닭에 반(反)-의사라고 불리기도 했는데, 서양인의 이른바 정신병은 음식으로 고칠 수 있다고 제자들에게 가르쳤다.

이시두카의 후계자인 니오티 사쿠라자와는 1920년대부터 1966년 사망할 때까지 유럽과 미국에서 강의와 저술, 교육 활동을 펼쳤다. 그는 "암은 강한 체질의 사람이 걸리는 극심한 음성 질환이며, 정신분열증은 약한 체질의 사람이 걸리는 극심한 음성 질환이다"라고 가르쳤다. 동양 의학의 모든 체계는 침술과 마찬가지로 음양에서 출발한다. 설탕은 극도의 음성 식품이며, 육류는 극도의 양성 식품이다. 음성이 강한 설탕은 암과 이른바 정신분열증이라는 극도의 음성 질환을 야기한다.

전통 동양 의학에서 말하는 '약한 체질'은 유전 형질에 의해 결정된다. 태아가 잉태된 처음 몇 달 동안 모체가 무엇을 먹느냐에 따라 형질이 달라진다고 한다. 동양인의 관점에서 볼 때, 귓불이 작고 뺨에 달라붙어 자연스럽게 갈라져 보이지 않으면 약한 체질이 신체에 발현된 것이다. 얼굴과 분리된 큰 귓불은 강한 체질과 건강한 유전 형질을 상징한다. 서양 의학의 진단상 분리된 큰 귓불은 부신이 강한 징후라 하니, 고대 동양의 진단을 확진한 셈이다.

1970년대 미국과 중국이 국교를 회복하여 동양 의학에 대한 관심이 붐을 이루기 한참 전, 사쿠라자와와 같은 침술의가 때를 만나지 못해 돌팔이라는 비난을 받을 때, 고대 동양 의학의 기본 법칙이 유효함을 발견한 뉴욕의 내분비학자가 있었다.

그는 1940년대 틴테라는 병리학적 정신 작용(또는 뇌가 미쳐 버리는 것)에 내분비계 특히 부신이 매우 중요한 역할을 한다는 것을 알아냈다. 200여 건에 이르는 부신피질기능저하증(hypoadrenocorticism)을 치료하며 이들의 주 증세가 마치 몸이 당을 제대로 처리하지 못할 때와 같이 피로와 불안증, 우울증, 지나친 염려, 단맛에 대한 탐닉, 알코올 처리 장애, 집중력 감퇴, 알레르기, 저혈압… 즉 '슈거 블루스'와 유사하다는 것을 깨달은 것이다.

결국 환자들의 당 처리 능력을 확인하기 위해 모두 4시간짜리 포도당견딤검사(Glucose Tolerance Test, 혹은 당부하검사)를 받도록 했는데, 놀라운 결과가 나와 검사실에서 실험 방법을 이중 체크하고, 결과가 잘못 나와 미안하다고 사과할 정도였다.

이들을 어리둥절하게 만든 것은 초기 청소년 집단의 혈당 곡선이 낮고 편평했기 때문이다. 4시간 포도당견딤검사는 당뇨병이 의심되어야만 시행하는 것이었다. 달랜드의 정신분열증(브로일러의 조발성 치매)의 정의에 따르면, 정신분열증은 "청소년기나 그 직후에 인지된다"고 했으며 파과병(hebephrenia)과 긴장증(catatonia)은 사춘기 직후에 생긴다고 했다.

증세가 사춘기 때 발생 악화되는 것 같아도, 실상 환자의 과거를 조사해 보면 출생 당시와 생애 처음 몇 년간, 그리고 유치원과 초등학교 시절에도 증세가 나타났다고 한다. 각 시기마다 고유한 임상 양상이 있으며, 사춘기가 되면 눈에 띄게 두드러져 학교 교사들이 청소년 범죄와 성적 부진을 걱정할 정도가 되는 것이다. 어떤 시기라도 포도당견딤검사를 받으면, 부모와 의사가 미리 알고 대비할 수 있다. 아이의 정신 상태와 정서 발달에 중요한 영향을 미치는 심리적 부적응 상태를 점검하기 위해 투입되는 엄청난 시간과 돈을 절약할 수 있는 것이다. 아이가 반항적이고 과잉행동장애를 보이며 고집불통에다 규율에 대해 저항감을 보인다면, 최소한 소변 검사와 총 혈구 수, PBI 수치, 5시간 포도당견딤검사를 반드시 받아야 한다. 어린아이라도 상처를 입지 않도록 세심하게 포도당견딤검사를 받을 수 있다. 사실상 나는 병력 청취나 이학적 검진을 시행하기 전이라도 모든 환자들에게 이 네 개의 검사를 필수적으로 시행하도록 강력히 권하는 바다.

특별히 약물 중독이나 알코올 중독, 정신분열증에 걸리는 체질은 없다고들 한다. 정신적으로 미성숙한 탓에 이런 질병에 걸리게 된다는 결론에 합의하려는 듯하다. 우리의 목표는 정신병학 · 유전학 · 생리학 등의 연구를 하는 의사들에게, 이런 질병에 걸리는 대다수의 사람들이 내분비적으로 부신피질의 기능이 저하되어 있는 유형에 속한다는 사실을 납득시키려는 것이다. 틴테라,《부신피질기능저하증》

틴테라는 획기적인 의학 논문을 여러 편 저술하면서 증세가 개선 · 경감 · 완화 · 치유되는 것은 전적으로 전체적인 신체 기능이 정상으로 복구되는지의 여부에 달렸다고 거듭 강조했다. 치료법으로 식이요법을 우선적으로 처방했고, 음식의 중요성은 아무리 강조해도 부족하므로 설탕이 어떤 형태로 어느 음식에 섞여 있더라도 절대 먹지 말라고 거듭 당부했다.

정신분열증 치료에 전두엽 절제술을 제시한 포르투갈의 모니즈는 노벨상을 받았지만, 틴테라는 의료 단체의 권위자들에게 놀림과 비아냥거림을 받았을 뿐이다. 그는 무시당하고 따돌림을 받았다. 원래의 전공인 내분비학을 고수했더라면 어땠을까? 그러나 설탕의 남용으로 부신이 자극을 받게 되면 알코올 중독이 유발될 수 있다는 주장도 무시되었다. 의료인의 관점에서 알코올 중독은 악화될 수밖에 없는 질병이기 때문에 알코올 중독자는 그저 모두 '알코올중독자협회(Alcoholics Anonymous)'에 떠넘겨 버리면 그만이었다.

그러나 틴테라가 감히 일반을 대상으로 한 잡지에 "알레르기에 여러 종류가 있다니 우스운 일이다. 알레르기란 설탕이 부신을 자극하여 생기는 오직 한 종류가 있을 뿐이다"라고 했을 때는 더 이상 무시할 수 없었다. 알레르기 학자란 정말 대단한 직업이다. 그들은 벌써 수십 년간 새의 깃털에서부터 바닷가재 꼬리에 이르기까지 온갖 종류의 알레르기가 있다고 말해 온 터였다. 그런데 갑자기 어떤 사람이 나타나 이것은 아무 의미도 없으니 설탕이나 끊고 더 이상 먹지 말라고 하는 게 아닌가.

1969년 57세의 나이에 닥친 틴테라의 갑작스러운 사망 덕에 그를 반대하던 의사들이 시대에 뒤떨어진 듯한 소박한 동양 의학의 원리인 음양에 따른 체질과 식사 방법을 받아들이기가 쉬워졌을 것이다. 오늘날 의사들은 모두 틴테라가 수십 년 전에 발표했던 내용을 따르고 있다. 그러나 포도당견딤검사를 시행해 포도당 처리 능력을 확인하기 전에는 아무도 이른바 정신병 치료를 할 수 없도록 해야 한다.

이른바 예방의학은 여기서 더 나아간다. 우리가 애초부터 설탕을 문제없이 처리할 만한 강한 부신을 타고 태어났다 해도, 부신이 당을 처리하다가 지쳐 버렸다는 신호를 줄 때까지 설탕을 먹어대야 할 이유가 있을까? 모든 형태의 설탕을 끊어 버리면 그만이다. 우선 손에 든 청량음료부터 던져 버리자.

의료계의 역사에 어떤 일들이 일어났는지 보고 있으면 속이 뒤집어진다. 몇 세기에 걸쳐 고통받는 영혼을 마녀라며 화형시키고, 귀신에 사로잡혔다며 엑소시즘을 행하고, 미쳤다며 감금하고, 자위행위 때문에 정신병에 걸렸다며 고문을 가하고, 정신 이상이라며 엉뚱한 치료를 하는가 하면, 정신분열증 환자에게는 전두엽 절제술까지 행했던 것이다.

만약 민간치료자들이 이 원인이 모두 '슈거 블루스' 때문이라고 한다면, 귀담아들을 환자가 과연 몇이나 될까?

# 누명을 쓴 꿀벌
Blame It on the Bees

불과 2세기 만인 1662년이 되자, 영국의 설탕 소비량은 제로에서 1,600만 파운드 약 720만 킬로그램—역주로 급증했다. 그로부터 3년 후인 1665년에는 괴질환이 런던을 휩쓸었다. 같은 해 9월까지 역병으로 사망한 사람은 3만 명을 헤아렸다. 런던 전체에 병원이 하나밖에 없었기 때문에, 환자가 발생하면 집 앞에 보초를 세우고 대문에 큼지막하게 붉은 십자가 표지를 그린 후 외부와 격리시켰다. 다른 사람들은 도시를 빠져나갔다. 모든 것이 절반으로 줄어들었다. 그 와중에 돌팔이들은 엉터리 물약과 알약을 팔았고, 교육받은 의사들은 칼과 부식제를 써서 환자의 겨드랑이와 사타구니의 종창 부분을 절개했다. 그러나 수술 과정에서 오히려 의사들이 병에 감염된데다, 환자들에게도 득보다는 해가 더 많다는 것을 알고 이런 치료법을 그만두었다. 1년이 지나자 이 전염병은 본궤도에 올랐다. 종창

(가래톳) 증세가 가장 두드러졌기에 '종창성 역병(bubonic plague)'으로 명명되었다. 혹은 '융기성 역병', '종기병' 등의 이름으로도 불렸다.

설탕을 먹을 일이 없었던 시골 사람들은 역병에 걸리지 않은 것 같다. 이 전염병을 '도시 설탕병'으로 불렀다면 어떻게 되었을까? 왕권과 무역을 위협하는 존재가 되어 교수형에 처해졌을 게 분명하다.

역병이 유행한 지 얼마 지나지 않아 토마스 윌리스 해부학자이자 의사, 영국 왕립학회 최초의 회원 중 한 명이며 왕립의대의 명예 회원__역주는 런던의 세인트 마틴 가(街)에 병원을 개업하여 당대 최고의 의사로 명성을 날리고 있었다. 1664년의 그의 최초의 해부학 저술(우아하고 격조 높은 라틴어를 구사한 것으로 유명했다)에서는 뇌의 특정 부위를 '윌리스 서클(the circle of Willis)'이라는 이름을 붙여 설명하고 있다. 지금도 이 용어는 해부학 교과서에 사용되고 있다. 《전염병으로부터 비감염자를 보호하고, 감염자를 치료하는 간단하고 손쉬운 방법(A Plain and Easy Methods Preserving Those That Are Well from the Infection of the Plague, and for Curing Such as Are Infected)》처럼 영어로 쓴 저술도 있다.

윌리스가 제일 먼저 발견한 것은 아니지만, 그는 부유한 유명 인사들의 소변이 전례 없이 달짝지근해진 사실을 최초로 기록한 사람이다. 1674년 라틴어로 출간된 두 번째 의학서인 《이론 약리학(Pharmaceutice Rationalis)》에서는 이 증세에 '당뇨병(diabetes mellitus)'이라는 이름을 붙였다.

그리스어인 '디아베테스(diabetes)'는 단순히 소변이 많이 배출된다는 뜻으로, 라틴어로는 '폴리우리아(polyuria)'라고 할 수 있다. 윌리스가 그리스어 diabetes에 결합시킨 라틴어 '멜리투스(mellitus)'는 '꿀의 달콤함'이라는 뜻을 지녔다. '멜(mel)'은 라틴어로 꿀이며, '-이티스(-itis)'는 염증을 말한다. 이제 우리는 런던에 역병이 유행한 직후, 달콤한 향의 소변을 과다하게 배설하는 새로운 증세가 발생했다는 것을 알게 된다.

윌리스에게 지출할 치료비를 감당할 만한 부유하고 고명한 사람들이 200년 동안 설탕을 소비한 끝에 이런 질병이 생겼음에도 불구하고, 이 증세를 '설탕으로 인한 염증'이라는 의미의 라틴어인 '폴리우레아 사카리티스(polyuria saccharitis)'로 명명하지 않은 까닭은 무엇일까? 쉽고 명료하게 말하는 것은 당시 의료인의 습성이 아니었다. 그 무렵 영국은 국왕을 참수형에 처하고 왕자가 왕위를 물려받은 참이었다. 윌리스는 의회파에 맞서는 열렬한 왕당파로 활동했고, 나중에는 찰스 2세의 주치의가 된 인물이었다. 엘리자베스 1세 이래의 모든 왕족처럼 찰스 2세도 수지맞는 설탕 무역에 목을 매고 있었다. 왕과 고위 관리들이 당신의 환자이고, 또 이들이 설탕 무역으로 막대한 이익을 보고 있다면 당신은 어떻게 처신하겠는가? 돈줄과 목숨을 잃을지도 모를 위험을 무릅써가며 새로운 병의 원인이 설탕임을 암시함으로써 단골손님들의 심기를 불편하게 하겠는가? 그래서 그는 그리스어를 사용한 것이다. 설상가상으로 그는 그 책임을 꿀벌에게 전가했다. 꿀은 태초부터 존재했고, 꿀벌을 쳐서 막대한 돈을 버는 사람은 없었다. 벌에 책임을 돌려 '꿀로 인한 염증' 이라는 뜻의 난해한 라틴어 이름을 붙이면, 위험을 감수하지 않고도 의학사에 자신의 지위를 확고히 하고 의학적 신망도 두터이 할 수 있으니까.

어쨌든 윌리스는 질병분류학 질병의 분류를 취급하는 의과학의 한 분야_역주 에 불후의 공헌을 했고, 의학사 전체에 흔적을 남겼다. 그는 이를테면 안전 운행을 했던 셈이다. 그 바로 전 해에 갈릴레오는 종교재판에 회부되었었다. 과학자라면 모름지기 왕족과 연관이 있는 사람은 더더욱 조심할 필요가 있었다. 과학이 산업에 아부하는 일은 지금도 흔히 벌어진다. 일본의 어느 촌락에서 수은이 든 산업 폐기물에 중독된 생선을 먹고 많은 사람들이 죽은 일이 있었다. 그러나 관련 증세의 병명은 수은이 아닌, 병이 발생한 촌락의 지명을 땄다. 바로 '미나마타병' 이다.

윌리스는 비타민C가 발견되기 수백 년 전에 설탕과 빈혈의 관련성을 직관적으로 깨달았다. 사탕수수나 사탕무를 정제하면 비타민C를 포함한 모든 비타민이 폐기된다. 17세기와 18세기 당시, 프랑스식 디저트인 생과일과 영국식 디저트인 설탕 친 푸딩의 차이가 빈혈을 불러일으킨 것이다.

현재 결핵의 발병을 세균 탓으로 돌리고 있지만, 설탕 소비와 관련하여 설탕을 많이 먹는 사람의 체내 환경이 세균 감염을 초래한다고 한다. 300년 전인 1700년대에 특히 영국에서 결핵 사망자의 수가 극적으로 증가했다. 나보루 무라모토에 의하면, 설탕 공장과 정제소 인부들의 결핵 발병률이 가장 높았다고 한다. 1910년 일본이 포모사를 점령하여 설탕을 값싸고 풍부하게 공급받으면서 일본의 결핵 발병률은 극적으로 증가했다.

제임스 허트는 《가족 건강 지침서 : 철저히 준수할 경우 병으로부터 가족을 지키고 장수를 보장하는, 간단하고 쉽고 확실한 원칙 (Family Companion for Health or Plain, Easy, and Certain Rules Which Being Punctually Observed and Followed Will Infallibly Keep Families from Disease and Procure Them a Long Life)》을 저술하고, 1633년 다시 이 글을 《클리니케 또는 질병의 식이요법 (Klinike or the Diet of Disease)》이라는 제목으로 재출간했다. 허트는 영국 왕립학회(Royal Society)나 미국의학협회(AMA)의 회원은 아니었다. 그는 의사라면 당연히 음식과 건강 상태를 고려해야 하고, 자신의 이름을 새로운 질병의 명칭으로 사용하는 등의 명예를 추구하면 안 된다는 소신을 지닌 자연치유주의자였다. 왕립학회를 위해서라면 라틴어로 저술했겠지만, 그는 평민이 읽기 쉽도록 영어로 저술했다. 설탕에 대한 그의 17세기적인 생각은 지금 보면 구식이지만, (바로 그래서) 더 정확하다.

식사 시작부터 끝까지가 설탕이지만, 사탕과자와 마찬가지로 설탕도 과다 복용하면 신체가 위험에 처하게 된다. 설탕은 피를 뜨겁게 하고, 장폐색을 일으키며, 체질을 악액질로 만들고, 탈진하게 하며, 이를 썩게 하고, 안색을 어둡게 하며, 무엇보다도 숨결에서 혐오스런 악취가 나게 된다. 그래서 특히 젊은이들은 설탕을 가려먹어야 한다.

이제는 잘 쓰이지 않는 '악액질(cachexia)'이라는 말은 그리스어 '카코스(kakos, 惡)'와 '헥시스(hexis, 상태)'가 조합된 것으로, 원래는 영양실조로 건강이 나빠진 상태를 뜻하는 말이었다. 현대의 의학사전은 진행성 암, 폐결핵 등의 만성 질환자가 악액질이 된다고 말한다. 설탕이 여러 음절로 이뤄진 긴 이름을 가진 많은 증세들의 분명한 원인이라는 사실이 재발견되기까지 의학은 300년이란 시간을 보내야 했다.

당뇨병의 근본 원인은 아직 밝혀지지 않았고, 난치성 만성병으로 췌장에서 충분한 양의 인슐린을 분비하지 못해 발병한다는 말을 의학사 서적에서 볼 때마다 화가 나서 견딜 수가 없다. 그리스어로 된 이름을 지금껏 고수하다니! 지난 수천 년간 당뇨병이 실재했다는 것을 입증이라도 하듯 교묘한 솜씨로 언어와 역사를 왜곡하고 있는 것이다.

1872년 이집트의 룩소르에서 '최고(最古)의 의학 문헌의 하나'로 꼽히는 에베르의 파피루스가 발견되었다. 여기에는 "과다한 양의 소변을 배설하는 증세"를 치료하는 여러 가지 처방이 수록되어 있다. 이는 단지 당뇨병 증세 중 하나에 불과할 뿐인데, 의학사가들은 현재의 당뇨병이 3천 년 전부터 실재했다는 비약된 결론을 내렸다. 아주 쉽게 인공 정제 설탕에게 면죄부를 발행한 셈이다. 그렇지 않은가? 이집트인들은 정제 설탕을 먹지 않았지만, 꿀과 대추야자의 천연 당은 많이 먹었다. 그들은 꿀과 대추야자를 넣어 달게 만든 반죽으로 사탕을 만들었다. 현대인은 지금도 이 반죽을 삼각으로 잘라 바클라

바와 비슷하게 만들어 먹는다. 상류 계급은 마음껏 먹고 마실 여유가 있었기 때문에 다량의 대추야자 당과 꿀을 먹었다. 이들은 완전식품이라 많이 먹어도 병에 걸리지 않을 수 있었다. 게다가 수천 년간 대추야자의 당을 먹은 사람은 열대지방 사람 외에는 없다.

남아프리카공화국의 당뇨병 전문의인 캠벨 박사의 기록을 보자: "이상하게도 히포크라테스는 당뇨병의 증례를 기술하지 않았다. 그토록 주의 깊은 임상 관찰자가 요란한 당뇨 증세를 알아차리지 못했을 리가 없다. 단순한 증례이든 복합적인 증례이든 히포크라테스는 어느 것이나 상세히 묘사해 놓았기 때문이다. 당뇨병은 분명 고대에는 드물었던 질병이고, 아마도 산발적으로 발병했더라도 현대 농촌에서의 발병률과 비슷한 수준이었을 것이다." 현대의 의학사계는 편견을 뒷받침해야 할 때 그리스어에 의존하지만, 그럴 필요가 없으면 그냥 넘어가 버린다.

"19세기의 당뇨병 발병률이 옛날보다 증가했다"는 의학사계의 의견을 한 번 보자. 하지만 19세기 이전의 당뇨병 발병률 통계치가 도대체 어디에 있단 말인가? 초기 미국의 설탕 소비량과 관련한 당뇨병 사망자 수조차 집계되어 있지 않은데 말이다. 덴마크 정부에는 관련 통계 수치가 있지만, 미국의 의학사계는 결코 설탕과 당뇨병을 함께 언급하거나 관련성을 암시하지 않는다.

1880년 덴마크 시민 한 사람이 소비하는 정제 설탕 소비량은 연간 29파운드 약 13킬로그램 ─ 역주 였고, 당시의 당뇨병 사망률은 10만 명당 1.8명이었다. 1911년에는 설탕 소비량이 두 배 이상 늘어나 1인당 82

파운드약 37킬로그램_역주 이상이 되었고, 그해의 당뇨병 사망률은 10만 명당 8명이었다. 1934년에는 1인당 설탕 소비량이 113파운드약 51킬로그램_역주 정도였고, 당뇨병 사망률은 10만 명당 18.9명이었다.

제2차 세계대전이 발발하기 전의 덴마크는 유럽의 어느 나라보다도 설탕을 많이 소비했다(덴마크 빵이라는 뜻의 '대니시 페스트리'는 설탕 폭탄이나 마찬가지다). 덴마크 사람 다섯 명 중 한 명이 암에 걸렸다. 스웨덴의 1인당 설탕 소비량은 1880년의 12파운드에서 반세기 후인 1929년에는 120파운드 이상으로 급증했다. 스웨덴 사람 여섯 명 중 한 명은 암에 걸렸다. 스칸디나비아 국가에는 설탕 소비량이 비교적 적을 때부터의 보건 통계 수치가 남아 있다. 미국에는 이런 자료가 없다. 다른 나라들이 스칸디나비아 국가들처럼 통계 수치를 조사하지는 못했더라도 요점은 분명하다. 설탕 소비량이 엄청나게 증가함에 따라 치명적 질병이 심각할 정도로 늘었다는 점이다.

의학은 늘 진보하고 발전해 간다. 세기적인 발견이 하나 출현하면, 그 후속 발견이 줄줄이 이어진다. 그러나 설탕과 관련된 질병과의 전투에서는 이런 발견이 드물었다. 1889년 러시아의 연구자인 민코프스키와 그의 동료인 메링이 개의 췌장을 제거한 후 생존 가능 여부를 확인했던 실험이 이 분야에서 처음 보고된 세기적 발견이라 할 만하다. 실험이 거듭되면서 여러 마리의 개가 죽었다. 개들은 죽기 전에 5~10퍼센트의 설탕을 함유한 소변을 대량 배설했다고 한다. 원인이 분명 췌장 안에 있다는 실마리를 잡은 것이다.

1923년 캐나다의 밴팅은 인슐린 호르몬(정상인의 췌장에서 적정량

분비하는)의 추출법을 발견하고, 인슐린이 이 소리 없는 살인자인 당뇨병의 비정상적인 혈당치를 조절하고 있음을 발견하여 노벨상을 받았다.

1880년 이후의 과도기를 살았던 당뇨병 환자들은 고문 같은 치료를 감내해야 했다. 주기적으로 금식을 하거나, 지방을 잔뜩 먹거나, 베이킹 소다 주사를 맞아야 했고, 화학자들이 곡물을 단순히 '탄수화물'로 잘못 분류한 탓에 곡물이라면 아무것도 먹지 못했다. 발가락·발·사지를 절단하기도 했다. 그러나 가장 슬픈 것은 의사들의 이런 노력에도 불구하고 환자들은 계속 죽어갔다는 사실이다. 1911년 간행된 《브리태니커 백과사전》을 보면, 인슐린이 알려지기 전 당뇨병에 대한 세간의 이해 수준과 치료법을 엿볼 수 있다.

당뇨병은 체내 물질 대사가 변화해서 생기는 질병이다. 유전성이 현저하고, 시골 촌락보다 현대적 도시 생활을 하는 곳에서 당뇨병이 잘 걸린다. 또한 유대인들이 잘 걸린다. 병의 원인 중 하나로 설탕의 과용이 지목된다. 비만이 당뇨 발생을 부추긴다고 하지만… 모든 연령층에서 발생하긴 해도 50대에서 가장 잘 걸린다. 남자가 여자보다 두 배 정도 많이 걸리고, 백인이 흑인보다 잘 걸린다… 당뇨병은 매우 치명적인 질병이고, 회복되는 예가 극히 드물다… 치료 방법은 식이요법과 약물의 두 가지다. 주로 사카린과 전분으로 구성된 특정 식품이 병을 심하게 악화시키는 것으로 명백하게 입증된 만큼 식이요법이 제일 중요하다. 이런 요소를 가능한 한 식단에서 제거하는 것이 치료의 목표다. 개별 환자에 맞춰 시험을 해야 가장 좋은 식이요법을 찾아낼 수 있다.

인슐린의 발견은 '질병으로 잇속을 챙기려는 세력'들이 이를 어떻게 악용할지가 뻔히 보이는 근대 의학의 기적이었다. 그때나 지금이나 인슐린의 생산은 제약업계로서는 축복이다. 당뇨병 환자는 안정적인 시장을 형성한다. 1900년대 초반에는 그 수가 100만 명이었다. 1920년대 설탕 중독자가 급증하면서 이런 수익성 좋은 시장이 해마다 팽창하리라는 확신을 주었다. 인슐린 주사는 비싸지만 용이한 '증상완화제'일 뿐, 어떤 의미로든 빠르고 저렴한 '치료제'는 아니었다. 수백만 명에 이르는 당뇨병 환자들은 남은 일생 동안 인슐린에 의존해야 한다. 인슐린은 처방전 없이 주삿바늘 같은 소모품과 함께 약국에서 패키지 포장으로 구매할 수 있었다.

이로써 백신이 만능이라는 생각과, 약물로 모든 것을 해결할 수 있다는 환상을 심어주게 되었다. 도살장에 끌려온 동물의 췌장에서 추출한 인슐린을 주사받으며 당뇨병 환자는 목숨을 이어갔다. 인슐린을 투여할 경제적 여유가 있는 사람들은 죽지 않고 살아남아 당뇨병에 취약한 자손을 낳았다. 당뇨병의 변종이 늘어났다. 소변을 많이 배설하게 하는 '꿀로 인한 염증'이라는 의미의 당뇨병이란 용어는, 증후를 중시하는 현대적 명칭인 '저인슐린혈증(인슐린 생산 저하증)'에 그 자리를 넘긴다.

인슐린의 발견으로 노벨상이 수여된 그 다음해인 1924년, 한 의과대학 교수가 저인슐린혈증과의 상보적 피드백 현상을 발견했다. 인슐린 발견 초기에 인슐린을 너무 적게 혹은 너무 많이 투여한 때문에 발견되었으리라. 인슐린을 과용하면 이른바 인슐린 쇼크가 발생했다. 앨라배마 의과대학의 해리스 박사는 당뇨병 환자도 아니고 인슐린을 투여받지도 않은 사람들이 인슐린 쇼크를 겪는 것을 발견했다. 이들은 혈중 포도당 수치가 낮았고, 당뇨병 환자는 반대로 포도당 수치가 높았다.

같은 해 해리스는 이 발견을 공식적으로 보고하면서, 혈중 포도당 수치가 낮은 것은 인슐린이 과다하기 때문이므로 이는 '고인슐린혈증'이라고 선언했다. 그때까지 고인슐린혈증 환자는 관상동맥혈전증이나 심장 질환, 뇌종양, 간질, 담낭 질환, 충수돌기염, 히스테리, 천식, 알레르기, 궤양, 알코올 중독, 이외 다양한 정신 질환의 이름을 달고 치료받고 있었다.

그러나 해리스는 노벨상을 받지 못했다. 그의 발견은 '질병으로 잇속을 챙기려는 세력'에게 축복이 아닌 당황스러움을 선사했기 때문이다. 고인슐린혈증이라! 저혈당증 치료법으로 그가 제시한 것은 패키지 포장으로 병에 넣어 약국에서 팔 수 있는, 그래서 제약업계에 수억 달러를 벌어 줄 매혹적인 기적의 신약이 아니었다.

해리스가 제안한 고인슐린혈증(저혈당증) 치료법은 너무나 간단하여 아무도, 심지어는 의료인조차도 그것으로 돈을 벌 수 없었다. 몸을 스스로 다스리자는 게 그의 치료법이었다. 혈당이 낮은 환자는 문제를 일으키는 정제 설탕과 캔디 · 커피 · 음료수를 끊으면 되었다. 병으로부터 스스로 방어할 수 있으므로 고인슐린혈증 환자는 평생 어느 누구에게도 의존할 필요가 없었다. 의사는 하지 말아야 할 일을 환자에게 교육하면 끝이었다. 고인슐린혈증은 스스로 치료할 수 있었다.

당연히 의사들은 해리스에게 끊임없이 혹독한 공세를 퍼붓거나 그의 주장을 무시했다. 그의 발견이 혹시라도 주위에 알려지면 외과의나 정신분석의, 여타 전문의들이 곤란을 겪을 터였다. 지금까지도 고인슐린혈증은 질병으로 잇속을 챙기려는 세력들에게는 의붓자식이다. 미국의학협회가 해리스에게 메달을 수여하는 데만도 25년이 걸렸다.

1929년 인슐린을 발견한 밴팅은 인슐린이 일시적 완화제일 뿐 치료제가 아니며, 궁극적으로 당뇨병을 예방하려면 '위험한' 설탕 탐닉을 자제해야 한다는 사실을 홍보하려고 애썼다. 그의 경고를 들어 보자 : "미국의 당뇨병 발병률은 1인당 설탕 소비량의 변화에 비례하여 증가하고 있다. 천연 사탕수수를 가열·재결정하는 과정에서 무언가 변화하여 정제물을 위험한 식품으로 만든다."

인슐린으로는 당뇨병으로 인한 사망을 다만 '지연' 시킬 수 있을 뿐임을 영국의 통계는 보여 준다. 그게 전부다.

영국에 인슐린이 도입되기 전의 당뇨병 사망률은
1920년 100만 명당 110명,
1922년 100만 명당 119명,
1925년 100만 명당 112명이었고,

인슐린이 도입된 후의 당뇨병 사망률은
1926년 100만 명당 115명,
1928년 100만 명당 131명,
1929년 100만 명당 142명,
1931년 100만 명당 145명이었다.

1930년대 미국의 명민한 연구진들은 쌀을 주식으로 먹는 중국과 일본은 당뇨병이 거의 발생하지 않는다는 것을 발견했다. 또한 여러 민족들 가운데 유대인과 이탈리아인이 유독 당뇨병 발병률이 높다는 것을 깨달았다. 이들은 동양과 서양의 정제 설탕 소비량에 엄청난 차이가 있다는 사실을 무시한 채, 유대인은 동물성 지방을 많이 먹고 이탈리아인은 올리브 오일을 지나치게 많이 먹으므로 지방을 과용하는 사람들이 당뇨병에 잘 걸릴 것이라는 결론을 내렸다.

미국의 다른 통계치에는 설탕을 배급받아야 했던 제1차 세계대전 동안 당뇨병 발병률이 급격히 감소했다고 나와 있다. 그러나 군에 입대한 젊은이들의 당뇨병 발병률은(시민들은 설탕이 없었지만 군인들은 설탕을 충분히 공급받았다) 제1차 세계대전에서 제2차 세계대전에 이르는 기간 동안 꾸준히 증가했다.

허버트 스펜서 19세기 영국의 철학자로, 다윈의 이론을 인문·사회과학에 적용했다
_역주의 말을 빌자면, 지식이 제대로 정리되어 있지 않은 상태에서는 많이 알면 알수록 혼란만 커질 뿐이다. 설탕으로 인한 질병에 대한 서구 의학의 답변은 온통 혼란스럽기 그지없었다.

일본에 정제 설탕이 도입된 것은 미국의 남북전쟁 후 일본에 파견된 기독교 선교사에 의해서다. 수백 년 전 아랍인과 페르시아인이 정제 설탕을 약으로 썼던 것처럼, 처음에는 일본인들도 설탕을 약으로 썼다. 설탕에 물린 세금은 수입 약에 물리는 세금처럼 아주 무거웠다. 1906년 일본 내 사탕수수 경작 규모가 4만 5천 에이커였으니, 쌀의 경작 규모인 700만 에이커와 비교해 보라. 1905년 러일전쟁에서 일본군의 군량 배급 방식이 1970년대 베트콩과 유사한 점이 참으로 흥미롭다. 그들은 제각기 3일 분량의 건조미를 지니고 다니며 젓갈과 건조 해조류, 우메보시를 곁들였다.

러시아와의 전투에서 승전을 거둔 후 일본인들은 점차 예전의 풍습을 버리고 서양식 의학과 영양학 · 기술 · 종교를 받아들이기 시작했다. 일본인들의 식생활에 설탕이 점점 스며들면서 서양식 질병이 발생했다. 서양 의술을 배워 간호사가 된 한 일본인 조산원이 병이 나자, 그녀가 그토록 신봉하던 서양 의사들은 불치 선언을 해버렸다. 같은 병으로 이 조산원의 자식 셋이 죽었다. 겨우 10대의 나이에 결핵과 궤양으로 죽게 될 거라고 의사가 예견했던 넷째, 니오티 사쿠라자와는 자신의 운명에 맞섰다. 일본은 근대화의 영향을 받아 전통 동양 의학을 불법으로 규정했지만, 그는 동양 의학을 공부했다. 사쿠라자와는 유명한 일본 의사인 사겐 이시두카의 이단적 경력에 끌렸다. 이시두카는 서양 의학에서 불치 판정을 받고 포기한 수천 명의 사람들을 전통적 먹을거리로 치료했다.

이시두카는 나트륨(양)과 칼륨(음)의 상보적 길항 관계를 밝혀 고대의 독특한 음양 개념이 생화학적 유효성을 지니고 있음을 발견했다. 당시 청년이었던 사쿠라자와는 이시두카에게 배움을 얻었고, 스승의 사후에는 스승보다 더 발전했다. 그는 고대 인도 의학과 한의학, 침술을 익히며 고대 문명이 남긴 비밀스러운 서적을 읽었다. 제1차 세계대전이 끝난 후 그는 파리에서 소르본대학과 파스퇴르연구소를 다녔다. 생계를 위해 1920년에는 파리에 사설 침술원을 개업했다. 이후 프랑스 의사인 드 모랑과 공동으로 유럽어(프랑스어)로 된 최초의 침술 서적을 저술했다. 드 모랑은 인도차이나에서 군인으로 복무하면서 침술에 눈을 뜬 인물이었다고 한다. 사쿠라자와의 이 책은 독일어판과 영어판《황제내경(Yellow Emperor's Classic of International Medicine)》의 각주에도 등장한다. 지금도 이 책은 미국 의과대학에서 역사적 가치를 지닌 문헌으로 취급된다.

사쿠라자와는 마침내 동양의 철학과 예방의학 사상이 담긴 책을 일본어와 프랑스어로 여러 권 펴냈다. 알렉시 카렐1912년 노벨생리의학상을 수상한 프랑스의 의사이자 생물학자이며 우생학자_역주의 고전인 《인간, 미지의 세계(L'Homme, cet inconnu)》를 번역하여 일본에 소개하기도 했다. 동양과 서양을 개인적으로 두루 경험한 후 그는 "설탕 소비와 질병과의 연관성을 소리 내어 경고함에 있어 서양 의학은 수십 년이나 뒤쳐져 있다"는 결론을 내렸다. 그는 《당신들은 모두 삼백안이다》라는 책에 "먼 훗날 서양 의학은 동양이 오래 전부터 알고 있던 사실을 받아들일 것이다. 설탕은 근대 산업 문명이 극동과 아프리카 국가에 가져다준 최대의 악이다"라고 적었다.

사쿠라자와는 모든 질병을 치유하고 예방하기 위한 자기 통제 방법에 대해 설명했다. 해리스가 강조한 것은 고인슐린혈증뿐이었다. 당연히 국내와 해외의 질병 관련자들의 비웃음만을 샀다. 무시받지 않으면 조롱당했다. 설탕으로 인해 생기는 병에 대한 그의 분석은 단순 그 자체였기 때문이다.

음식을 먹고 소화가 되면 음식은 당(음성인 단순 당)으로 전환된다. 당은 혈류를 타고 췌장에 도달한다. 췌장은 혈당치가 높아지면 인슐린(양)의 생산을 자극하는 곳이다. 인슐린은 혈류를 타고 간에 도착한다. 간에서 과다한 당이 글리코겐(양성인 복합 당)으로 전환된 후 간에 저장된다.

즉 혈당이 감소하면 부신피질 호르몬과 뇌하수체 호르몬[이런 부신피질자극호르몬(ACTH)은 음성이다]의 분비가 자극되어 간에 저장된 글리코겐을 포도당으로 전환시킴으로써 혈당치를 높인다. 건강한 신체의 혈당치는 인슐린(양)과 부신피질 호르몬, ACTH(음)의 상호작용으로 유지된다.

그러나 기능성이 떨어진 신체는 혈당치의 기복이 아주 커진다. 만일 췌장에서 인슐린이 너무 많이 분비되면, 너무 많은 당이 글리코겐으로 전환되며 혈당치가 떨어져 계속 낮은 상태를 유지하게 된다. 이것이 고인슐린혈증 즉 저혈당증이며, 슈거 블루스의 초기 단계다. 이렇게 췌장이 지나치게 자극받는 현상은 정제 설탕과 꿀, 과일 등의 단순 당을 다량 섭취하거나 간접적인 약물 자극(마리화나를 포함한)이 있을 때 발생한다.

달리 말해, 인슐린 공급이 부적절하면 간이 효율적으로 과다한 당을 글리코겐으로 전환시키지 못한다. 이것이 당뇨병이다. 췌장에서 인슐린 생산이 느려지거나 중단되면 단순 당과 꿀, 과일, 약물과 같은 고도의 음성 식품을 중성화하지 못하고, 과다한 당은 혈류에 쌓이기 시작하며, 일단 혈당치가 높아지면 계속 높은 상태로 유지된다. 단순 당과 꿀, 과일의 과다 섭취는 고인슐린혈증을 야기한 후 슈거 블루스의 다음 단계인 (혈당치가 높은) 당뇨병을 부른다.

윌리스가 '당뇨병'이라고 불렀던 '고혈당 증세'는 초기에 쉽게 발견된다. 왜냐하면 당뇨병을 알아차리는 데에는 소변 표본과 특이한 향취만 있으면 되기 때문이다. 의학 기술의 발전으로 슈거 블루스의 초기 단계인 저혈당을 감지한 것은 20세기부터다.

사쿠라자와는 당뇨병은 음성 질환이므로 양성적인 치료를 받으라고 권고한다. 극도의 음성도 양성도 아닌 균형 잡힌 식사가 필요하다. 사쿠라자와는 현미와 일본 팥, 홋카이도 호박(호박은 어느 것이든 좋다)으로 구성된 식이요법을 제안했다. 그는 벨기에와 프랑스에서 처음 경작하는 품종의 쌀과 일본 팥, 홋카이도 호박을 재배하도록 하여 천연 탄수화물 경작법을 소개했다. 1920년대 미국에는 저렴한 식물성 단백질의 공급원으로 대두(동양의 소고기라 불리는)가 처음으로 소개되었다. 대두는 미국에 들불처럼 번져 나갔다. 가축에게 대두를 먹여 키우면 좋은 고기를 얻을 수 있기 때문이었다. 현미, 일본 팥, 호박, 그리고 된장·두부·간장 같은 전통적인 대두 식품은 쉬 인기를 끌지 못했다. 그러나 그는 앞으로 변화할 것이라 예언했다. 그리고 실제로 변했다. 식량과 에너지 위기가 거듭되면 계속하여 변할 것이다.

당연히 서양 의학의 권위자들은 사쿠라자와를 엉터리에 돌팔이라고 비난했다. 미국과 중국이 수교하기 전인데다 미국의 유수 의과대학 학위 소지자도 아닌 그가 침술 이상의 치료법을 시행한다는 것은 일각에서 그를 불신하기에 충분한 이유가 될 수 있었다. 1970년대 닉슨의 중국 방문 이후 미국에 동양 의학 특히 침술이 널리 소개되었다_역주 혈당이 높은 당뇨병 환자들에게 고탄수화물 식이를 권장하는 것은, 서양 의학의 눈에는 그가 미친 증거로 보였다. 탄수화물이 소화되면 단순 당으로 분해되므로 혈당이 위험 수치까지 높아지게 된다는 것이 당시의 상식이었기 때문이다.

사쿠라자와는 설탕업계와 그 의붓자식인 인슐린 생산 업계에 위협적인 존재였다. 그러나 그는 오히려 이것을 찬사로 생각했다. 1960년대에 그는 다음과 같이 적었다.

인슐린이 발견된 지 30년이 지났지만 당뇨병을 치료하는 서양 의사는 아무도 없다. 의사들은 계속하여 인슐린을 처방하고, 당뇨병 환자들은 평생 인슐린에 의존해야 한다는 운명을 받아들인다. 인슐린 발견 25주년 만에 인슐린은 당뇨병 치료제가 아니라는 사실이 공개적으로 인정되었다. 그 와중에 수백만 명이 넘는 당뇨병 환자들이 미국에서, 그리고 전 세계에서 엄청난 돈을 들여 효과도 없는 치료를 받는다. 당뇨병 환자들은 매일같이 늘어난다. 인슐린의 투여는 평생 의사와 제약업체의 돈

주머니를 불려 주겠다는 서약을 하는 셈이다.

사쿠라자와는 서양의 이른바 탄수화물 식품을 당뇨병 환자들에게 먹이지 않는 식이요법은 위험하다는 입장을 고수했다. 그는 서구의 영양학자들이 단순히 탄수화물이라 분류하는 식품들을 이제 질적으로 구분하라고 요구했다. 정제하지 않은 통곡물을 탄수화물로 섭취하는 것과, 평균적인 미국인 식단의 탄수화물 공급원인 감자와 흰빵, 정제 곡물, 백설탕을 똑같이 취급해서는 안 된다고 주장했다.

미국 의학계가 설탕에 의한 질병에 대해 겪었던 혼란을 입증하는 방법이 있다. 환자는 고사하고 자기 자신도 치료할 수 없었던 의사(그들의 아내 역시)의 수를 세어 보자. 플로리다 주 탬퍼 시에 살았던 의사, 절랜드가 전형적인 사례다. 그는 무수한 육체적·정신적 증세를 겪고 있었다. 집중력과 기억력이 감퇴하고, 힘이 빠지고 어지러우며, 갑자기 가슴이 두근두근 뛰고, 이유 없는 불안과 진전(tremor) 증세에 시달렸다. 자기가 아는 가장 저명한 전문의를 찾아갔지만, 신경성이라는 진단을 받고 의사 생활을 그만두라는 권고를 받았다. 다른 답을 얻고자 병원을 전전한 그는 모두 열네 명의 의사와 가장 유명하다는 진단 클리닉 세 곳을 찾아다녔다.

"의사는 모름지기 환자의 질병에 이름을 부여하면 큰 임무를 완수한 것처럼 느낀다"고 철학자인 임마누엘 칸트는 말했다. 절랜드의 병명은 참으로 다양했다. 신경증·뇌종양·당뇨병·대뇌동맥경화증 등등. 결국 몸은 낫지 않고, 아파서 일도 하지 못하고, 의사들의 모순된 횡설수설에 시달리면서 돈만 많이 쓴 셈이었다. 1924년《미국의학협회저널(JAMA)》에 실린 해리스의 논문을 우연히 발견했을 때는 거의 희망을 포기할 참이었다.

그는 5시간 포도당견딤검사를 받은 끝에 저혈당증 즉 슈거 블루스에 걸렸다는 것을 깨달았다. 그는 해리스의 처방에 따라 정제 설탕과 흰 밀가루를 배제한 단순한 식사를 했다. 불안증·진전·현기증·신경증·대뇌동맥경화증이 사라졌다. 병에서 헤어난 그는, 진단은 정확했지만 잘못된 처방을 내렸던 의사를 기억해 냈다. 그 의사는 '저혈당증'으로 진단한 후 캔디 바를 먹어 혈당을 높이라고 처방했던 것이다! 이런 처방은 불에 기름을 붓는 것처럼 절랜드의 증세를 악화시켰다.

물론 나나 다른 사람들도 그렇겠지만, 당신이 의학적으로 이런 황당한 일을 겪는다면 약간은 강렬한 소명 의식이 생길 것이다. 절랜드 역시 비장한 논조로《미국의학협회저널》에 편지를 보내(통권 152호, 1953년 7월 18일) 해리스의 개척적 연구를 경시하고 무시한 동료 의사들을 비판했다. 힘겹게 교훈을 얻은 그는 슈거 블루스로 고통받는 사람들(특히 병의 원인인 정제 설탕을 되레 처방받는 비극에 처한 사람들)의 진단과 치료를 돕기로 맹세했다.

이로써 절랜드는 자신의 말의 파급 효과를 입증한다. 그와 같은 증세의 사람들 중 600명이 넘는 환자들이 그의 치료를 받았다. 그는 환자를 어떻게 진단했고, 증세는 어떠했으며, 정제 탄수화물(주로 설탕과 흰 밀가루)을 엄격히 제한하면서 시작한 치료에 그들의 반응은 어떠했는지를 상세하게 적은 논문을 저술했다. 미국의학협회를 귀찮게 한 끝에 마침내 학회에서 논문을 발표하게 되었다. 그리고 《미국의학협회저널》에 그 논문이 수록되기를 초조히 기다렸으나 끝내 실리지는 않았다. 이는 미국의학협회가 회원들에게 표준 이학적 검사인 포도당견딤검사의 중요성을 일깨우는 데 얼마나 노심초사했는지를 보여 준다(포도당견딤검사는 세 가지가 있고 각각 소요 시간이 다르다). 절랜드의 이 중요한 논문은 마침내 브라질의 의학저널에 포르투갈어로 실렸다.

절랜드가 슈거 블루스로 인한 우울증과 현기증을 겪으면서 전문의들을 전전하며 고생하고 있을 때, 하버드와 MIT에서 공부한 과학저술가인 페제도 동일한 궤적을 밟고 있었다. 페제 역시 수많은 진찰실을 헤매며 다른 의사들의 수많은 오진과 잘못된 치료법에서 살아남은 사람이었다. 의사가 그의 증세를 정확히 찾아내 포도당견딤검사로 확진하고 설탕 섭취를 금지하기까지 걸린 시간은 10년이었다. 증세가 사라지고 난 후 그는 주치의인 에이브럼슨 박사에게 곤란한 질문을 던졌다.

"수백만 명의 사람들이 다양한 증세로 이렇게 고통받는데 왜 의사들은 아무것도 모르는 건가요? 진단과 원인 제거가 이렇게 간단한데, 의학 교육에 문제가 있는 것 아닙니까?"

그의 아내도 같은 증세를 겪다가 설탕을 끊고 회복된 이후 페제의 사명감은 더욱 깊어졌다. 그 결과 페제와 에이브럼슨은 하나의 이정표가 되는 《몸, 정신, 설탕(Body, Mind, and Sugar)》이라는 책을 공동 저술했다. 1951년 초판이 발행되었다. 이 책이 하드커버로만 20만 부가 넘게 팔렸다는 것은 대중의 관심이 뜨거웠다는 증거다. 이 책은 해리스에게 헌정되었고, 해리스와 절랜드의 논문처럼 의학저널에 수록되기를 기다리는 대신, 미국의학협회의 고위층을 건너뛰어 오랫동안 오진과 고통을 받아 온 대중에게 곧장 날아갔다. 환자들은 의사들에게 포도당견딤검사를 요청했고, 저혈당증이라는 말이 유행하게 되었다. 그러나 불행히도 나중에 발행된 페이퍼백 편집본은 "혈당치가 낮고(low blood sugar)", "설탕에 주린(sugar starved)"이라는 표현을 채용하여 독자들을 조금은 혼란스럽게 만들었다. 이럴 경우 캔디 바를 간식으로 먹으면 낫는다고 말하는 잘못된 의사들의 소견을 사람들이 다시 믿게 되기 때문이다.

1969년 영양학자인 프레더릭스는 굿맨과 공동으로 대중을 위해 《저혈당과 당신(Low Blood Sugar and You)》이라는 책을 저술했다. 이런 대중 의학서와 저술에도 불구하고, 미국의학협회는 자신들이 설탕에 대해 잘 알고 있다고 미국인들을 안심시켰다. 1973년에 간행된 《미국의학협회저널》에서는 다음과 같이 말하고 있다.

최근 발행된 인기 도서들은 대중에게 저혈당증이 미국에 널리 퍼져 있는 것으로 믿게 하지만, 미국인들이 앓는 증세의 다수가 이 질병으로 야기된다고는 할 수 없다. 이런 주장들은 의학적인 증거가 없다… 저혈당증은 혈당치가 낮다는 뜻이다. 혈당이 떨어지면 발한과 떨림, 불안, 심장 박동 수의 증가, 두통, 허기, 몸이 다소 쇠약해진 느낌이 생기며, 때로는 간질 발작과 혼수상태에도 이른다. 그러나 이런 증세를 지닌 대부분의 사람들은 저혈당증 환자가 아니다.

이들이 맹세코 분명히 아니라고 주장하는 근거는 무엇인가? 도대체 이 말의 요지가 무엇인가? 저혈당증이 '소수(대략 미국인의 49.2퍼센트)'에 불과하다는 것인가?

이 문제를 연구한 사람들 중에 저혈당증협회의 부신-대사연구팀 실무 감독으로 일하는 매릴린 라이트가 있었다(그녀도 절랜드와 같은 악몽을 겪었다). 협회의 연구 목록에 따르면, 슈거 블루스로 진단받지 않은 일반 환자들이 평균적으로 스무 명의 의사와 네 명의 심리학자들을 거친 후 저혈당증의 가능성(나중에 포도당견딤검사로 확진한다)을 발견하게 된다고 한다.

라이트는 보건교육복지부(HEW)에 미국의 저혈당증 발생률 통계 수치를 알려 달라는 편지를 보냈다. 그녀가 받은 답변을 여기에 적는다 : "… 회계 연도 1966~1967년에 가정 방문 조사를 통해 얻어진 미출간 보건 자료에 따르면, 약 6만 6천 건이 보고되었다… 인터뷰 대상은 13만 4천 명이었고 이 중 저혈당증은 6만 6천 명이었다. 그러므로 인터뷰 대상의 49.2퍼센트에 이르는 수였다."

49.2퍼센트에 불과하니 다수라고 할 수 없다는 것인가? 관계 기관에 추가 질문을 하여 그녀는 다음과 같은 사실을 알아냈다.

1. 미국 정부는 동일한 인터뷰 대상을 이용하여 모든 건강 문제의 데

이터와 흐름을 수립한다.
2. 인터뷰 대상자들에게 어떤 식으로든 답변을 유도하지 않는다. 답변자들에게 제공한 만성 증세 체크 항목에는 저혈당증이라는 말이 등장하지 않는다.
3. 질문자는 답변자에게 포괄적인 질문만을 던진다. "다른 증세는 없나요"와 같은 질문을 통해서만 답변을 얻을 수 있다.
4. 답변자는 자신의 몸 상태와 그 증세를 어떻게 부르는지 알고 있어야 하며, 질문자가 독촉하기 전에 자발적으로 답변해야 한다.
5. 49.2퍼센트라는 수치는 이미 10년 전 것이므로, 이는 슈거 블루스가 현재 광범위하게 퍼져 있다는 주요한 경고다. 보건교육복지부는 조사 체크 항목에 저혈당증을 부수적으로 덧붙이지 않았고 "가까운 앞날에 포함할 계획도 없다"고 말했다.

보건교육복지부와 미국의학협회가 암이나 심장병이 다수에게 퍼져 있지 않고, 그 수가 49.2퍼센트에 불과하다는 이유로 이에 대한 모금과 홍보 활동을 취소한다는 것을 상상이나 할 수 있는가?

암은 치료에 돈이 많이 드는 질병이고, 슈거 블루스는 치료비가 저렴하다는 차이점이 결정적이다. 오늘날의 정통 항암 치료는 가공할 정도로 비싸다. 환자는 파산하는 반면, 의사는 요트를 산다. 그러나 슈거 블루스 즉 저혈당증은 스스로 치료할 수 있다. 정제 설탕을 끊고 나서 의사와 치료비 청구서에 안녕을 고하기만 하면 되니까. 하지만 의사들은 이렇게 해서는 아내에게 밍크코트를 사주고 버뮤다의

햇살 아래서 세미나를 개최할 돈을 짜낼 수 없다.

1970년대의 슬로건은 예방의학이었다. 그러나 질병으로 잇속을 챙기려는 세력들이 예방의학이라는 말을 통해 정말 하고 싶었던 말은, 의사와 병원을 정기적으로 방문하여 값비싼 검사에 돈을 쓰고 흡연과 콜레스테롤에 대한 공짜 설교를 들으라는 것이다. 만약 의사가 자신의 올챙이배를 의사 가운 속에 숨기고 그 설교를 하는 동안 담배를 참을 수 있다면 말이다. 이런 식의 예방의학은 암과 심장병의 공포에 떠는 사람들로부터 많은 돈을 우려낼 수 있다. 슈거 블루스와 저혈당증, 당뇨병 전단계를 예방하는 효과 있는 해법은 단 하나다. 설탕을 그만 먹도록 하자. 부신에 탈이 나기 전에 끊도록 하자. 슈거 블루스, 저혈당증, 당뇨병 전단계, 아니면 뭐라고 부르든지 간에 증세가 나타나기 전에 끊자는 말이다.

어느 누가 이런 간단한 충고를 해주고 돈을 받을 수 있겠는가? 1967년의 슈거 블루스에 관한 보건교육복지부의 데이터는 발표되지 않았다. 출간되지 않은 관계로 미국의학협회는 몰랐다고 주장할 수 있었다. 그래서 1973년이 되자, 이들은 진지한 얼굴로 미국에 광범위하게 퍼진 저혈당증에 대해 "의학적 증거를 댈 수 없다"고 미국인들에게 선포했다. 결국 그 증거란 것도 단지 보건교육복지부의 유행병에 관한 통계란 것이었다. 증거를 제시한 것은 그동안 오진받고 부당하게 치료받았던 환자들이지 그 의사들이 아니므로, 이 증거들은 '의학적 증거'가 아니란 것이다. 꽤나 명쾌한 주장이다.

그런 의학적 증거는 사실 존재하지 않는다. 왜냐하면 통계 조사에 참가한 6만 6천 명의 의견을 뒷받침할 만한 의학 검사 기록이 없기 때문이다. 이들에게는 의학 검사 기록이 있을 수 없었다. 그것은 당시의 대부분의 의사와 병원이 환자들에게 진단 차트와 검사 결과를 복사해주지 않았기 때문이다. 미국의학협회에 대한 '신뢰'는 우리의 '무지'에 기초하고 있다.

'증거'와 '과학적 증거'의 차이, 혹은 '사실'과 '과학적 사실'의 차이를 이해할 수 없다면 이 설명을 들어 보자. 내가 머리가 아프거나 열이 오른다면, 이는 내게만 '사실'이다. 의사에게 말하면, 같은 '사실'이 그들이 말하는 '일화성(anecdotal) 증거' 혹은 '임상적(testimonial) 증거'라는 것이 된다. 의사가 내 체온을 재고 차트에 기입하면, 그때 두통은 '의학적 증거'가 된다. 다른 의사가 같은 진단을 내리면 이것은 '과학적 사실'이 된다. 내가 지난 화요일에 38.5도까지 열이 올랐다는 증거가 필요하여 의사에게 차트를 보여달라고 해봤자 소용이 없다. 평범한 사실의 다른 측면들은 이제 '과학적 사실'들이 되고, 이 정보는 의사들만이 공유한다. 만약 나의 예전 증세에 관한 과학적 증례를 알려주지 않는다고 의사에게 불만을 토로하면, 이것은 다시 '일화성 증거'가 된다. 내가 시작한 바로 그 지점으로 다시 순환하게 되는 것이다.

30년 동안 저탄수화물 식이요법을 종교로 만든 후, 근대 의학은 또 다른 발견을 두고 혼란에 빠진다. 1971년 초반, 에드윈 버만을 책임자로 한 과학자 팀은 《뉴잉글랜드의학저널(New England Journal of Medicine)》에 경미한 당뇨병 환자와 정상인이 고탄수화물 식이요법을 따르면 실제로 혈당치를 낮출 수 있다고 보고했다. 버만의 말이다.

"고탄수화물 식사로 혈당치가 높아지지는 않는다. 지난 30년 동안 대부분의 의사들은 잘못된 개념을 믿어 왔다."

이제 미국당뇨병협회(The American Diabetes Association)는 방향을 완전히 돌려 당뇨병 환자들이 건강한 사람들과 비슷하게, 혹은 더 많이 탄수화물을 섭취하게 하라고 의료인들을 종용했다. 이 사실은 인슐린과 다른 증후성 치료가 광범위하게 사용된 이래 많은 당뇨병 환자들이 동맥경화증과 심장마비, 중풍으로 사망했다는 사실에서 잘 반영된다. 이런 질병들의 원인은 의사들이 당뇨병 환자들에게 권했던 불균형한 고지방 식이요법 때문으로 보인다.

인슐린이 발견된 지 50년이 지났지만, 당뇨병 환자의 수는 엄청나게 늘고 있다. 제1차 세계대전에서 베트남전에 이르는 동안 18세 이상 징병자들의 신체검사 결과는, 당뇨병 환자로 진단받아 면제받은 사람들이 꾸준히 늘고 있음을 보여 준다. 1970년대 당뇨병으로 인한 군면제율은 12퍼센트에 달했다. 당뇨병은 실명의 원인이 되는 동시에, 심장병과 신장 질환으로 신체에 장애를 가져오고 사망에 이르게 하는 주된 원인이 된다. 미국의 당뇨병 환자들을 집계하면 400만에서 1,200만 명이 된다고 한다. 당뇨병 전단계 즉 저혈당증 혹은 고인슐린혈증—상보적 길항 관계이며 앞으로 당뇨병의 전구 증세가 되는—은 더 많을 것으로 보인다.

설탕이 일으킨 병을 스스로 고치자는 호소는, 막대한 연방기금을 지원받아 기적적으로 질병을 정복하는 물약과 알약, 주사, 보험 처리

되는 췌장 조절 전자 장비를 찾아내겠다는 아우성 속에 익사해버리고 만다. 그야말로 건강을 지키고 싶지만, 동시에 설탕 범벅의 케이크도 먹고 싶다는 말이 아닌가.

# 젖병에서 주사기까지
## From the Nipple to the Needle

**Sugar Blues** 땡볕더위가 기승을 부리던 7월의 어느 날, 뉴욕 맨해튼. 비틀거리며 지하철 계단을 내려가는 한 남자가 있다. 그는 난간을 잡으려고 애쓰며 사탕 판매대를 찾는다. 그러나 찾고 있는 사탕이나 콜라는 없고 껌만 있다. 온몸에 식은땀이 흐르고, 발음은 불분명하다. 남루한 알코올 중독자처럼 지하철 역사의 기둥을 붙잡고 힘겹게 서 있다가 BMT 뉴욕 지하철 브루클린-맨해튼 구간 열차_역주 급행열차를 집어탄다. 한 손으로 단단히 손잡이를 잡는다. 셔츠는 땀에 흠뻑 젖은 지 오래다. 힘들게 재킷을 벗으면서 한 손, 한 손 기둥을 움켜쥔다. 재킷이 바닥에 떨어졌지만 집어들 기력도 없다. 끼익 소리와 함께 기차가 급정거하자, 열차 안 손잡이를 잡고 축 늘어져 바닥에 쓰러지지 않으려고 애쓴다. 승객 두 명이 그를 붙잡는다. 잘 차려입은 수간호사와 건장한 노동자, 승객 두 명이 자리에서 일어나 그를 앉혀 몸을 눕히고 타이를 느슨하게 풀어 준다.

심장 질환이 있는지, 니트로글리세린 같은 경구투여제는 갖고 있는지 수간호사가 묻는다. 남자는 필사적으로 숨을 쉬지만 말을 하지 못한다. 노동자가 양쪽 뺨을 세게 치자 충격으로 그가 눈을 뜬다. 잘 알아들을 수 없는 소리로 자기는 당뇨병 환자이며 누가 단것을 좀 주지 않으면 기절할 것 같다고 중얼거린다. 기차 안 승객들에게 이 소식이 알려진다. 꼬마 두 명이 소풍 가방을 열어 청량음료 캔을 꺼낸다. 기관사는 무전을 쳐 구급차를 대기시킨다. 건너편 좌석에 앉은 뚱뚱한 부인이 달콤한 케이크를 건넨다. 차츰 대사 균형을 되찾은 그는 타임 스퀘어 역에서 하차했다.

그 사람은 뉴욕 타임스 정치부의 수석 기자로 23년 동안 당뇨병을 앓아 왔다. 매일 먹는 키세스 사탕을 깜박 잊었다가 봉변을 당한 것이다. 그의 증세는 인슐린을 너무 많이 맞아 생긴 저혈당 반응으로 혈당치가 떨어지는 인슐린 쇼크 즉 '슈거 블루스'였다.

그로부터 몇 개월 후인 1974년 3월 6일, 그는 당뇨 합병증으로 사망했다. 사망 후인 3월 25일판 《뉴욕 매거진(New York Magazine)》에는 이 지하철 에피소드가 실렸다.

"뉴욕 사람들이 타인에게 무감각하다는 이야기가 많지만, 당시 주위에 있던 사람들은 그를 잘 돌봐주었다. 이 도시의 전설이 될 만한 미담이다."

하나의 전설이 사라지면 또 다른 전설이 생긴다. 세상은 그런 것이다.

마약 중독자가 죽으면 모종의 '대사성 합병증'으로 죽었다고 할까? 물론 아니다. 헤로인은 치명적인 사인에 해당하고, 마약 중독자는 마약 때문에 죽는다. 알코올 중독자의 죽음도 스스로 자초한 일이다. 그러나 '슈거 블루스'로 죽으면, 조문객들은 설탕 든 음식을 대접받는다. '설탕 중독'이라는 말이 사인으로 알려지는 일도 드물다. 예술계와 연예계에서야말로 이와 동일한 이중 잣대가 잘 드러난다. 광고 시간마다 설탕을 광고하는 유명 인사들과 설탕 관련 제품들이 흘러나오고 나면, 사람들은 TV 뉴스에서 덧없이 죽어간 마약 중독자 사망 보도를 접한다. 여주인공은 결핵을 앓는다. 영화 〈러브 스토리〉의 여주인공이 백혈병에 걸리면, 시청자들은 눈물을 흘린다. 연극과 영화에는 사이코들이 가득하다. 극중에서 등장인물을 빼야 할 때는 그저 심장마비가 최고다. 중독자들이 모인 정신병동과 감옥, 그들에 대한 정신 분석 같은 유의 이야기는 사람들의 흥미를 끌고, 알코올 중독과 마약 중독을 다룬 자전적 고백서와 TV 드라마가 넘쳐 난다. 그러나 설탕 중독자들을 다룬 〈잃어버린 주말(Lost Weekend)〉알코올 중독에 빠져 가는 과정을 그려 충격을 준 1945년의 미국 영화_역주은 도대체 어디서 볼 수 있을까?

    현대 문학 또한 중요한 것을 놓치고 있다. 20세기의 설탕이 가져온 역병을 다룬 책이나 연극, 영화, TV 프로그램을 본 적 있는가? '슈거 블루스'의 나락에 빠진 경험을 남 앞에서 이야기하고 책으로 쓴 사람이 있는가? 두 번의 예외가 있었다. 하나는 1973년 머브 그리핀 1960년대부터 〈투나잇 쇼(Tonight Show)〉 등 다양한 토크쇼의 진행자로 활약한 미국의 코미디언_역주의 증언이다. 그는 자신의 토크쇼에서 자신이 저혈당증의 희생자임을 뒤늦게 알았다고 했다. 비만으로 악전고투하면서도 술은 맘껏 마셨다고 했다. 그는 자신이 저혈당증 환자라는 사실을 바탕으로 몇 편의 교육적인 토크쇼를 제작했다. 의식 있는 패널들이 출연하여 음식 속의 정제 설탕이 우리 몸을 얼마나 오염시키고, 이를 치유하는 식이요법을 따르는 일이 그리 어려운 것이 아님을 토론하는 내용이었다. 두 번째는 1975년에 발행된 《앤디 워홀의 철학(The Philosophy of Andy Warhol)》이다. 워홀 팝아트·영화 등 20세기 미국 문화에 큰 영향을 준 미국의 아티스트_역주은 자신이 진정 원했던 것은 설탕이라고 솔직하게 털어놓았다 : "아무리 단것을 먹고 싶어도 공주를 초대한 만찬에서 처음부터 쿠키를 주문할 수는 없다. 사람은 단백질을 먹어야 한다고 생각하니까. 그렇게 해야 뒷말이 없다. 단것을 참는 것 다음으로 어려운 일은 섹스였다… 너무나 힘들었다." 어렸을 때 그의 어머니는 그림 그리기 책을 한 페이지 완성할 때마다 허쉬 초콜릿 바를 주었다고 한다.

인슐린이 처음 만들어졌을 때 시드니 킹슬리 연극·영화 부문에서 활약한 미국의 극작가. 1934년 퓰리처상을 수상했다_역주가 만든 연극이 있다. 이 연극은 브로드웨이에서 성공한 후 영화로 만들어졌다. 클라크 게이블이 출연한 이 영화는, 두 명의 의사가 중태에 빠진 어린 소녀의 침상 옆에서 논란을 벌이는 내용이다. 젊은 의사의 올바른 진단은 소녀가 인슐린 쇼크 상태이므로 혈당을 높여야 한다는 것이고, 나이든 의사의 진단은 당뇨병성 혼수상태이므로 인슐린을 투여해야 한다는 것이었다. 다행히 젊은 의사가 이긴 덕에 소녀는 회복되어 그를 보고 웃는다. 컷.

이 영화는 수십 년 전 의료계의 분열과 혼란을 그려낸 작품이다. 설탕으로 생긴 오늘날의 개인적 대참사를 자서전으로 쓴다면 수백만 권은 될 것이다. 환자들은 우리 주위에서 매일 멍하니 어리둥절해하며 살아가고 있다. 이는 책이나 잡지가 아닌 현실 속의 드라마다. 연극 무대가 아닌 무대 뒤 분장실의 실제 현실이다. 그러나 영화나 TV로 방영되는 법은 없다.

"분유를 먹고 자란 아이는 엄마보다 젖병을 좋아하게 된다." 흑인 무슬림 예언자인 엘리야 무하마드20세기 미국의 흑인 이슬람 운동가—역주의 말이다. 키 크고 잘생긴 백인 청년 조지가 좋은 사례다. 그 역시 분유를 먹고 자랐다. 그는 고무젖꼭지를 통해 난생 처음 설탕을 먹었다. 치아가 난 후에는 시리얼과 오렌지 주스, 케첩에 든 설탕을 먹었다. 다른 사람들과 마찬가지로 그의 부모는 케첩에 설탕이 들어 있다는 것을 꿈에도 몰랐다(심지어 1970년대에는 내용물을 중량 순으로 라벨에 기재한다는 사실조차 모르는 사람이 대부분이었다. 인조 정제 설탕의 다양한 이름도 혼란을 가중시켰다. 케첩은 토마토와 설탕·포도당·식초·식염·양파가 원료다. 두 종류의 인조 정제 설탕이 향신료로 쓰였고, 포도당은 숨겨진 당분이었다). 그는 매일 저녁 냉동 완두콩을 곁들인 고기와 감자를 먹은 다음, 집에서 만든 설탕을 잔뜩 친 파이나 설탕 시럽에 재운 복숭아 통조림을 먹었다. 칭찬받을 일을 하면 잠자기 전에 허쉬 초콜릿이나 청량음료, 초콜릿 퍼지를 상으로 받았다. 그러다가 첫눈에 띨 정도로 충치가 생겼고, 목이 계속 부었으며, 다섯 살에는 편도선을 제거했다. 홍역과 볼거리 같은 전형적인 소아 질병과 특이한 알레르기 발작 때문에 1954년 여름의 절반은 침대에 누워 온찜질을 해야 했다.

폴란드인인 외할머니의 집에서는 언제나 양배추 초절임과 콜타르성 세탁비누, 라일락꽃, 베이럼 향수 냄새가 났다. 외할머니는 특별한 식이요법을 한다는 말을 자주 했지만, 다른 사람들만큼 초콜릿 도넛을 드셨다. 조지는 외할머니가 꽃무늬 드레스를 걷어 올리고 허벅지에 주삿바늘을 꽂던 것을 기억한다. 그는 특별히 이상하게 여기지 않았다. 오십이 넘은 할머니들은 당뇨병이라는 게 있나 보다 하고 생각했을 뿐이다. 길에서 피하주사용 바늘을 주워 외할머니 쓰시라고 갖다 드린 적도 있다. 조지가 열세 살이 되었을 때 외할머니는 쉰아홉의 나이에 돌아가셨다. 설탕을 조절하지 못하고 노력하는 중에 돌아가신 것이다. 그러나 아무도 가족의 죽음에서 깨달음을 얻지 못했다. 조지는 이모와 함께 교회 성가대석에 앉아 딱딱한 사탕을 먹었다. 그의 어머니는 단것에 탐닉하는 외할머니의 버릇을 그에게 물려주었고, 어머니 말을 잘 들으면 언제나 사탕을 먹을 수 있었다.

외할머니가 돌아가신 지 3년째 되는 해에 당뇨병을 앓는 식구가 또 한 명 생겼다. 어린 조지였다. 고등학교 테니스 대표팀으로 선발된 직후에야 당뇨병이 있다는 것을 알게 되었다. 짙은 파란색 유니폼을 입는 첫날, 선배들이 후배의 유니폼 가슴에 붙은 오렌지색 글자를 비틀어 떼는 통과의례가 있었다. 이 의식으로 학교 내의 사회적 지위가 결정되었다. 몇 번 싸우고 나자 점심시간에는 몸이 불편해서 햄버거와 보스턴 크림 파이를 먹을 기운도 없었다. 방과 후 식수대로 달려가 양껏 물을 들이켰더니 한 시간 후에는 화장실에서 설사를 했다.

조지의 체중은 금세 163파운드에서 139파운드로 떨어졌다. 그의 어머니는 이것이 무엇을 의미하는지 알고 있었다. 그는 부모와 함께 병원에 갔다. 소변 샘플을 제출하고 2분 후 당뇨병 판정을 받았다. 외할머니처럼 매일 다리에 인슐린을 주사하면 '정상적인' 생활을 할 수 있다고 했다. 그는 불안하여 심호흡을 하고 알코올 냄새에 아찔해 하면서 고민했다. 언제까지? 맙소사, 대체 언제까지? 겨우 열여섯 살인데 몇 살까지 그래야 해? 그날 밤, 당뇨병 선고를 받은 소년에게 어머니는 마지막으로 허쉬 초콜릿을 주었다. "차라리 내게 일어난 일이면 좋겠어!" 그녀는 울면서 말했다.

조지는 병원에서 일주일 동안 주사 놓는 법을 배웠다. 먼저 오렌지에 연습한 후 자기 다리에 직접 놓았다. 음식은 조심해서 먹으라는 지시를 받았다. 이제 설탕은 먹을 수 없고 다른 음식들도 계량해서 먹어야 했다. 하루 4천 칼로리는 일라이-릴리 미국의 주요 제약업체__역주 의 NPH U-80 인슐린 45IU에 해당하는 양이다. 칼로리가 중요했다. 음식에는 모두, 맥주조차도 칼로리가 있었다. 음식의 질은 문제가 아니었다. 신경 쓰는 사람도 없었다. 오직 칼로리가 중요했다. 맷돌에 간 통밀 빵에 함유된 천연 탄수화물 속의 칼로리와, 정제 밀가루와 설탕으로 만든 슈퍼마켓에서 파는 스펀지 빵 속의 칼로리가 똑같이 취급되었다. 설탕을 먹지 말라고만 했지, 시판 음식에도 설탕이 들어 있으니 아이에게는 먹이지 말라고 어머니에게 가르쳐 줄 사람은 없었다. 이 문제를 어떻게 해결해야 하는지 어머니에게 알려준 사람은 아무도 없었다.

조지는 주사기와 주삿바늘, 알코올, 알코올 솜, 클리니스틱스 (clinistix) 간이 당뇨 측정기_역주, 인슐린, 각설탕을 완비하고 다녔다. 어떤 마약 중독자도 그보다는 가벼운 장비들을 갖고 다녔을 것이다. 소변을 볼 때는 오줌 줄기에 클리니스틱스를 대고 흔들었다. 빨간색으로 변하면 혈당이 높으니 빨리 인슐린을 투여하라는 신호였다. 그러나 이 검사는 혈당이 너무 낮은 경우에는 아무런 도움이 되지 않았다. 혈당이 낮은 경우는, 즉 인슐린이 과다하게 투여되었거나, 과로했거나, 끼니를 걸러서 쇼크에 빠지는 때다. 인슐린 과다 투여는 헤로인 과용만큼이나 위험한 일이다. 이 경우에는 뇌에서 당을 원한다는 신호를 보내는 것 외의 다른 탐지 방법은 없다. 각설탕을 빨리 먹어야 했다. 온몸이 엉망이었다. 목에 단 의료 기록 펜던트에는 그가 정신을 잃고 쓰러졌을 때 연락할 전화번호가 적혀 있었다. 그리고 다음과 같은 내용이 쓰여 있는 카드를 지갑 속에 넣고 다녔다.

"저는 당뇨병 환자입니다. 마약 중독자가 아닙니다. 만일 정신을 잃거나 이상한 행동을 보이면 뒷면에 적힌 응급조치 사항을 따라 주세요."

뒷면의 내용은 다음과 같았다.

"응급조치 : 삼키지 못할 경우 오렌지 주스, 코카콜라, 달콤한 음료수, 캔디, 시럽 등의 설탕을 먹인 다음 의사를 부르시오."

농구 경기를 할 때는 인슐린을 적게 투여했다. 몸을 격렬히 움직이면 코가 차갑고 축축해지며, 팔다리가 저리고, 머리 뒷부분이 텅 빈 듯이 가볍게 느껴질 때가 있었다. 인슐린 쇼크의 징조였고, 각설탕을 먹으면 다시 괜찮아졌다.

슈퍼마켓에서 일할 때 생긴 일이다. 각설탕을 담은 비닐 박스가 바닥에 쏟아졌다. 설탕을 줍고 있는데 옆을 지나가던 노인이 "당뇨병인가 보지?" 하고 말했다. 동족은 서로를 알아본다. 비밀스런 동지의식. 조지는 그 노인과 같은 신세라는 생각에 처참한 기분이 들었다.

농구 게임을 한 어느 날, 동료들과 아이스크림 가게에 들렀다. 절대 먹으면 안 되는 음식이었다. 다른 것을 먹어야 한다는 걸 알았지만, 자신의 병을 남들에게 알리고 싶지 않아 용감하게 먹어치웠다. 그 이후로는 기억이 없다. 집 앞에 차가 멈추고 누군가 농구공을 건네준 것 같은 기억뿐이다. 밖으로 한 발짝 나왔는데 눈을 떠보니 병원이었다. 포도당이 주삿바늘을 통해 팔의 혈관으로 들어가는 중이었다. 열여섯 때는 매일 인슐린 16IU를 맞았고, 고등학교를 졸업할 때는 55IU로 올랐다.

대학 2학년 때는 마리화나가 크게 유행했다. 마리화나와 베트남전, 누구든 둘 중 하나로 만신창이가 되었다. 조지는 당뇨병 때문에 전 부분에서 면제 판정을 받았지만, 그 대신 마리화나에 손을 댔다. 3학년 때 처음으로 LSD를 흡입했다. 4학년 때는 열 차례 이상 LSD를 흡입해 환각 여행을 즐겼고, 마리화나는 매일 피웠다. 환각 상태에서 쓴 기말 보고서로 학점도 겨우 받았다. 리처드 앨퍼트바바 램 다스(Baba

Ram Das)라고도 알려진 1960~70년대의 미국의 심리학자이자 작가이며 구루. LSD를 상습 복용했다_역주는 대학 방문 강연회에서 마리화나가 혈당을 낮추는 반면, LSD는 혈당을 높인다고 했다. 그야말로 조지에게는 뜻밖의 사실이었지만, 몸으로는 이미 느끼고 있는 일이었다.

마리화나를 피우면 못 견딜 정도로 배가 고파 땅콩버터를 바른 사과나 사카린 젤리를 바른 빵 따위를 게걸스럽게 먹어야 했다. LSD는 이와 반대였다. LSD 환각에 빠지면 주욱주욱 소변을 보고, 인슐린 기운이 떨어지면 인슐린을 더 맞아야 했다. 그는 만일을 대비해 짐을 더 많이 가지고 다녔다. LSD 상습 흡입자들이 동양 종교1960~70년대에 인도의 요가·명상·선 등의 동양 종교들이 히피들을 중심으로 미국 서부에 빠르게 확산되었다_역주를 접하게 된 무렵, 조지도 그만 동양 종교에 사로잡혀 버렸다. 같은 과 친구가 현미나 일본 팥, 호박 같은 천연 탄수화물을 먹으면 당뇨병을 치료하고 예방할 수 있다는 내용의 일본 책을 보여 주었다. 조지는 그 내용을 전혀 이해할 수가 없었다. 지금껏 의사들로부터 '탄수화물은 탄수화물일 뿐'이라고 들어온 터였다. 서양 의학이라는 종교에서 쌀은 탄수화물인 탓에 절대 금기 식품이었다. 조지는 식품에 관심을 갖기 시작했다. 입 안에 넣는 것이 마리화나이든 LSD이든 쌀이든 그 무엇이든 머릿속에서 일어나는 일에 영향을 미친다는 생각이 들었다. 조지는 젓가락으로 자연식품을 먹어보기 시작했다. 햄버거 대신 생선을 택하고, 백미 대신 현미를 먹고, 해조류와 녹색 샐러드를 식사에 추가했다. 그러나 인슐린은 계속 55IU를 맞았다. 아침에는 45IU, 밤에는 10IU. 그러던 어느 날 밤, 조지는 물 밖으로 나온 생선처럼 몸부림치며 잠에서 깨었다. 룸메이트가 구급차를 불러 대학 의무실로 데려갔다. 55IU는 너무 많으니 45IU로 줄이라는 의사의 진단이었다. 동양의 신통력이 무언가 일을 해내고 있는 것 같았다. 몇 주간 쌀과 해조류를 먹은 일이 삶의 방향을 돌려놓은 것이다. 기념으로 의료 기록 펜던트를 버렸다.

조지는 대학을 졸업한 후 샌프란시스코로 가서 히피 공동체에 들어갔다. 마루에 앉아 마리화나를 피우다가 잠이 들었는데 눈을 떠보니 병원이었고, 혈관으로 포도당이 들어가는 중이었다. 병원은 항상 포도당을 몸속에 잔뜩 퍼 넣어 퇴원 후에는 곧장 인슐린을 맞아야 했다. 포도당의 균형을 맞춘다는 것이 매우 까다로운 일임을 몸으로 배우고 있었다. 그 다음날 같은 일이 다시 발생하자, 심리학자가 방문하여 자살을 기도하는 거냐고 물었다.

조지는 인슐린에 의존해야 하는 것과 식사 간 시간을 정확히 재야 하는 것이 너무나 지겨웠다. 당뇨병 환자라는 사실도 지겨웠다. 그러나 당뇨병 환자가 아니면 대체 뭐란 말인가? 당장에는 딱히 뭐라 할 수도 없었다. 인구 대 발병 비율로 볼 때 여전히 당뇨병인 것 같기도 했고, 늘 그렇듯이 대충 둘러대기에는 비율만한 것도 없었다. 그는 인슐린·마리화나·LSD로 이어지는 약물 의존을 선택한 것이다. 그러나 인슐린의 생산이 중단되면?

그해 늦여름 어느 록 콘서트 현장. 조지는 단것이 지독하게 먹고 싶었다. 각설탕이 있었지만 오렌지 주스 같은 부드러운 것이 먹고 싶었다. 매점에 갔지만 길고 긴 줄은 줄어들 기미가 보이지 않았다. 약간 비틀거리다가 길가의 건초 창고로 난 약간은 울퉁불퉁한 길을 따라 천천히 걸어갔다. 땅에 누워 있다가 설탕 상자의 고무끈을 더듬었다. 1970년대 초반의 잡지라면 캘리포니아의 각설탕은 LSD가 듬뿍 들었다고 신빙성 있게 묘사할 수도 있었을 것이다. 조지는 마치 마약 중독자 같았다. 그러나 경찰을 피하는 게 아니라 도리어 도움을 구하는 중이었다. 도와줘요!! 지나가는 사람에게 소리를 쳤다. 그 사람은 한눈에 누가 마약 중독자인지 알아차릴 만한 히피였지만 다른 길로 도망쳤다. 조지는 기절했다. 그러나 그가 소리치는 것을 듣고 친구가 달려와 설탕을 먹이기 시작했다. 조용한 살인, 그것은 늪 속으로 더 깊이 밀어 넣는 것과 다를 바 없었다.

그 다음 조지는 캘리포니아의 목장에 일자리를 구했다. 작업 첫날 모케루메 부족 인디언들이 해시시를 가득 채운 마약 파이프를 건넸다. 하지만 인슐린을 제외하면, 이것이 그곳에서 마지막으로 접한 마약이었다. 그는 통밀 빵과 오트밀, 치즈, 나무에서 딴 사과, 샘물, 덤불에서 딴 라스베리를 먹었다. 말도 타고, 뱀을 죽여도 보고, 나무를 패기도 했다. 힘들게 일한 날은 인슐린을 25IU로 줄였다. 이것도 너무 많아 인슐린 쇼크가 오는 듯한 징조가 보이면 꿀을 조금 먹고 다시 일하러 갔다. 혈당이 너무 높은 경우, 장기적으로는 몸이 악화되지만 당장은 정신이 말짱했다. 혈당이 너무 낮은 저혈당증이 오면, 어느 나무 아래 쓰러져 의식을 잃었다. 당뇨병 환자는 '슈거 블루스'라는 근본적 공포를 가장 가혹한 방식으로 학습한다. 과식한 다음날에는 소변이 마려워 잠에서 깨곤 했다. 그는 소변에 적신 당뇨측정기가 빨간색으로 변하는 것을 쳐다보며 분노했다. 어머니가 자신을 병자로 낳은 것을 원망하며 아름답게 동터오는 새벽하늘을 내다봤다. 자신의 잘못을 알고 있기 때문에 더더욱 남을 용서하기 힘들 때가 있다. 그는 식사량을 조절하는 것은 자기 책임임을 알고 있었다. 하지만 저혈당증이나 인슐린 쇼크는 왜 자기 책임이란 말인가? 누군가를 원망해야 할 때는 자신의 잘못은 잊은 채 2천 마일이나 멀리 떨어져 있는 어머니를 향해 소리를 질렀다. 분유를 먹여 키웠기 때문에 주사를 맞아야 하는 신세가 되었다고. 고무젖꼭지가 주삿바늘로… 이것이 그의 이야기다.

조지는 버클리로 돌아와 LSD를 다시 시작했다. 그는 음식을 주의해서 먹으면 도움이 된다는 것을 깨달았고, 인슐린과 마리화나를 끊어야 한다고 생각했다. 일본의 도인처럼 통곡물과 야채를 먹으며 살 수 있다면 좋겠지만, 요리를 할 줄 몰랐고 배울 생각도 없었다. 어머니가 요리해주기를 바랐다. 나를 이렇게 만들었으니 요리라도 해서 병을 낫게 해주어야 하는 거 아닐까? 육식은 끊었지만 풀만 먹었더니 끈끈하고 달콤한 음식이 먹고 싶었다. 가끔 단것을 먹어대긴 했지만, 인슐린을 25IU까지 줄였다. 심각한 쇼크는 없었지만 경미한 쇼크는 몇 번 있었다. 그는 자신의 인생에서 결정적이었던 새크라멘토에서의 마지막 섹스를 잊지 못한다. 거기서 그는 한 여자를 꼬였는데, 아쉽게도 그는 성적 결함을 갖고 있었다. 스트레스를 받자 인슐린 쇼크의 한 징후로 발기가 사그라지기 시작했다. 그가 허니 캔디 바의 포장지를 벗겨 우적우적 깨물어 먹는 것을 그 여자는 놀라서 쳐다볼 뿐이었다.

 그것으로 끝이었다. 이 일은 남자로서의 자존심에 참담한 상처를 남겼다. 조지는 현미, 일본 팥, 호박을 먹으며 인슐린을 끊으려고 노력했고 다시 원래의 상태로 회복되었다. 팔팔했던 열여섯 살 때처럼 물을 가득 마시고 많은 양의 무색 소변을 보았다. 그러다 결국 굴복하여 인슐린 주사를 맞았다. 그 다음에는 단식을 해보았다. 다시 실패. 또 한 번은 극단적인 시도를 해보기도 했다. 그는 당장 나을 수 있는 방법을 원했다. 아이가 젖을 끊듯이 천천히 조금씩 인슐린을 끊고 통곡물과 야채로 넘어가는 인내심을 발휘할 수 없었다. "엄마 젖을 끊어 본 적이 없어서 그런가?" 하며 그는 반문했다.

 1969년 여름, 조지는 LSD를 40차례나 흡입했다. 버클리 캠퍼스에서 일어났던 학생 폭동 1960~70년대, 미국 대학가에서 정치적으로 가장 진보적이고 좌파적이었던 캘리포니아대학 버클리 캠퍼스의 학생운동가들은, 1964년 자유언론운동(Free Speech Movement)을 벌이며 캠퍼스에서 정치적 팸플릿을 제거하는 학교 측과 첨예하게 대립했다. 공공연히 이 대학의 '좌경화'에 불만을 토로하던 당시 캘리포니아 주지사 로널드 레이건은, 마침내 1969년 5월 15일, 학생들의 정치 집회 장소로 사용되던 캠퍼스 내의 인민공원(People's Park)를 봉쇄했고, 그로 인해 학생과 진압 경찰 사이에 '피의 목요일(Bloody Thursday)'이라 불리는 격렬한 유혈 충돌이 발생했다. 이 사건은 1960년대 전 세계적으로 일어났던 급진학생운동과 궤를 같이한다__역주 당시, 그는 마리화나를 피우며 여기저기 돌아다니다가 화장실에 들어갔다. "키 크고 예쁘장한 여자애가 서 있었습니다. 어디서 본 애 같았지요." 그는 그 여자애가 거울에 비친 자신이라는 것을 깨달았다. 정신을 차리고 이발소로 가

머리를 깎고 LSD와 마리화나를 끊어 버렸다. 그러고는 몸속의 무슨 괴물이 지금의 자신을 만들었는지를 알아차렸다. 설탕밖에 원하는 것이 없었다. 포도주 중독자가 무스카트 백포도주를 원하듯 설탕이 계속 먹고 싶었다. 캔디를 사기 위해 이 가게 저 가게를 전전긍긍했다. 그 말고도 이런 사람들이 또 있었다. LSD를 끊을 때 흔히 일어나는 현상이었다. 그러나 이런 사실을 가르쳐 준 의사는 없었다. 당시에는 의과대학에서 LSD에 관해 배우지 않았기 때문이다. 비록 1924년에 해리스의 보고가 있기는 했지만, 저혈당증 역시 의과대학에서 가르치지 않기는 마찬가지였다. 조지의 회상을 들어 보자.

"나는 색정증 환자가 색을 밝히듯이 퍼지 설탕·초콜릿·우유·버터로 만든 캔디_역주를 먹었습니다. 캔디를 먹어대다가 죽기 직전이었죠."

그렇게 흥청망청 먹은 결과 인슐린 투여량이 하루 60IU로 높아졌다. 사탕 판매대를 쫓아다니던 어느 날, 그는 동양의 지혜를 좇아 동양 의학을 공부하기로 결정했다. 오랫동안 장난삼아 해보던 가르침들이었다. 그것이 마지막 선택이라고 생각했다. "의학적으로나 정신적으로나 절망적인 상태였거든요."

조지는 보스턴 근처의 공동체에 들어가 솜씨 좋은 요리사가 만든 전통 동양 음식을 먹었다. 현미, 채소, 약간의 생선, 샐러드, 콩, 해조류, 간장, 두부, 된장, 약간의 제철 과일. 천천히 조금씩 대사의 균형을 찾았다. 마침내 설탕이 들어 있지 않은 음식이 달콤하게 느껴지는 경지에 올랐다. 설탕에 대한 미친 듯한 갈증은 사라지고, 우유·요구르트·치즈, 심지어 아이스크림에 대한 갈망도 사라졌다. 2년이 지나자 인슐린 용량을 하루 60IU에서 15IU로 줄이게 되었다. 체중은 150파운드에 고정되었다. 더 이상 각설탕을 갖고 다닐 필요가 없었다. 경미한 인슐린 쇼크가 오는 듯하면 통밀 빵이나 현미를 한 입 먹으면 그만이었다. 꿀조차 필요 없었다. 숫자를 세며 때로는 50번씩 잘 씹으면 입 안에서 바로 포도당으로 분해되었기 때문에 이른바 '소화계에 대한 드라노(drano) 막힌 배수관을 뚫는 데 사용하는 액체__역주 효과' 없이도 대사 균형을 잡는 데 각설탕만큼이나 효과적이었다.

대학 때부터 알고 지내던 유대교 하시디즘파 초보수파 유대교도__역주의 침술의에게 매주 침술 치료도 받았다.

"침술은 내게 인내심을 가르쳐 주었습니다. 그 친구 말이, 제 간이 무리한 상태라는 겁니다. 아마 억눌린 분노와 유아기 때부터 먹어 온 몇 톤에 이를 설탕 때문이겠죠. 침술 이론에 의하면, 과활동성인 간은 인슐린을 만드는 췌장에 파괴적인 영향을 미친다더군요."

어느 날 비행기 여행 중에 조지는 한 꼬마 옆에 앉게 되었다. 아이 어머니가 아이 앞에 놓인 음식의 칼로리를 계산하는 것을 보고, 그는 아이가 당뇨병이며 인슐린 중독 상태라는 것을 알아차렸다.

조지는 10년이라는 세월을 고통스럽게 보낸 후에야 방법을 찾아냈다. 오늘날 인슐린은 점점 더 어린 나이의 환자에게 투여되고 있다. 그 아이는 겨우 아홉 살이라고 했다. 얼마나 오랫동안 인슐린을 맞았던 것일까? 그는 물어 볼 엄두조차 나지 않았다.

# 양배추와 왕
## Of Cabbages and Kings

만리장성을 건설한 일꾼들은 통곡물 밥과 소금에 절인 양배추를 먹으며 거친 중노동을 견뎌냈다. 양배추절임은 통곡물 밥에 곁들여 먹는 유일한 채소류 반찬이었다. 중국을 점령한 몽골인들은 양배추절임의 실용성과 장점을 깨닫고 군량식으로 활용했다. 13세기 헝가리까지 진군했던 몽골군은 양배추절임을 유럽에 퍼뜨렸고, 독일과 동유럽 사람들은 지금도 절인 양배추(sauerkraut)를 즐겨 먹는다.

인류 역사상 최고의 전투 부대로 꼽히는 율리우스 카이사르의 전투병 군단은 로마에서 아주 먼 거리까지 진군했다. 마치 베트콩처럼 식량이라곤 한 사람당 곡식 한 자루가 전부였고, 설탕이나 취사시설 따위는 없었다. 칼에 찔리면 치료해 줄 사람은 있었지만 의무대를 따로 두지는 않았다. 그들은 통곡물을 씹으며 행군을 하거나 통곡물을 갈아 만든 로마식 식사로 끼니를 때웠고, 양배추나 채소를 구하면 그때그때 끼니에 곁들였다. 로마인이 양배추를 먹은 덕에 수백 년간 의사의 도움이 필요 없었다고 플리니우스1세기 로마의 역사가_역주가 말할 정도였다.

그러나 설탕의 주산지인 이집트로 진군했던 십자군은 심각한 문제에 봉착했다. 1260년 프랑스의 성왕(聖王) 루이가 이끄는 십자군과 이집트군의 교전 당시, 십자군 병사 사이에서는 잇몸에서 악취가 나고 피가 흐르며 피부에 출혈성 반점이 돋고 다리가 붓는 괴질이 유행했다. 장 드 조엥빌 경(卿)의 기록에는, 이 괴질이 결정적 패인이 되어 십자군 측 기사와 왕까지 포로로 잡힌 것으로 나와 있다. 중국인과 몽고군·로마군은 절인 양배추로 괴혈병을 예방하는 지혜를 알고 있었다. 로마인들은 이 병을 '스코르비투스(scorbitus)'라고 불렀는데, 이것은 라틴어로 '피부병'이라는 뜻이다. 이 말은 영어에 편입되면서 '괴혈병(scurvy)'이라는 단어가 되었다. 과거 유럽의 지혜로운 여자들과 산파, 약초를 다루는 약초꾼들이 녹색 야생 채소를 모두 '괴혈병풀'이라 불렀던 것을 보면, 한낱 촌부인 그들도 괴혈병 치료법을 알고 있었던 셈이다.

괴혈병은 십자군을 가차 없이 짓밟았다. 민간치료자들을 마녀·마법사·독살꾼·흑마술사라는 누명을 씌워 화형시켰던 교회와 정부가 이제 자신의 힘에 의해 스스로 희생자가 될 차례였다. 왕과 황제의 성스러운 손길이 닿으면 괴혈병이 낫는다는 소문이 돌았다. 어떤 왕이 자신의 신성한 손길에 괴혈병이 낫는다고 주장한다면, 자기들은 그보다 덜 신성하다고 말할 왕들이 있을까? 볼테르18세기 프랑스의 철학자이자 사상가이며 문필가_역주는, 괴혈병 환자인 어느 왕이 성자의 안수를 받으면 병이 나으리란 희망을 품고 같은 괴혈병 환자인 성자를 만났지만 아무 일도 일어나지 않았다는 일화를 기록하고 있다.

이제 본격적으로 양배추와 왕들에 대해 이야기해 보자.

페르시아 지역의 아랍인과 이슬람 지역에 주둔한 십자군, 엘리자베스 여왕 시대의 탐험가에 이르기까지 군인과 선원들이야말로 설탕에 누구보다 먼저 중독된 사람들이었다. 이슬람 세계의 칼리프·술탄들과 유럽의 왕·여왕들은 희소가치가 있는 귀중품을 명령 한 마디로 획득할 수 있는 수단과 '신성한' 권리가 있었다. 그러나 수천 마일이나 되는 거리를 오가며 그들에게 귀중품들을 운반했던 평범한 군인과 선원들 역시 설탕을 집어먹을 기회가 있었다. 육군과 해군의 식사에는 큰 차이가 있다. 육군은 언제든지 어느 정도의 식량을 구할 수 있다. 그러나 항해 중인 사람들은 규정에 따라 배급되는 양식 외에는 먹을 것이 없다. 따라서 지위가 높은 사람들이 얼마나 탐욕스럽고 뇌물을 밝히며 편식을 하는지에 따라 식사의 질이 달라졌다. 육군은 촌부의 식량을 징발할 수 있지만, 해군은 왕의 변덕에 따라 식사가 좌지우지되었다. 시골에서 가축을 키우며 사는 농부는 정제하지 않은 통음식을 먹고 사니 저장해 둔 음식물 역시 이와 같은 자연식 그대로였다. 그러나 시골을 떠나 도시에 사는 사람과 신세계 탐험에 동원되어 배를 탄 선원들은 영양분이 깎여 나간 정제된 음식을 먹은 끝에 병에 걸리기 시작했다.

신세계로 가던 콜럼부스의 초기 항해 때 일부 선원들이 중태에 빠졌다. 이들은 바다에 던져져 고기밥이 되기 직전에 운좋게 수풀 우거진 섬을 만나게 되었고, 자신들을 그 섬에 버려달라고 간청했다. 이들은 섬에 남아 죽음을 기다리다가 난생 처음 보는 과일과 식물을 맛보게 되었고, 낯선 열대 과일을 배불리 먹었더니 놀랍게도 몸이 점차 좋아지기 시작했다. 몇 달 후 콜럼부스가 유럽으로 돌아가는 길에 다시 이 섬에 들렀을 때 수염이 덥수룩하게 자란 백인들이 이들을 맞이했다. 선원들이 건강하게 살아남은 것을 보고 너무나 기쁘고 놀라웠던 콜럼부스는, 이 일을 기념하고자 이 섬을 포르투갈어로 '치유'라는 뜻을 가진 쿠라카오(Curacao) 서인도제도의 한 섬__역주라 불렀다.

바스코 다 가마16세기 포르투갈의 탐험가. 인도로 가는 희망봉 우회 항로를 발견했다__역주는 남아프리카 희망봉을 돌아 인도로 가는 선로를 개척하는 과정에서 괴혈병으로 선원 160명 중 100명을 잃었다. 1519년 마젤란16세기 포르투갈의 탐험가. 태평양에 도달한 첫 서구인이다__역주은 다섯 척의 배로 구성된 선단과 함께 세계 일주 항해를 시작했지만, 3년 후 괌과 쿠라카오 등의 섬을 발견하고 스페인으로 돌아갈 때는 고작 18명이 살아남고 배는 한 척으로 줄어 있었다. 엘리자베스 여왕이 통치하던 시절16세기 말~17세기 초반__역주, 수백 명씩 되는 영국 수병이 괴혈병으로 죽었다. 괴혈병에 걸린 수병들은 꾀병이라는 누명을 쓰고 '치료'를 위해 매를 맞았다. 더러는 수병의 절반이 앓아누워 해군이 제대로 임무 수행을 못 할 때도 있었다. 현대 사회에서 괴혈병은 이제 옛 이야기가 되었다. 이 이야기를 듣고 있으면, 당시에는 항해가 장기화되면 신선한 야채를 먹을 수 없어 괴혈병에 걸렸으리라는 생각이 우선 든다. 그러나 엘리자베스 여왕 이전에도 원거리 탐험을 떠난 바이킹과 페니키아인, 극동아시아인들이 있었다. 이들은 어떻게 괴혈병의 참극을 피했을까? 카이사르의 군대처럼 양배추나 다른 채소를 소금에 절이고, 콩과 다른 씨앗의 싹을 틔워 먹었기 때문이다. 아스코르빈산 즉 비타민C가 바로 그 비결이었다.

당시에 마을의 '마법사'들을 기둥에 매달아 화형시키지만 않았다면 그들이 여왕의 해군에게 치료법을 귀띔해 줄 여유가 있었을 테지만, 당시는 이른바 비정통파 의료인이 목숨을 부지하기도 힘든 때였다. 전성기의 영국에서 마법사로 기소된 사람에 대한 마지막 처형이 있었던 해는 1684년이었다.

1535년 프랑스의 탐험가인 자크 카르티에가 이끄는 원정대는 북아메리카 동부의 뉴펀들랜드 지방을 지나다가 괴혈병으로 심한 고생을 했다. 어느 친절한 인디언 약초꾼이 그곳에서 나는 식물로 처방을 내렸다. 바늘 모양의 전나무 잎사귀를 끓여 먹었더니 그날로 건강이 호전된 것이다. 1593년 리처드 호킨스 제독 16세기 영국의 해군 제독__역주 은 H.M.S. 데인티 호의 선원들에게 오렌지와 레몬을 먹여 안전을 기하기도 했다.

괴혈병 이야기를 아무리 되풀이해도 화젯거리에 오르지 않는 것이 하나 있다. 바이킹과 로마군, 페니키아인, 극동아시아의 원정대들은 먹지 않았지만, 엘리자베스 여왕의 해군은 먹었던 것. 십자군을 참패하게 만든 것. 그것은 서구인이 아랍 세계를 정복하여 약탈해 온 보물인 설탕과 럼주였다. 영국 수병과 선원들은 설탕과 럼주를 맘껏 즐겼고, 얼마 지나지 않아 이 둘은 영국 해군의 공식 군량식에 포함되었다.

설탕과 괴혈병의 발병의 연관성에 의문을 품고 최초의 기록을 남긴 사람은 의사였던 토마스 윌리스17세기 영국의 의사이자 해부학자_역주다. 그의 사후에 스위스에서 발행된 라틴어판《인체 내 약물 작용에 대한 비평(Diatribe on the Operation of Medicine in the Human Body)》에는 다음과 같이 적혀 있다.

"설탕에 절였거나 설탕을 많이 넣어 조리한 음식은 먹지 말아야 한다. 설탕의 제조 방법으로 미루어 볼 때 지금처럼 설탕을 지나치게 많이 먹는 풍조가 현재 대규모로 진행되는 괴혈병의 원인으로 사료된다."

그러나 윌리스의 경고에 귀를 기울인 사람은 없었다. 영국 해군 본부도 마찬가지였다. 괴혈병은 계속해서 영국 해군을 괴롭혔고, 희생자 수가 급기야 수천을 헤아렸다. 이 와중에 영국은 설탕 무역을 완전히 장악했다.

1740년 영국 해군의 앤슨 제독은 여섯 척의 배와 선원 1,500명을 거느리고 영국을 출발했지만, 4년 후에 돌아올 때는 고작 배 한 척과 선원 335명이 남아 있었다. 1750년대에 선의(船醫)였던 친구와 함께 H.M.S. 솔즈버리 호에 승선했던 제임스 린드는, 앤슨 제독의 참담한 실패와 자신이 승선했던 배에서 괴혈병이 발병했던 경험을 바탕으로 영양학사상 최초의 실험을 수행했다. 그는 솔즈버리 호에 승선한 수병들 중 괴혈병 환자 열두 명을 가려내어 두 명씩 짝을 지어 여섯 그룹으로 만들고 다음과 같은 해군의 정규식을 배식했다.

아침 식사 | 설탕을 탄 묽은 오트밀 죽
저녁 식사 | 대체로 신선한 양고기 수프, 혹은 설탕 넣은 푸딩이나 비스킷과 기타(설탕을 넣은 젤리나 잼)
가벼운 저녁 식사 | 보리 · 쌀 · 건포도 · 포도주

이 식단과 1516년 영국의 전형적인 상류층의 식사를 비교해 보자. 이 시기는 설탕이 아직 유행하지 않을 때였다.

생선 먹는 날 | 정제하지 않은 통곡물로 만든 신선한 빵 한 조각. 그 다음에는 맨칫빵 정제한 흰 밀가루로 만든 부드러운 롤빵—역주 두 조각. 맥주 반잔과 포도주. 생선으로는 소금에 절인 생선 두 토막과 구운 연어 여섯 마리, 청어 한 접시
육류 먹는 날 | 생선 대신 양고기나 삶은 소고기
(1500년대에는 설탕이 너무나 귀하고 비싸서 궁중 연회에 가거나 다른 사람이 조금 집어주지 않으면 맛보기가 힘들었다. 요즘 사람들이 코카인을 피우는 작태와 흡사하다.)

린드는 여섯 그룹의 실험군 식사에 각각 다른 음식을 추가했다. 우선 네 실험군에는 사과로 만든 술과 식초, 유황산 희석액, 바닷물을, 다음 한 실험군에는 병원 의사들이 추천하는 치료식인 마늘과 겨자

씨, 양고추냉이, 페루의 향유, 몰약을 섞은 반죽을, 그리고 마지막 한 실험군은 매일 오렌지 두 알과 레몬 한 알씩을 먹도록 했다.

수병들은 오렌지와 레몬을 게걸스럽게 먹어대더니 금세 눈에 띄게 몸이 좋아졌다. 엿새가 흐르자 이 중 한 명은 몸이 완전히 회복되어 임무에 복귀했고, 다른 한 명도 다른 환자들을 돌볼 정도의 기력을 회복했다.

그러나 왕립학회 정회원이었던 윌리스의 경고는 접할 수 없었는지, 린드 역시 설탕은 그대로 먹었다. 윌리스를 제외하면 어느 누구도 설탕을 뺀 정규식을 실험해 본 사람은 없는 것 같다. 예나 지금이나 의사들은 매번 새로운 약을 처방하곤 하는데, 자기 구미에 맞는 처방을 내리다가 종종 망신을 당하거나 환자를 잃는 경우가 비일비재하다. 16세기가 되자 이제는 영국 땅에 사는 보통 시민들의 머리카락과 치아가 빠지기 시작했다. 이는 고위층 사람들에게나 일어나던 현상이었다. 거리의 걸인조차 설탕에 중독된 상태였다.

설탕이 괴혈병을 유발한다는 생각은 일면 타당해 보이지만, 어디까지나 근거가 부족한 비과학적인 생각이라 치부되었다. 채소와 과일·딸기류·견과류 속에는 오늘날 비타민C라고 불리는 영양소가 자연 형태로 듬뿍 들어 있다. 단맛을 농축시켜 정제 설탕을 만들기 전에는 이런 음식들이 천연 감미료였다. 사탕수수를 정제하여 설탕을 만들면 천연 성분의 90퍼센트가 제거되며 비타민C도 함께 사라진다. 이것이 천연 감미료 대신 비자연적인 농축 감미료인 설탕을 먹으면 괴혈병이 발병하는 이유다.

린드의 발견은 영국 해군 본부에 보고되었지만 별 반향을 일으키지는 못했다. 질병을 이용해 잇속을 챙기려는 세력들은 영국 해군의 부적절한 군량식이 괴혈병을 부른다는 사실을 순순히 받아들이는 대신, 그 사실을 이용해 어떻게 이익을 챙겨야 하는지를 잘 알고 있었다. 대영제국은 인류 역사상 최고의 음식을 먹는 선상 함대를 거느리며 이를 무적함대라 믿는 터였다. 그리하여 이후 거의 50년 동안 괴혈병에 걸려 드러누운 수병들은 계속해서 매질을 당할 수밖에 없었다.

린드는 해군을 떠나 에든버러대학에서 학위를 취득하고 개업을 하여 마침내 조지 3세의 주치의가 되었다. 그는 이 와중에도 연구를 거듭하여 괴혈병에 관한 논문을 저술했다. 그럼에도 군량식은 바뀌지 않았고, 희생된 수병의 수는 대략 50년 동안 무려 10만 명을 헤아렸다. 린드는 1794년에 죽었다.

괴혈병의 원인을 밝혀낸 의사들이 모두 죽고 없어진 1795년, 드디어 사태가 역전되었다. 그동안 '헛소리'로만 여겨지던 주장이 공식적인 상부의 지시 사항이 된 것이다. 이후 해군은 모두 매일 럼주를 배급받을 때 감귤류 주스를 일정량 먹어야 했다. 아무런 별도의 설명 없이 지시만 내리는 틀에 박힌 오만한 행정 덕에 '영국의 해상 패권을 유지하게 하는 비밀 무기는 바로 주스'라는 소문이 사람들 사이에 돌았다. 물리학자인 막스 프랑크 19세기 말 양자론을 주창한 독일의 물리학자__역주는 "새로운 과학적 진리를 발견하더라도 적대자들을 진리의 광명으로 이끌어 납득시키지 않는 한 승리는 요원하다. 그러나 그들도 언젠가 죽을 것이고 새로운 진리를 받아들인 후손들이 다음 세대를 이 룬다"라고 했다. 당시에는 레몬을 '라임'이라고 불렀다. 그래서 영국 해군의 별명은 라이미(Limeys, 라임 주스를 먹는 사람)였다. 만일 설 탕을 못 먹게 했거나 솔잎차나 반차(bancha), 양배추, 싹을 틔운 씨 앗, 괴혈병풀, 해조류, 날생선 등의 아스코르빈산이 풍부한 다른 식 품을 먹게 했더라면 영국 해군은 다른 별명으로 불렸으리라.

레몬과 라임을 혼동하여 큰 낭패를 겪은 경우도 있다. 1875년 조 지 네어 경이 극지 탐험대를 꾸리면서 지중해산 레몬 대신 서인도제 도의 라임을 가져간 것이다. 결국 괴혈병이 돌면서 탐험은 실패했다. 원인을 조사했지만 결론은 얻지 못했다.

얼마 가지 않아 세균이 병을 일으킨다는 파스퇴르의 학설이 유행 하면서, 린드의 소박한 발견은 마법사들이 말하던 괴혈병풀처럼 사 람들의 관심에서 밀려났다. 산에 중독되면 괴혈병이 생긴다고 주장 하는 의사들도 있었다. 1916년에는 병원성 세균이 군집을 이루면서 괴혈병이 생긴다는 주장이 나왔다. 그 다음에는 변비 탓으로 돌렸다. 제2차 세계대전 때 러시아 전쟁 포로를 담당하던 독일인 의사 두 명 은 해충이 괴혈병을 전파시킨다고 주장했다. 질병이란 모름지기 체 외의 사악한 물질이 체내로 침입한 결과라고 보는 이런 생각은, 예나 지금이나 사람들의 머릿속에 똑같이 박혀 있나 보다. 사람들은 스스 로가 병을 만든다는 사실을 받아들이지 않았다.

영국 해군이 시골의 민간요법을 받아들이기까지 아무리 오랜 세월 이 걸렸다 하더라도, 대영제국 내 다른 부서들의 행태에 견주어 보면, 42년 동안 질질 끈 것도 오히려 매우 빠른 조치로 여겨질 수 있다. 해상무역을 통제하는 무역부는 100년이 넘는 기간 동안 괴혈병을 치료할 생각조차 하지 않았다. 괴혈병에 걸린 상선 선원들은 영국 해군의 배에 레몬을 날라 주다가 괴혈병으로 죽었다.

남북전쟁으로 몸살을 앓던 미국인도 나을 게 없었다. 북군은 가당 농축 연유를 마음껏 먹어댔고, 괴혈병에 걸린 군인은 3만을 헤아렸다. 그러나 괴혈병이 치료된 것은 이로부터 30년이 지난 후였다. 영국군의 식사법을 따랐거나 인디언 약초꾼의 말을 귀담아들었다면 일찍 해결되었을 텐데 말이다.

19세기에는 가당 농축 연유가 유행하면서 모유를 먹이는 엄마는 구식이라 여겨졌다. 아기들은 젖 대신 가당 농축 연유를 먹었고, 당연히 새로운 형태의 괴혈병이 발병했다. 이 병은 발견한 의사의 이름을 따서 바로우(Barlow)병으로 명명되었다. 1933년 여름 캐나다 로키 산맥 부근 유콘 주 끝까지 탐험을 떠난 대담한 미국인 치과 의사, 프라이스는 탐험 중에 한 인디언 부족을 만났다. 이들은 비록 백인들의 문화와 상품들에 노출되어 있었지만 신체가 건강하고 치아가 튼튼했다. 유콘 주는 겨울에 영하 50도까지 내려가는 추운 곳이다. 레몬이나 라임 따위는 자랄 수도 없고, 비타민C가 많을 만한 음식도 없다. 사냥한 야생 동물이 식량의 거의 전부였다. 이들이 왜 괴혈병에 걸리지 않는지 궁금해진 프라이스는 나이든 원주민과 대화를 나누었다.

"괴혈병을 피할 수 있는 방법은 무엇인가요?"

"그 병은 백인들의 병이야."

"그럼, 당신들은 괴혈병에 아예 걸리지 않는단 말인가요?"

"그렇진 않아. 하지만 막을 수는 있지. 그걸 백인들은 몰라."

"백인들에게 그 방법을 알려주는 게 어떨까요?"

"백인들은 너무나 아는 게 많아 우리에게는 물어보지 않아."

"지금 내가 물어 본다면 가르쳐 주겠습니까?"

그는 알려주고는 싶지만 추장과 먼저 상의해야 한다고 했다. 추장은 기꺼이 비밀을 알려주고자 했다. 왜냐하면 프라이스가 백인들의 가게에서 흰 밀가루와 설탕을 사먹지 말라고 충고해 주어 인디언의 친구가 되었기 때문이다.

무스(moose) 북미산 말코손바닥사슴__역주를 사냥한 후 콩팥이 있는 등쪽에 칼집을 깊이 넣으면 작은 공처럼 생긴 기름 덩어리가 두 개 나온다. 바로 부신이다. 인디언들은 식구 수대로 부신을 잘라 자기 몫을 먹는다. 그리고 위의 껍질도 먹어야 한다. 야생 들짐승을 예리하게 관찰해 온 부족의 현자들을 통해 원주민들은 사냥감의 내장도 먹어야 함을 배우게 되었다. 그래서 근육이나 맛좋은 살코기는 오히려 개에게 던져 주는 때도 많았다. 그러나 현대인의 식사는 생존이 아니라 입을 즐겁게 하기 위한 것이므로, 원주민들과는 반대로 한다. 유콘 주의 인디언은 수백 년간 무스와 회색곰의 부신에서 비타민C를 섭취하며 건강을 누렸다.

1937년 헝가리 과학자인 센트-디외르디와 영국 화학자인 하워스 경은 각각 노벨생리의학상과 노벨화학상을 수상했다. 아스코르빈산 즉 비타민C를 재발견한 공적을 기리기 위함이었다. 센트-디외르디는 황소의 부신에서 아주 특이한 화학적 특성을 띤 물질을 분리해 냄으로써 연구의 실마리를 얻었다. 괴혈병 발생 후 500년이 지나도록 백인들은 너무나 아는 것이 많아 인디언에게 물어 볼 수 없었던 것이다.

지금의 미국 서부 워싱턴 주 땅에서 대대로 삶을 이어온 두와미시 부족의 추장인 시앨트 시애틀, 씨아트 등으로 발음되기도 한다_역주는 1855년 프랭클린 피어스 대통령에게 편지를 보냈다. 두와미시 부족이 거주하는 땅을 사겠다는 정부의 제안을 거절하는 내용이었다. 오늘날 두와미시 부족 땅의 한가운데 서 있는 도시는 이 위대한 추장의 빛나는 이름을 따라 시애틀(Seattle)이라 명명되었다. 그의 편지에는 백인들의 오만한 파괴 행위가 부를 재앙을 경고하는 내용이 담겨 있다.

땅을 따사로이 덮은 하늘을 당신들이 어떻게 사고팔겠다는 것인가? 우리에게는 이상하게 들리는 소리다. 우리는 맑은 공기와 반짝이는 물을 소유하고 있지 않다. 그러니 우리가 어떻게 그것을 팔 수 있겠는가?

백인들이 우리의 생각을 이해하기 힘들 것이란 점을 잘 알고 있다. 백인들은 도둑과 같아서 이 땅이나 저 땅이 특별하지 않고 필요한 것을 빼앗아 갈 대상으로만 여긴다. 대지는 더 이상 백인들의 형제가 아닌 적이 되어 정복의 대상이 되었다. 백인들은 끊임없이 떠돌면서 아비의 무덤을 저버리고 자식들의 타고난 권리를 없앤다.

우리에게 공기는 소중하다. 동물과 나무와 사람은 모두 같은 공기를 마시고 산다. 백인들은 이 사실을 잊은 것 같다. 죽을병을 오래 앓으면 악취를 맡지 못한다….

백인들은 반드시 이 땅의 짐승을 자신의 형제처럼 대해야 한다. 나는 야만인이라 그런지 달리 생각하려야 생각할 수가 없다. 엄청난 수의 버팔로가 들에서 썩고 있다. 백인들이 기차를 타고 가며 쏴 죽인 것이다. … 짐승이 사라지면 사람에게 무슨 일이 생기는가? 짐승이 모두 죽어 버리면 사람 또한 영혼 깊숙이 외로움에 떨며 죽는다. 왜냐하면 짐승이 당한 일은 사람에게도 곧 닥칠 것이기 때문이다. 모든 것은 연결되어 있다. 대지에 일어난 재앙은 대지에 사는 인간에게도 닥친다.

백인들이 앞으로 깨닫게 될 사실이 하나 있다. 우리의 신과 당신들의 신은 같다. 백인들은 아마도 이 땅을 소유할 것이기 때문에 신이 자기들 편이라 생각하겠지. 그러나 그렇지 않다. 신은 사람들의 몸이다. 신의 사랑은 인디언과 백인들에게 공평하고, 이 땅은 신에게도 매우 소중하다. 그래서 땅을 해치면 창조주를 모독하는 것이다…. 자신의 잠자리를 더럽히면 어느 날 자신이 버린 쓰레기에 질식하게 된다.

백인들이 어떤 꿈을 꾸며 긴긴 겨울 밤 아이들에게 어떤 희망을 불어넣어 주는지, 어떤 환상들을 아이들의 머릿속에 불붙이고 있는지 알 수 있다면 백인들을 이해할 수 있으련만, 우리는 그럴 수가 없다….

우리 전사들은 굴욕을 느낀다. 패배감에 빠져서 게으르게 지내며, 달콤한 음식과 독한 술로 몸을 망치고 있다.

✤역주 | 시앨트 추장의 발언 자체는 역사적 사실임에도 불구하고, 그의 이 1854년

발언의 진위에 대해서는 논란이 있다. 이 발언은 1887년 《시애틀 선데이 스타 (Seattle Sunday Star)》지에 헨리 A. 스미스 박사에 의해 보고되었으나, 스미스가 두와미시족의 언어를 모른다는 점, 그리고 30여 년 후에 기록되었다는 점 등을 들어 스미스가 원형에 손을 대었을 것으로 추정된다. 1960년대에는 윌리엄 애로스미스가 이 두 번째 버전을 현대적으로 개정했는데, 신화학자인 조셉 캠벨 등이 이를 인용함으로써 사람들 사이에 크게 인기를 끌게 되었다. 가장 최근의 버전은 1972년 극작자인 테드 페리에 의한 것인데, 시앨트 추장을 자연/환경주의자로 강조한 이 세 번째 버전은 환경운동가들 사이에서 큰 인기를 끌었으나 원형과는 다소 차이가 있는 것으로 여겨지고 있다.

# 단순한 진리가 어떻게 왜곡되었나
## How to Complicate Simplicity

설탕의 광풍이 쿠바의 소박한 문화와 밀림을 깊숙이 휩쓸고 지나갔다. "사탕수수를 경작할 수 있도록 밀림을 베어내라"는 칙령에 모두 복종할 수밖에 없었다. 왕의 무자비한 명령에 굴복한 웅장한 태고의 숲은, 쿠바 역사상 중요하지만 비극적인 역할을 수행하게 된다. 지구상 어디에도 '안틸레스 제도의 진주'라 불리는 쿠바보다 울창한 숲을 가진 나라는 없었다. 쿠바의 숲에는 가구와 건물에 쓰일 훌륭한 목재가 40종이나 자라고 있었다. 마호가니, 자단목, 로그우드, 흑단목, 향내 나는 스페인 느릅나무 등등. 쿠바인은 설탕을 위해 그들에게 음식과 야자즙·밧줄을 제공하던 수백 년 묵은 종려나무를 베어내어 불에 태웠고, 위대한 신(神) 설탕을 위해 농부들에게 중요한 생필품을 포기해야 했다.

그리 중요하지 않은 설탕 산업이 상륙하면서 시골 농부의 삶이 변하기 시작했다. 그 이전에는 필요한 모든 것을 땅으로부터 얻을 수 있었으므로 쿠바인들은 만족스러운 정착 생활을 했다. 이런 쿠바 농부의 삶을 가리켜 어느 독일 상인은 "젠장, 더 이상 바랄 게 없군"이라는 불멸의 표현을 남기기도 했다.

그러나 설탕업체가 땅을 소유한 지금의 쿠바에서 농부는 집과 품삯을 제공하는 거대한 산업체의 부속품이 되었다. 기질적으로 현대 산업의 조류에 맞지 않는 그들은 이런 거대 기업의 경영에 참여하지 못하고, 발언권도 없다. 하지만 교육도 받아야 하고, 휴식도 필요하며, 일용할 양식도 벌어야 한다. 그들은 느긋하고 소박한 삶을 외국인 거상에 예속된 노예의 삶과 맞바꿨다. 미래는 그들의 손을 떠났고, 그들의 삶을 결정하는 사람은 뉴욕에 있는 회사의 중역이었다. H. 스트로드, H. 스미스, R. 하스 공저, 《쿠바의 농부(The Pageant of Cuba)》, 뉴욕, 1934년, 248~279쪽

미국은 산업화 과정에서 쓰레기를 양산해 온 나라다. 무궁무진한 자원을 마구 낭비해 가며 다른 나라의 자원을 사들이는 것이 기본 방침이었다. 20세기 중반까지 미국은 늘 에너지와 식량 위기에 귀를 곤두세우고 있었는데, 이 둘은 서로 얽혀 있기 때문이다. 미 대륙은 마음껏 약탈하고 낭비할 만한 새로운 자원이 있다는 점에서 유럽과 큰 차이가 있었다.

서양은 제분기를 만들어 사용하면서 동양과의 자연스런 지리학적 간극을 더욱 넓혔다. 소맥가루·귀리가루·보릿가루·호밀가루·옥수수가루를 놓고 골라먹게 된 것이다. 처음에는 돌 사이에 곡물을 넣

고 찧어 먹었다. 사람의 힘이 있어야 곡물이 가루가 되었다. 포리지 죽, 케이크, 빵을 만들려면 가루로 찧어야 했다. 그러나 통곡물이 가루가 되는 순간, 천연 에너지인 생명력(다른 말로 영양소·비타민·효소라고 불리기도 한다)은 날아간다. 일단 가루가 되면 싹이 트지 않아 씨를 거둘 수 없다. 사람의 힘으로 돌리던 방아는 물레방아로 발전했고, 십자군은 아라비아에서 풍차를 들여왔다. 제분 기술은 돌방아에서 강철 롤러로, 동력은 물에서 증기와 전기로 바뀌었다. 강력한 동력이 생기면서 더 고운 가루를 빻게 되었다. 이렇게 자연으로부터 멀어지는 이른바 '문명화'는 더욱 발전해 갔다.

 더욱 강한 에너지를 동원하여 곡물을 빻고 부수고 천에 거른 결과, 곡물에서는 생명력이 더욱 더 사라져 갔다. 처음에는 양털로 체를 만들어 곡물을 걸렀지만, 양털은 삼베로 발전하고, 마침내는 비단 망을 사용하게 되었다. 제분된 가루를 먹다 보니 사람도 거기에 맞춰져 갔다. 곡물은 씨앗과 배아가 든 열매인데, 곡물을 깎으면 씨앗과 배아가 제거된다. 롤러에 갈기 전의 밀을 땅에 뿌리면 싹이 터서 한 알의 밀알이 수많은 자손을 낳지만, 공정을 거친 최종 산품으로서의 밀은 생명이 다하여 흙 속에서 싹을 틔우지 못하고 썩는다. 생명력을 뺏기고 탈진하여 죽어 버린 상태이기 때문이다.

 결국 인간의 힘이 곡물 안의 생명 에너지를 파괴하는 데 쓰인 셈이다. 표백·변성 등의 정제 공정이 하나씩 완성되었다. 초기에는 피를 사용하여 사탕수수 수액을 정제했다면, 이제는 목탄화한 동물의 뼈로 설탕을 표백하는 방법으로 발전했다.

망에 걸러진 밀알의 씨앗과 배아는 쓰레기나 부산물로 취급되었다. 당분을 짜내고 남은 깍지는 소나 다른 가축에게 먹였다. 사람들이 정제된 밀과 설탕을 먹고 역시 그런 인간이 되어 가는 것에 비례하여, 곡물과 사탕수수에서 버려진 부분을 먹고 자라는 가축의 소비 역시 늘어났다. 방앗간이 인간의 치아를 대신했다. 이제 사람이 씹던 것을 동물들이 대신하게 된 셈이다. 통곡물은 꼭꼭 씹어야 소화가 잘 된다. 통밀 빵 역시 잘 씹어야 한다. 그러나 정제 밀로 만든 빵은 그냥 삼켜도 소화가 되었다. 인간이란, 언제나 그렇듯이, 쉽고 빠른 길을 선택했다.

제2차 세계대전 이후 미국의 식품업계는 모든 어린이와 상당수의 성인을 대상으로 아침을 씹어먹을 필요가 없다고 세뇌하는 기나긴 여정을 걸어 왔다. 생명력 있는 곡물을 표백하고, 그슬리고, 곡물의 잔여물에 착색을 하여 볶고, 굽고, 설탕을 입히고, 화학첨가제로 방부 처리를 한 다음, 본체보다 더 큰 상자에 포장한다. 엄청난 에너지를 쏟아 부으며 마케팅 부서는 죽은 음식이 든, 반은 비어 있는 상자를 팔려고 애쓴다. 슈퍼마켓 선반에서 정제 음식에 중독된 여성 고객이 반은 비어 있는 상자를 집어들게 하려면 할인 쿠폰과 호루라기, 장난감 권총 등이 동원되어야 한다.

동양과 서양의 간극이 크게 벌어진 원인으로 제분기를 꼽을 수 있다. 제분기가 발명된 지 수백 년이 지나도록 동양은 제분기를 쓰지 않았고, 따라서 서양적인 생활방식에 병합되지 않았다. 인간과 흙은 같은 뿌리에서 파생된 온전하고 건강하며 신성한 하나였다. 통곡물은 신성하고 건강한 곡물을 의미했다. 평화를 뜻하는 한자 화(和)는 입 구(口) 자 옆에 통곡물인 벼(禾)가 있다. 곡물을 낭비하는 것은 자연을 거스르고 세계 질서를 공격하는 행위였다. 아이가 밥을 남기면 중국인들은 남긴 밥알 수만큼 신랑 각시 얼굴에 곰보 자국이 팬다고 놀려댔다. 동양은 곡물을 논에서 수확한다. 나무 막대로 볏대를 두들겨 외피를 제거한 다음, 쌀과 왕겨를 키질하면 왕겨는 바람결에 날려 땅에 떨어지고 쌀만 남았다. 온전하고 완벽한, 씨앗이 담긴 과실인 쌀은 통째 수확되어 저장되고 소비되었다. 모두 먹고 쓰는 것은 아니므로 남은 부분은 흙으로 돌아갔다. 쌀은 통째로 잘 씹어먹어야 했다. 제분기나 돌방아가 씹는 것을 대신하지 않았고, 가축에게 버려지는 것도 거의 없었다. 지금도 동양인은 대량으로 가축을 키우지 않는다. 다른 것들과 마찬가지로 사람의 배설물도 전혀 낭비되지 않는다. 사람의 몸에서 채 사용하지 못한 잉여물은 출발점인 땅으로 돌아간다.

유럽과 미국에서 산업혁명이 만개할 시절, 각국의 제분업자들은 저마다 어떻게 하면 정교한 기계를 만들어 곱디고운 흰 밀가루를 만들까를 두고 경쟁을 거듭했다. 설탕 정제술이 칼로리만 남긴 채 모든 것을 제거하는 경지에 이를 무렵, 제분기와 정미기의 특허와 관련된 엄청난 수의 법정 소송이 잇따랐다. 밀가루를 아주 곱게 제분하는 기계가 완성된 직후, 독일의 발명품인 엥엘베르크(Engelberg) 정미기가 특허를 따냈다. 이 기계는 예전에 들에서 하던 탈곡 과정을 기계화한 것이다. 곡물은 내피와 중간 껍질을 모조리 벗겨냈다. 밀과 사탕수수에 담긴 귀중한 영양소와 미네랄은 사라지고, 남은 것은 고작 하얀 탄수화물뿐이었다. 미천한 동양의 노동자들의 먹을거리였던 쌀이 이제 섬세한 입맛과 취향을 지닌 서양인에게도 적합한 식품이 되었다. 서양에 소개된 쌀은 백미였으니, 쌀이라 불려야 할 부위는 사실상 제거된 상태였다. 프랑스어로 쌀은 riz이고, 백미가 아닌 현미는 riz complet 완전한 쌀_역주 다. 마치 사과를 원하는 사람에게 사과 속심만을 파는 셈이다. 손님이 항의라도 할라치면 "손님, '완전한' 사과를 달라고 하셨던가요?" 하고 반문이라도 할 판이다.

  쌀이 주식인 동양에도 엥엘베르크 정미기가 들어왔다. 서양인에게 쌀은 이국적인 진미였지만, 동양인에게는 수천 년간의 주식이었다. 서양에서 통곡물을 가루로 빻는 여러 단계의 공정이 완성되기까지 수백 년이 걸린지라, 인체의 생물학적인 퇴보는 점진적으로 이루어졌다. 그러나 동양인은 매우 급속한 퇴보를 겪어야 했다. 새하얀 백미는 새롭고 현대적이며 정제되고 문명적인 것으로 보였기에, 이른바 현대화가 진행되는 곳에서는 모두 백미를 받아들였다. 그 결과 신종 질병이 생겨나 베리베리(beriberi)병이라고 명명되었다. 이것은 '쇠약하다' 는 뜻의 세네갈어다.

  일본에 백미가 도입된 후 베리베리병이 발생했기 때문에, 사람들은 그 원인과 해결 방법을 쉽게 추론할 수 있었다. 다행히 전통적 식습관이 뇌리에 선명히 남아 종전처럼 구식 현미를 먹으라고 종용했다. 그랬더니 모든 것이 개선되었다. 현미를 먹으면 몸이 다시 건강해졌던 것이다. 지금도 미국이나 유럽의 일식집에서 현미밥을 주문하면, 식당종업원이 혹시 몸이 불편하시냐며 근심스레 묻곤 한다.

1세기 전 영국 해군 본부가 괴혈병과 씨름했던 것처럼, 서양 의학을 배운 일본 해군의 군의관들은 이 간단한 병을 이해할 수 없었다. 일본 전함에서 정제 설탕과 백미를 먹게 되었을 때, 괴혈병이 영국 해군을 덮쳤던 것처럼 베리베리병은 일본 수병들 사이에서 역병처럼 창궐했다. 평범한 농부들은 현미로 주식을 바꾸었지만, 일본 해군은 오히려 영국과 독일 해군의 서구화된 군량식을 선택했다. 게다가 고기와 농축 우유까지 추가했다.

베리베리병을 미지의 전염병이며 현대 과학의 힘으로 정복해야 한다고 생각한 것은 오로지 제국주의의 식민주의자와 유럽 기술의 전도사들, 서양의 위대한 과학 천재들뿐이었다. 처음에는 열대병으로 분류했지만, 기생충에 의한 감염이라는 의견도 있었다. 제안된 치료법만 해도 키니네, 비소, 방혈 요법, 냉수 주수(注水) 요법 약재 등을 넣은 냉수를 환부에 흘려주는 치료법__역주, 증기욕, 일광욕, 스트리키니네, 마사지 등이 있었다.

1890년 자바 섬에 주둔한 네덜란드 군대와 선교사, 식민지 행정관들은 실제로 베리베리병에 전염되었다. 모기장을 치고 잠을 자고, 콜타르 산을 몸에 뿌리고, 교회 가는 길에 더러운 원주민들과 몸이 닿지 않도록 조심했지만 이 병을 피할 수는 없었다.

독일에서 교육받은 일류 의사와 과학자들이 자바 섬에 불려와 치료법을 찾고자 과학적 실험을 수행했지만, 그 중 다수가 죽거나 들것에 실려 집으로 돌아갔다. 죽지 않고 돌아간 사람들 중에 젊은 의사,

크리스티앙 에이크만이 있었다. 그는 바타비아 네덜란드 식민지 시절의 자바 명칭—역주 부근의 밀림에 위치한, 베리베리병 환자가 입원 중인 작은 병원에 딸린 실험실에서 환자의 피를 닭에 접종하는 작업을 혼자서 하고 있었다. 닭은 면역이 있는 것 같았다. 그러던 어느 날, 온갖 증세를 보이는 닭 한 마리가 비틀거리며 돌아다니는 것을 발견했다. 유레카! 곧 결론에 도달할 것만 같았다. 그러나 잠시 후 피를 접종한 닭과 하지 않은 닭 모두에게 같은 증세가 생긴 것을 발견했다. 희망은 무너졌다. 그러나 원인 모를 병에 걸렸던 닭들은, 서양 의학의 도움 없이도 신기하게도 병에서 회복되었다.

에이크만은 탐정으로 변신했다. 실마리는 딱 하나. 닭의 모이는 원래 자바 섬의 원주민들이 먹는 싸구려 현미였는데, 어쩌다 현미가 모자라 닭에게 백미를 먹인 적이 있었다. 백미가 무엇인가. 선교사와 식민지인들이 수입한 다디단 맛좋은 먹을거리, 순수한 흰 설탕과 흰 빵, 버터, 잼과 함께 입원 환자들이 먹는 것 아닌가. 닭에게 이 좋은 흰 쌀을 먹였다는 사실이 알려지면서 닭 모이는 다시 현미로 바뀌었다. 에이크만은 다시 닭 모이를 실험했고, 자바 원주민은 설탕이 포함된 직업 군인의 식단을 거부한다는 사실을 알게 되었다. 흰 쌀밥과 설탕을 먹으면 베리베리병에 걸리게 되고, 통곡물인 현미를 먹어야 병이 나았기 때문이다.

동양의 평범한 사람들은 다 아는 사실이었다. 자연의 만물은 완벽한 균형을 유지한다는 것이 이들이 준수하는 자연의 법칙이었다. 이 자연의 법칙은, 사람은 온전한 음식을 먹어야 하고, 생선을 통째 먹으며, 부추와 당근 뿌리도 먹고, 땅에서 자라는 채소뿐만 아니라 바다에서 자라는 해조류 역시 먹어야 한다고 말하고 있다.

네덜란드 점령군에 반란을 일으킨 원주민 죄수들을 수감한, 현대적이고 위생적인 네덜란드령 감옥에서는 네덜란드 식민지인들을 수용한 병원에서처럼 흰 쌀밥을 배급했다. 3,900명의 죄수들 중 270명이 베리베리병을 앓았다. 감옥 밖에서는 어떠했을까? 원주민들은 건초 더미에서 살았고(네덜란드 이주민들은 소독 개념이 투철했으니 아주 비위생적이라고 생각했을 것이다), 자신들이 수확한 현미를 주로 먹었다. 에이크만은 1만 명의 원주민들을 조사했지만 베리베리병으로 확진할 만한 사람은 단 한 명도 찾아낼 수 없었다.

1893년 에이크만은 최초의 논문인 〈베리베리병과 유사한 닭의 다발성 신경염에 관하여(On a Polyneuritis Similar to Beriberi Observed in Chickens)〉를 조심스럽게 발표했다. 그러나 아무도 이 논문에 관심을 기울이지 않았고, 그는 유럽으로 다시 돌아갔다. 1901년 후임으로 온 그린스 박사는 실험을 기초로 한 자신의 논문을 출간했다. 사람과 새가 베리베리병에 걸리는 이유는 쌀겨에 든 생명 물질이 백미에는 없기 때문이라는 내용이었다.

1907년 노르웨이의 과학자인 홀스트와 프로에리크는 실험동물인 닭과 비둘기에게 백미를 먹여 베리베리병에 걸리게 했다. 이 동물들은 괴혈병으로 판정되는 증세를 보이며 쓰러졌다. 이 사실은 돌연 서양 과학자들의 주목을 끌게 되었다. 여기서 배워야 할 점은 너무도 간단해 보였다. 동양의 일반인들에게 한두 가지만 배우면 될 일이었다. 그들은 통곡물인 현미를 주식으로 수백 년간 먹어 온 사람들이다. 그러나 서양 과학자들의 귀에는 너무나 단순한 이야기였다. 게다가 생명의 비밀의 근원을 파헤친다는 신학문 화학이 폭발하듯 과도기를 겪고 있는 참이었다.

1911년 런던의 리스터연구소(Lister Institute)에 근무하던 폴란드 화학자인 카시머 펑크 박사는 에이크만의 실험에 착안하여 복잡한 실험을 고안했다. 그는 4개월 동안 현미 836파운드를 갈고 깎아서 쌀겨 170그램을 추출하여 수용액을 만들었다. 그리고 베리베리병으로 몸이 마비된 비둘기에게 극미량의 수용액을 먹였더니 몇 시간 지나 병이 나았다. 1912년 펑크는 천연 현미 속의 생명 물질이 정미 과정을 거치며 사라진다는 대담하고 급진적인 이론을 발표했다.

괴테는 "인간의 힘으로 이해할 수 없는 일이 생기면, 인간은 새로운 말을 만들어 낸다"라고 했다. 유행처럼 라틴어나 그리스어로 명명하던 시절, 펑크 역시 현미에서 '발견한' 신비한 자연의 생명력에 새 이름을 부여했다. 생명이라는 뜻의 라틴어 '비타(vita)'에 세포질의 주성분인 아미노산에서 딴 '아민(amine)'을 결합하여 '비타민(vitamine)'이라는 단어를 창조한 것이다. 이른바 항(抗)-베리베리 비타민. 만일 앵글로색슨풍의 작명법 발견한 사람의 이름에 따서 명명했다—역주에 따라 신비로운 생명력에 '펑키펑키'라는 이름을 붙였더라면, 혼란한 세상에 말로 인한 오해의 소지를 더하지는 않을 뻔했다.

그 다음 차례는 1912년 위스콘신대학이었다. 독일인 화학자들은 단백질·탄수화물·지방·소금·수분으로 구성된 균형 잡힌 식사법을 개발했다. 때는 바야흐로 메리 셸리 19세기 영국의 여류 작가_역주가 프랑켄쉬타인 박사를 창조해 낸 과학 시대였다. 프랑켄쉬타인 박사는 신과학인 화학의 슈퍼맨, 리비히 남작 19세기 독일의 저명한 화학자_역주과 피와 살을 나눈 형제라 할 만하다. 리비히는 이제 곧 실험실에서 모유나 우유보다 더 좋은 인공 젖을 제조할 수 있다고 떠벌리고 다녔다. 바야흐로 음식의 출처나 질보다는 화학 공식에만 초점을 맞추던 시대였던 것이다.

  독일에서 리비히와 함께 공부했던 스티븐 뱁콕은 19세기 후반 미국 농무성의 선구적인 과학자였다. 소의 실험군에 먹인 사료와 배설물을 분석한 결과, 놀랍게도 섭취한 것보다 더 많은 양의 미네랄을 배설한다는 것을 알아냈다. 그는 화학 성분 결과를 실험실 책임자에게 보여 주면서 사료와 배설물 중에 어떤 것이 소에게 더 적합한 먹이일지 단도직입적으로 물을 정도였다. 실제 사료와 배설물은 화학적인 차이가 없었으므로 화학적으로는 같은 물질이었다. 소 말고는 실제로 불평할 사람이 없으니, 말 못하는 소는 새로운 과학의 포로가 될 수밖에 없었다(100년 후에 어느 화학자는 실제로 가축의 배설물을 재활용하여 먹이로 만드는 공정을 개발했다).

  1912년 위스콘신대학의 맥컬럼 교수는 쥐를 대상으로 영양학 실험을 했다. 단백질·탄수화물·지방을 요리조리 배합하여 설치류에게 먹이는 실험이었는데, 이렇게 먹이면 쥐의 상태가 좋아지고 저렇게 먹이면 쇠약해졌다. 그러나 두 먹이의 화학적 조성은 아주 비슷했다. 화학이 모든 해답을 주지 않는다는 것이 분명했다. 쥐가 먹은 먹이는 문명화된 서구인이 먹는 우유와 설탕, 이외 다른 치명적인 혼합물이었다. 만일 쥐가 본능대로 스스로 자유롭게 먹이를 선택할 수 있었다면, 맥컬럼은 여기서 귀중한 교훈을 얻었을 것이다. 그는 결국 시행착오를 거쳐 단백질의 영양 가치가 모두 같지 않고, 탄수화물이 모두 같은 것이 아니며, 지방의 종류가 서로 다르다는 실험적 결론을 얻었다. 그러나 여기서 다시 한 번 독일 화학의 주문에 홀린 과학 사회는 이 의미를 전혀 알아차리지 못했다. 맥컬럼은 지방과 알팔파 잎사귀, 동물의 간과 콩팥에서 영양소를 분리했고, 버터에서 영양소를 추출하여 마가린에 넣었다. 우유와 설탕을 먹는 쥐들에게 이것을 먹이면 쥐들은 건강해졌다. 유레카! 이는 '새로운' 물질이 존재한다는 절대적 증거였고, 맥컬럼은 이를 지용성 물질 A라고 불렀다. 여기에 라벨을 붙이는 과학적인 재능이 등장한다. 카시머 펑크의 '비타민'이라는 말에 A를 붙이면 비타민A가 되는 것이다. 억만 달러 가치의 새로운 사업이 탄생하는 순간이었다.

1906년 캠브리지대학의 프레드릭 홉킨스는 비타민에 관해 좀더 연구하라는 요청을 받았다 : "…이것만큼은 분명하다. 모든 식품은 몸에 좋은 소량의 물질을 함유하고 있다." 이 명제가 맞는다면, 설탕은 식품이 아니라는 논리가 성립한다.

1920년 런던 성메리병원의 윌슨 박사와 홉킨스는 다음과 같은 글을 발표했다.

"필수 비타민을 처방함으로써 이 비타민의 상대적 부족으로 발생하는 결핍성 질병을 예방할 수 있다는 증거는 분명히 확립되었다고 생각한다. 전쟁 중에 있었던 괴혈병과 베리베리병의 발병 기록을 고려해 볼 때 결정적인 증거라고 하기에 충분하다."

이런 발견들의 의미는, 가공하지 않은 현미에 함유된 어떤 물질—'비타민'이라 부르든 '펑키펑키'라 부르든—이 닭이나 사람의 생명과 건강에 필수적이라는 뜻이다. 쌀과 사탕수수가 정제 과정을 거치면 영양소가 사라지며, 여기서 얻을 수 있는 결론은 이런 것을 먹으면 몸에 좋지 않다는 것이다(1973년 미국의 상원위원회는 '반(反)-영양소'라는 말로 설탕을 설명했다). 혈액 순환과 내장 기관의 조화를 뒤죽박죽으로 만들어 몸에 실제로 해를 끼친다.

이 위대한 사실을 과학 엘리트들이 알려 주었던가? 미국의학협회가 교육 운동을 전개해 미국인과 전 세계인에게 백미와 설탕 때문에 베리베리병이나 신경염과 같은 질병이 생긴다고 알려 주었던가? 현미를 먹고 설탕을 끊으면 병이 치유되고 건강하게 살 수 있다는 말을 들어 본 적이 있던가?

펠라그라병과 베리베리병은 개인의 병 증세를 따서 명명되었다. 펠라그라 환자는 종합적인 장애가 심화된 결과로 사망하며, 그 사체는 전체적으로 세포 조직이 퇴행되어 있다. 처음 몇 년간 펠라그라는 수면병과 체체파리와 연관된 전염성 열대 세균 질병으로 생각되었다. 미 육군이 백신 실험을 통해 황열병을 정복한 후 백신이 모든 열대병의 치료법으로 추앙된 참이었다. 비소 등의 독극물을 치료제로 써보기도 했으나, 펠라그라는 2세기 동안이나 위대한 유럽의 의료진의 애를 먹였다. 병이 유행했던 이탈리아와 스페인의 농부들은 "펠라그라 환자는 잘 먹어야 몸이 좋아진다"고 했다. 백신과 체체파리, 노벨상을 추구하는 의료진들에게는 너무 단순한 말이었다. 가난한 농부들은 살아남았지만, 의사를 부를 경제적 여유가 있던 부유한 사람들은 오히려 죽어갔다.

1914년 미국 남부의 펠라그라 발병률은 전염병으로 간주될 수위에 이르렀다. 의회와 국민들은 이 이탈리아 전염병에 대한 신속한 치료법을 찾아내라며 미 공중보건국(U.S. Public Health Service)과 공중위생국장을 압박했다. 무한정 제공되는 연구기금으로 5년 동안을 연구한 미국의 엘리트 의학자들은 아무런 성과를 내지 못했다. 남부지역 의사들은 이 병이 전염병이라고 확신했다. 사우스캐롤라이나·조지아·미시시피의 마을에서는 갑자기 이상한 빨간색의 피부 발진이 휩쓸었다.

마침내 공중보건국은 보통 의사라면 길을 걷는 것조차 두려워할 지역에 기꺼이 지원하겠다는 의사를 찾아냈다. 헝가리 태생의 유대인 의사인 조 골드버거는 뉴욕의 로어 이스트 사이드 출신으로 뛰어난 세균학자이자 열대병의 전문가였다. 이때는 세균 사냥 시대였음을 잊지 말자. 골드버거는 실험실에서 세균 배양지와 사체에서 채취한 샘플을 연구하는 대신 병원과 정신병동에서 펠라그라 생존자를 검진했다.

"의사와 간호사는 몇 명이나 펠라그라에 걸렸습니까?"

그는 조지아 주의 어느 정신병동 책임자에게 물었다.

"아직 아무도 걸리지 않았습니다. 환자들만 죽었지요."

의사의 답변이었다. 그리하여 펠라그라가 전염성 질병이라는 이론은 뒤로 물러났다. 주로 가난한 사람들이 펠라그라에 걸린다는 말을 듣고, 골드버거는 가난한 사람들이 항상 좋은 음식을 먹을 수는 없다는 사실에 발병 원인을 돌렸다.

"그렇지 않아요. 의사와 환자들은 같은 음식을 먹습니다."

골드버거는 조사를 요구하고 식당을 직접 방문하여 관찰했는데, 모두 옥수수 죽과 굵게 간 옥수수, 사탕수수 설탕 시럽을 먹고 있었다. 제분된 옥수수와 정제된 설탕! 의사와 간호사들도 같은 식사를 했지만, 이들은 큼직한 고기와 우유를 먹을 수 있었다.

고아원을 방문했을 때도 같은 상황이었다. 6세에서 12세 사이의 아동은 식사로 옥수수 빵과 굵게 간 옥수수, 비스킷, 당밀을 먹고 있었다. 이곳에서도 제분된 곡물과 설탕을 먹고 있었다. 고기와 우유는 영아와 10대 아이들이 먹었다. 병에 걸리는 아동은 6세에서 12세 사이, 즉 제분된 곡물과 정제된 설탕같이 '반-영양소'를 주식으로 먹는 집단에 몰려 있었다.

몇 개월 지나지 않아 골드버거는 확신을 갖게 되었고, 미국 정부기금을 사용해 같은 도시에 위치한 교구 관할의 고아원 두 곳에서 영양학 실험을 했다. 몇 주 지나지 않아 펠라그라는 더 이상 발병하지 않았고, 아픈 아이들도 눈에 띄게 좋아졌다.

실험 결과를 발표하기 전에 골드버거는 그가 해오던 실험을 역으로 해봐야 했다. 즉 건강한 사람의 식사를 통제하여 펠라그라를 유발할 수 있어야 했다. 이런 실험이 가능한 곳은 오직 한 군데밖에 없었다. 일반인들의 수군거림을 피하려면 실험을 몰래 진행할 수 있어야 하기 때문이다. 조지아 주의 갱단 내부라도 불가능한 일이었다. 창살이 쳐진 감옥이 필요했다. 그리하여 골드버거는 미시시피 주지사에게 실험이 치명적이지 않다는 약속을 하고 실험을 감행하게 되었다.

1915년 4월, 실험이 시작되었다. 골드버거는 성인 남성 지원자 열한 명을 미시시피의 감옥 농장에 6개월 동안 고립시켰다. 실험에 참가한 죄수들이 먹을 수 있는 음식은 흰 빵과 옥수수 죽, 옥수수가루, 고구마, 소금에 절인 돼지고기, 사탕수수 시럽, 양배추, 커피가 전부였다. 무기수와 살인범이 끼여 있는 실험 참가자들은 실험이 끝나면 자유롭게 석방시켜 주겠다는 약속을 받았다. 아침에는 비스킷 빵과 옥수수가루로 만든 죽, 흰 쌀, 사탕수수 시럽, 커피, 설탕을; 점심에는 옥수수 빵과 옥수수가루, 야채즙, 고구마, 사탕수수 시럽을; 저녁에는 비스킷 빵과 옥수수 죽, 옥수수가루, 그레이비 소스, 사탕수수 시럽, 커피, 설탕을 먹었다. 점심에 저녁 메뉴를 내어 변화를 주기도 했다. 다시 말하면 정제 곡물과 정제 밀가루, 사탕수수 시럽, 설탕으로 구성된 식사였다. 가끔은 고기를 소량으로 배식했다.

초기의 건강하던 상태는 곧 사라지고 참가자들은 급속도로 불쾌한 증세들을 보이기 시작했다. 몇 주 지나자 모두 허리가 아프고 속이 쓰리고 어지럽다고 했다. 펠라그라의 초기 증세였다. 그러나 펠라그라의 궁극적 증세인 피부 적색 병소는 나타나지 않았다. 실험은 계속되었다. 5개월이 지나자 몸은 쇠약해지고 수척해졌지만 붉은 반점은 여전히 나타나지 않았다. 시간은 자꾸 흐르고 간수와 죄수, 의사들

모두 근심이 많아졌다. 예상대로라면 처음에는 손가락 마디에, 이어서 목 뒤에 발진이 나타났어야 했다. 어느 날 골드버거를 보조하던 간수가 점호 중에 실험 참가자의 몸을 검사하다가 음경 아래쪽에 빨간 나비 모양의 발진이 생긴 것을 발견했다. 다른 사람들도 검사했더니 같은 곳에 발진이 생긴 사람이 모두 일곱이었다. 골드버거는 멤피스에서 펠라그라 전문가를, 세인트루이스에서 피부과 전문가를 황급히 불렀다. 전문가들은 죄수들 중 여섯 명이 의심의 여지 없이 펠라그라에 걸렸다는 진단을 내렸다.

골드버거는 최종적인 의학적 결론을 내리고 연구 결과를 과학 저널에 발표했다. 여러 해 동안 의회와 공중보건국, 과학자들 사이에 난리를 일으켰던 펠라그라란 그저 이탈리아 농부들이 말하는 그대로였다. 음식으로 인해 병이 생겼고, 음식으로 병이 나았다. 정제 곡물과 설탕이 펠라그라를 부른 것이었기 때문에, 환자를 제대로 먹이면 병이 나았다.

골드버거는 노벨상을 받았을까? 아니면 의회나 미국의학협회로부터 메달을 받았을까? 그의 연구 결과를 받아들인 것은 뛰어난 사고를 가진 소수뿐이었다. 말만 많은 다수는 골드버거에게 엄청난 공격을 퍼부었다. 그들은 실험 결과를 거부했고, 그를 헐뜯었다. 그들은 펠라그라는 장티푸스 같은 전염병이고, 전염성이 있으며, 세균 때문에 발병한다는 전염병학상의 증거에만 매달렸다. 고집불통들은 포기할 줄 몰랐다. 골드버거는 그들을 "눈 먼 고집쟁이에 질투심 많고 편견에 찬 ××들"이라고 불렀다. 그는 심지어 회의론자들을 설득하기 위해 펠라그라 환자의 피를 자기 몸에 주사하고, 펠라그라 환자의 장분비물을 삼키는가 하면, 병으로 벗겨진 환자의 피부를 가루 내어 꿀꺽 삼키기까지 했다. 그 때문에 죽지는 않았지만, 의학의 명예의 전당에는 끝내 오르지 못했다.

월터 리드 황열병이 모기를 숙주로 하는 바이러스 감염 때문이라는 사실을 발견한 미 육군 군의관_역주는 국가적 영웅이었고, 그의 생애는 연극과 영화로도 만들어졌다. 쿠바에서 리드가 행한 황열병 실험 결과 백신을 완성하여, 잠시나마 미국이 쿠바의 설탕 농장을 안전하게 착취할 수 있도록 해주었다. 미국 대통령이 다니는 병원이 '조 골드버거' 기념 병원이 아니라 월터 리드를 기념한 이름을 가지게 된 것은 이 때문일 것이다.

과학과 의학은 힘찬 행진을 계속했다. 그 다음 단계는 카시머 펑크의 발견이 원시적으로 보일 정도로 정교하고 복잡했다. 설탕을 먹는 경망한 서양인에게 생명력을 없앤 쌀을 먹지 말라고 가르치는 대신, 생명력이 든 쌀에서 벗겨낸 막대한 양의 쌀겨로부터 신비한 비타민 결정체를 추출하기 위해 과학자들은 노예처럼 연구실에서 일했다. 이것이 도대체 어디에서 난 것인가? 현미를 깎아낸 것이다. 이 결정체를 전 세계 과학자들이 연구 분석하여 그 화학 구조를 알아냈다.

로버트 윌리엄스 박사의 연구팀은 26년 동안의 연구 끝에 쌀겨 1톤에서 순수한 결정체 5그램을 뽑아내고, 그 결정체를 연구하여 신비한 생명력을 지닌 물질의 분자 구조를 알아냈다. 연구실에서 마침내 분자를 합성하여 물질을 만들어 내기까지 2년이 더 걸렸다. 1936년 이 엄청난 임무가 완수되었을 때는 제2차 세계대전이 임박한 시기였다. 티아민 즉 비타민$B_1$이라 불린 이 물질의 발표 기사는 1936년 8월 23일자 《뉴욕 타임스(The New York Times)》에 크게 실렸다.

26년 전 벨연구소(Bell Telephone Laboratories)의 화학 분과를 담당하게 된 로버트 R. 윌리엄스 박사는, 남은 일생 동안 비타민$B_1$ 연구에 헌신하리라 결심했다… 3년 전 윌리엄스 박사는 공동 연구자들과 함께 천연 식물로부터 신경염 완화와 의료 처방 등 의학 분야에서 가장 가능성 있는 결정 형태의 비타민$B_1$을 성공적으로 대량 추출했다고 보고했다. 남은 단계는 실험실에서 같은 효과의 비타민을 인공 합성하는 것뿐이었다… 50여 종의 다른 화합 물질을 가지고 합성을 거듭한 결과, 연구진은 마침내 자연의 신비한 조합을 알아낼 수 있었다. 윌리엄스 박사와 클라인 박사는 의료계에서 비타민을 무한정 이용할 수 있게 된 점뿐만 아니라, 시장 가격을 낮추어 저소득층에게도 비타민을 공급할 수 있게 된 점을 공동 연구자들의 공로로 돌렸다. 현재 천연 추출한 비타민의 시장 가격은 그램당 400달러다.

그야말로 찬미 일색의 기사였다. 몇 주 후인 1936년 9월 15일자 《뉴욕 타임스》에 실린 윌리엄 로렌스의 글에서는 의료계의 더 많은 인증을 확인할 수 있다.

《뉴욕 타임스》의 8월 기사에 비타민$B_1$이 현미에는 들어 있지만 백미에는 없다는 내용이 나와 있을까? 당연히 그런 내용은 없다. 당시 갈색 현미의 소매가는 1파운드에 10센트였다. 신문 기사에서 가까운 가게에 들러 현미를 사먹으라고 권했겠는가? 절대 그렇지 않다. 벨연구소에서 만든 1그램에 400달러짜리 비타민을 사먹어야 하기 때문이다.

비타민이 엄청난 돈을 버는 종교의 경지에 이르자, 카시머 펑크는 파스퇴르가 그랬던 것처럼 자신이 초래한 일을 잠재우고 싶었다. 그는 비판한다.

"비타민은 요술 같은 약이 아니다. 비타민은 젖에도 들어 있다. 모체나 젖소는 섭취한 음식으로부터 비타민을 합성할 수 있기 때문이다… 자연이 스스로 충분한 양의 음식을 생산하는데, 인간의 음식을 인공적으로 합성해야 할 필요가 있는가… 자연이 우리에게 충분한 음식을 공급하고 있는데도 우리 스스로 합성한 식품의 생산자와 소비자가 되겠다는 것은 정말 우스꽝스러운 발상이다."

그러나 때는 이미 늦어 버렸다. 비타민 게임은 막을 수 없는 큰 사업이었다. 식품업체들은 현미에서 생명력을 쏟아낼 참이었다. 백미에 반-영양소인 설탕을 사먹게 함으로써 우리 몸을 불균형하게 만들고, 한편에서는 열심히 자랑스럽게 쌀겨에서 '합성' 한 비타민$B_1$ 알약을 판다. 우리는 이것을 사먹고, 이것은 식생활의 필수품이 되고 말았다.

제2차 세계대전이 발발할 무렵, 영국의 식민지인 싱가포르에 오늘날 많은 나라가 직면한 것과 같은 식량 위기가 닥쳤다. 싱가포르와 말레이시아의 쌀 생산량은 필요량에 미치지 못했고, 수입량은 급격히 줄어드는 참이었다. 싱가포르 주둔 영국인 의무관, 샤프 박사는 제1차 세계대전 때 덴마크를 독일의 봉쇄에서 구한 어려운 결정을 본보기로 삼았다. 군령으로 백미 판매를 금지하고 현미만 팔도록 한 것이다. 영국군의 관심은 오직 공급량이 부족하지 않게 하는 것일 뿐, 맛과 질은 문제가 아니었다. 식량 폭동을 겪고 싶지 않았던 것이다. 현미 100톤은 식품이 100톤 있다는 뜻이다. 그러나 현미 100톤을 정미하여 백미를 만들면 겨우 70톤이 될 뿐이었다.

그 결과는 놀랄 만할 정도였다. 원래 샤프는 말라리아를 퇴치해 영아 사망률을 줄이라는 임무를 띠고 싱가포르에 부임했다. 그가 도착할 당시의 영아 사망률은 1천 명당 420명이었다. 그는 기존의 정통적인 서구 의학으로 영웅적인 노력을 기울여 10년이 채 안 돼 영아 사망률을 1천 명당 160명으로 줄였다. 본국인 영국의 영아 사망률과 거의 비슷한 정도였다. 그러나 군대의 명령으로 강제로 현미식을 하고부터 1년이 지나자 생존에 관한 통계 수치가 극적으로 달라졌다. 생후 1년간의 영아 사망률이 1천 명당 160명에서 80명으로 준 것이다! 의학적 도움 없이도 반으로 줄어들었다.

"나는 정치가들이 이 점을 한번쯤 생각해야 한다고 본다. 펜 하나로 수많은 생명을 구했으니까."

이는 저명한 영국의 의사인 픽튼 박사가 몇 년 후 쓴 내용이다.

하지만 샤프가 노벨상을 탔던가? 세계보건기구(WHO)에서 이 뉴스를 널리 알렸던가? 아니면 산전 클리닉이나 소아과, 희망의 병원선 UN 산하 비영리 국제 의료 기구가 운용하는 병원선_역주을 통해 세계 전역에 이 소식이 퍼져 나갔던가? 답은 쉽게 알 수 있다. 현미를 팔아 의사가 이

득을 볼 수 있는가? 천연 통곡물이 유행하면 비타민업체나 설탕업체, 제약업체, 그리고 병을 통해 직간접적으로 한몫 챙기는 산업의 동업자들이 큰 손해를 본다. 그리하여 싱가포르 이야기는 극비 문서로 보관되거나 미 보건성의 창고에 묻혀 버린 것 같다.

"…우리는 어리둥절하게 된다. 올바른 지혜와 경솔한 사고가 어느 정도 뒤섞여 있는 것만 같다"라고 픽튼은 심사숙고하며 말한다.

흰 설탕과 흰 쌀을 같이 먹는 식생활은, 특히 주식이 쌀인 사람들에게는 치명적이다. 무엇보다도 비타민B군이 쌀에서 제거된 탓에 체내 불균형이 초래되는데, 이는 부족한 비타민B군을 몸에서 대신 공급받다 보니 비타민B군이 정상 상태에서보다 더 많이 소비되기 때문이다. 같은 이유로 설탕 역시 비타민을 소비한다. 더욱이 흰 설탕과 흰 밀가루를 같이 먹으면 문제는 배가된다. 마지막 종착역은 베리베리병으로서, 이는 몸에서 "이제 됐어. 더 이상 먹지 마"라고 비명을 지르는, 소진된 상태다. 영양실조에서 시작해 쇠약에 이르는 모든 단계를 의사들은 '준(準)-임상 빈혈증', '준(準)-임상 베리베리병'이라고 뭉뚱그려 말한다. '준-임상 베리베리병'이란 베리베리병으로 진단하기에는 증세가 덜 심하거나 덜 전형적인 경우를 의사들이 공식적으로 멋있게 부르는 말이다.

미국이 베트남에 개입한 것은 여러 모로 잘못된 일이라고 사람들은 생각한다. 인체와 영양이라는 기본적 차원에서도 아주 유감스러운 일이 벌어졌다. 베트남은 세계의 쌀 주산지 중 하나로서, 수십 년간 세계 각지에 쌀을 수출했다. 베트남의 주식은 현미였다. 수년간

베트민과 베트콩 게릴라들은 카이사르의 로마군의 식량과 유사한, 간단하고 원초적인 식량 공급 체계를 갖추고 있었다. 그들은 개인별로 약간의 소금과 함께 현미를 작은 주머니에 넣고 다녔다. 여기에 밀림에서 따온 마니악(manioc) 잎사귀를 곁들였고, 가능하면 물고기도 먹었다. 수년간 이렇게 먹으면서 정교하게 짜인 군량식을 풍족하게 배급받는 서양의 군대를 격퇴했다.

마침내 서방이 베트남으로부터 철수하게 되었을 때, 사람들은 전쟁이 '베트남화' 되어 간 과정에 대한 수많은 이야기들을 듣게 되었다. 그러나 남베트남 군인의 식량이 '미국화' 되었던 이야기는 거의 들어 본 적이 없을 것이다.

1960년대 후반, 지구상의 쌀 주산지 중 하나인 남베트남의 연합군은 즉석 백미를 미국에서 공수하여 먹었다. 이 때문에 미국의 납세자들은 1개월에 100만 불의 비용을 지불해야 했다. 미 국방성의 말은 다음과 같았다.

> 베트남인은 후진적 민족이라 쌀을 도정하는 자체 시설을 갖추지 못했다(달리 표현하면, 미국이 남베트남인에게 백미를 파는 것이 기계를 파는 것보다 이익이 많이 남겠다는 결정을 내렸다는 뜻이다).
>
> 베트남 고유의 쌀은 끓여야 먹을 수 있는지라 전투 중의 군인들에게는 부적합한 식품이다(베트콩에 관한 놀랄 만한 군사 정보가 아닌가!).

1971년 4월 17일, 필라델피아에 소재한 전투지원센터의 로버트

그라프는 기자 회견에서 "미국의 즉석 백미는 전쟁에 적합하다"라고 설명했다. 국방성은 1968년 이래 65센트짜리 포장 백을 매달 150만 개씩 베트남에 공수하고 있다고 밝혔다.

    그와 동시에 미국은 남베트남에 설탕을 산처럼, 음료수를 바다처럼 퍼 주었다. 남베트남아 서양식 설탕과 백미(생명력을 유지하는 비타민B군이 제거된)에 중독되었으니, 남베트남인 사이에 전혀 새로운 질병이 돌기 시작했다 해도 놀랄 일이 아니다. 베트남 의료 관련 미군 당국자는 아이들에게 신종 열병이 발생하여 쩔쩔맸던 경험을 토로했다. 라디오와 TV에 경고를 내보내고 비행기로 경고 전단을 뿌려대도 병원은 환자들로 넘쳐 났다. 미국인 의사들은 백신을 개발하라는 명령을 받았고, 비행기는 정맥주사용 신장 용액과 혈장을 수송했다. 질병의 원인은 모기 때문인 것으로 여겨졌다. 승리를 한 베트콩의 군대가 사이공을 덮쳤을 때, 이들은 난생 처음으로 달콤한 음식과 콜라 자판기, 캔디 판매대를 접하게 되었다. 마치 수백 년 전 성지 팔레스티나_역주에 십자군이 도착했을 때와 같았다. 이번에는 이들이 탐욕과 탐닉에 익숙해져서 길거리에서 공개적으로 아무렇지도 않게 설탕을 먹고 마실 차례가 된 것이다.

    바로 서구인들이 겪은 일 아니었던가?

# 죽은 개와 영국인들
*Dead Dogs and Englishman*

수백만 톤이나 되는 설탕이 한동안 바다를 떠다닌 사고가 있었다. 이 같은 일은 1793년 설탕을 선적한 화물선이 난파하면서 벌어졌다. 다섯 명의 선원이 살아남아 9일간 고립되었다가 구조되었다. 모두 굶주림으로 탈진한 상태였고, 설탕과 럼주를 먹으며 버텼다고 한다(아무것도 먹고 마시지 않아도 9일 이상 생존 가능하다고 증언할 사람들은 많다). 1816년 프랑스의 유명한 생리학자인 마젱디는 이 사고에 착안해 일련의 동물실험을 수행한 후, 개에게 설탕과 올리브 오일, 물만 먹였더니 모두 쇠약해져 죽어 버렸다는 내용을 담은 논문을 발표했다.

조난 선원의 예와 생리학자의 동물실험은 계속해서 같은 사실을 보여주고 있다. 계속 설탕을 먹는 것보다는 안 먹고 견디는 것이 낫다는 점이다. 그 정도 기간은 물만 마시면 멀쩡하지만, 설탕을 같이 먹으면 반드시 죽는다.

존스홉킨스대학의 맥컬럼 교수는 《영양학의 역사(A History of Nutrition)》에 "사람은 설탕으로 연명하며 목숨을 부지할 수는 없다"고 적었다. 물만 먹고도 살아남은 기록은 많다. 그 중 어린 소녀가 비행기 사고로 큰 부상을 입은 채 녹은 눈만 먹으며 한 달 이상을 버텼다는 기록이 있다. 또 배가 전복되어 남자 두 명이 72일 동안 뗏목을 타고 표류한 일도 있다. 이들은 빗물을 받은 물은 닷새에 한 컵을, 바닷물은 하루에 한 컵을 마셨고, 땅콩버터는 한 스푼씩 먹었으며, 가끔은 정어리를 먹었지만 살아남았다. 1970년대 후반에는 아홉 살 난 소년이 집에서 나와 열흘 동안 와이오밍의 숲속에서 숨어 산 일이 있었다. 먹을 것은 없고 기온은 4도까지 떨어지는 추운 곳이었다. 하지만 발견 당시의 건강 상태는 양호했다고 한다.

정제 설탕은 몸에 치명적이다. 설탕에는 영양소는 없고 칼로리만 있기 때문이다. 게다가 설탕은 없느니만 못하다고도 할 수 있는데, 설탕을 소화하거나 그 과정에서 발생하는 독소를 해독하고 체외로 배출시키려면 몸속에 저장된 소중한 비타민과 미네랄을 사용해야 하기 때문이다.

몸의 균형을 지키는 것이 무엇보다 중요하기에, 우리의 몸은 설탕을 갑자기 많이 섭취했을 때를 대비해 여러 가지 방책을 마련해 두었다. 예를 들어, 설탕을 섭취하면 소금의 나트륨, 채소의 칼륨과 마그네슘, 뼈의 칼슘과 같은 미네랄 성분이 결집하여 화학 변화를 일으킨다. 혈액의 산-염기의 평형을 회복하여 몸을 정상으로 되돌리기 위해 중성인 염을 합성하는 것이다.

설탕을 매일 먹으면 과도한 산성 상태가 계속되는데, 산-염기의 평형을 맞추려면 결국에는 체내 깊숙이 저장된 미네랄을 쓸 수밖에 없다. 혈액을 보호하기 위해 뼈와 치아의 칼슘을 꺼내 쓰는 지경에 이르면, 치아가 썩고 건강이 나빠지게 된다.

과도한 설탕 섭취는 우리 몸의 모든 기관에 악영향을 끼친다. 과다한 당은 포도당으로 전환된 후 글리코겐(glycogen)의 형태로 간에 저장된다. 그러나 간의 용량에도 한계가 있으므로 정제 설탕을 매일 먹으면(천연 당분의 필요량보다 많이 먹으면) 간이 풍선처럼 부푼다. 그러다 한계에 이르면 초과분의 글리코겐은 지방산으로 전환되어 혈액을 타고 돌아다닌다. 혈액은 온몸을 순환하다가 활동성이 떨어지는 배·엉덩이·유방·허벅지에 지방산을 옮긴다.

상대적으로 덜 위험한 부위부터 지방산이 축적되지만, 여기도 포화 상태가 되면 심장과 콩팥 같은 활동성 기관에도 지방산이 쌓인다. 활동성이 점점 떨어지면서 조직이 변성하여 지방으로 변한다. 온몸의 기능이 약해지고 혈압이 비정상적으로 변한다. 정제 설탕에는 사탕수수나 사탕무에 함유된 천연 미네랄이 들어 있지 않다. 부교감신경에도 문제가 생겨, 부교감신경의 지배를 받는 소뇌 같은 기관의 활성이 떨어지고 급기야는 마비 상태에 빠진다(보통 뇌의 기능을 밥 먹고 소화시키는 것 같은 생물학적 작용과 연관지어 생각해보지 않았겠지만). 순환계와 림프순환계에도 문제가 발생한다. 불량 적혈구가 생기고, 백혈구가 과도하게 생산되어 조직의 생장이 느려진다. 몸의 저항력과 면역성이 저하된 결과, 추위·열·해충·세균 등 외부의 극단적 자극에 적절한 반응을 하지 못한다.

설탕을 많이 먹으면 뇌 기능에 심한 타격을 받는다. 뇌 기능을 조절하는 역할은 채소에 함유된 필수 화합물인 글루타민산(glutamic acid)의 몫이다. 글루타민산이 뇌의 기능을 '향상' 시키거나 '억제' 하는 길항-상보 화합물로 작용하기 위해서는 비타민B군의 역할이 필수적이다. 장 내에서 공생하는 세균이 비타민B군을 합성한다. 하지만 매일 정제 설탕을 먹으면 장 내 세균이 죽어 비타민B군 저장량이 바닥난다. 게다가 설탕을 많이 먹으면 졸립다. 계산력과 기억력이 떨어진다.

9일 동안 설탕과 럼주만 먹어야 했던 조난 선원들도 같은 비극을 겪었을 것이다. 조난 선원들에 관한 이야기는 설탕업자의 대외 홍보 전략에 큰 문제를 일으킬 수 있었다. 실험에 쓰인 개들이 죽어 버리자 설탕업계는 자유로운 과학 탐구가 가져올 위험을 경계하게 되었다. 그리하여 지금에 이르기까지 설탕업계는 막대한 돈으로 과학자들을 은밀히 매수해 왔다. 돈을 들여 최고의 과학자를 동원하면 아무리 사이비 과학일지라도 언젠가는 희소식을 듣지 않겠냐는 바람 때문이었다. 그러나 지금까지 과학자들이 입증해 낸 것은 다음의 세 가지다. 첫째, 설탕은 충치를 유발하는 주요 원인이다. 둘째, 설탕을 먹으면 과체중이 발생한다. 셋째, 식생활에서 설탕을 추방하면 전 세계인의 심각한 질병인 당뇨병과 암, 심장 질환 등의 질병을 치유할 수 있다.

설탕업계의 홍보 역사는 1808년의 영국까지 거슬러 올라간다. 서인도제도위원회가 하원에서 "소·돼지 등의 가축을 키우는 데 정제 설탕이 효과가 있음을 가장 '성공적으로' 입증하는 실험자에게 25기니의 상금을 수여하겠다"고 보고했던 것이다! 어느 계절에는 가축 사료를 구하기 힘든데다 그 값도 늘 비쌌다. 그러나 설탕은 정말이지 저렴했고, 아무리 빨리 먹어대도 다 먹어치울 수 없을 만큼 풍부했다.

돼지도 다 이유가 있어서 찌꺼기를 먹는다. 양들도 바보가 아니다. 영국에 최초로 화학 비료가 도입되었을 당시, 호기심 많은 한 농부가 자기 소유의 가장 넓은 목초지를 두 부분으로 나눠 재미있는 실험을 한 적이 있다. 상업용 화학 비료의 효과가 신통하다는 독일의 이른바 '과학적' 선전에도 불구하고, 그는 자기 집 가축들의 본능과 식별력을 존중하는 사람이었다. 가을에 목초지 한 쪽에는 새로 산 비료를 뿌리고, 다른 쪽에는 평범한 구식 거름을 주었다. 이듬해 봄이 돌아오자 경계를 걷어 내고 목초지에 양들을 풀었다. 며칠 후에 본 양들은 이전 방식으로 경작한 곳에서만 풀을 뜯어먹었다. 그에게는 이것이 충분한 과학적 증거였고, 다시는 화학 비료를 사용하지 않았다.

1929년 인슐린의 공동 발견자인 프레드릭 밴팅 경(卿)은 정제 설탕을 많이 먹는 파나마의 사탕수수 농장주들이 당뇨병에 잘 걸린다는 것을 알았다. 사탕수수를 날 것으로 씹어먹는 게 고작인 농장의 일꾼들은 당뇨병에 걸리지 않았다. 1808년 결국 설탕과 당밀을 가축에게 먹이려는 영국의 시도는 참담하게 실패했다. 영국 하원에서 열린 제4차 서인도제도위원회 보고회에서 존 커윈 의원은, 송아지에게 설탕과 당밀을 먹이려고 노력해 온 실험은 실패로 끝났으며, 대신 설탕과 당밀을 탈지분유에 살짝 녹여 가축에게 먹이는 실험을 해보자고 제안했다. 만일 결과가 좋았다면 서인도제도의 설탕업자들은 분명 이 희소식을 온 세상에 퍼뜨렸을 것이다. 서인도제도의 설탕업자들은 목축지에 설탕을 도입하려는 모든 시도가 실패한 후에야 마침내 포기했다.

서인도제도의 최대 농산품인 설탕의 수요량을 늘리기 위한 뜨거운 노력의 일환으로, 영국 하원 서인도제도위원회의 전략은 하나로 좁혀져 거의 200년 동안 신나게 써먹혔다. 먼 곳에 살아 사실 확인이 불가능한 사람의 이름을 팔아 무의미하고 정체가 훤히 들여다보이는 '과학적' 인증서를 작성하는 것이 바로 그 전략이었다. 당시의 논평가는 이를 '고용된 양심'이라 불렀다. 서인도제도위원회는 설탕에 대해 의혹을 제기하는 사람들을 무마하기 위해 멀리 필라델피아에 사는, 그것도 영국의 입장에서는 반역자인 미국 독립전쟁 지도자가 했다는 말을 인용했다 : "필라델피아의 위대한 의사인 러쉬 박사는 같은 부피를 가진 이 세상 어떤 물질보다도 설탕의 영양가가 가장 높다고 '말했다고 한다'." 러쉬는 자위행위가 정신병의 원인이라고 역설했던 바로 그 사람이다. 이런 교활한 말이 사실이었다면, 왜 설탕으로 가축을 사육하라고 권하는 수의사를 영국에서는 찾을 수 없었을까?

컬럼은 1957년《영양학의 역사》라는 획기적인 저서를 집필하기 위해, 대략 20만 건의 과학 논문과 식품 실험을 고찰하며 식품의 특성과 쓰임새를 살피고 음식이 가축과 사람에게 미치는 영향을 연구했다. 그는 영양학 분야의 개척자라는 평을 듣는 최고의 과학자다. 연구 자료는 대략 18세기 중반에서 1940년대까지 작성된 방대한 분량의 문헌이었고, 영양학 분야에서 인류가 저지른 실수를 발견하는 데 도움이 될 의미 있는 실험들을 선별했다. 그러나 그는 중요한 실험 하나를 빠트렸다. 1793년에 발생한 화물선 선원 조난 사건에서 힌트를 얻었던 마젱디의 실험, 즉 개에게 설탕과 물만 먹였더니 실험 도중 죽어 버린 1816년의 단일 대조군 실험이 그것이다. 그뿐인가? 일찍이 설탕의 위험을 깨달았던 라우볼프와 윌리스, 허트의 경고는 언급조차 하지 않았음에도 불구하고, 이 저명한 맥컬럼은 지금껏 바뀌지 않은 설탕에 대한 거짓말을 기록할 시간과 지면은 가지고 있었다. "저명한 의사인 존 프링글 경은, 설탕이 필수가 된 식생활을 하는 어떤 국가에서도 역병이 발생하지 않았다고 말했다"라고 하면서도, 어떤 역병과 질병을 말하는 것인지는 명시하지 않았다.

"1838년 토마스 톰슨은 '설탕은 유럽인의 식사에 꼭 필요한 존재가 되었다. 아마도 같은 부피의 채소보다 영양소가 더 많을 수도 있으리라'라고 적었다… **러쉬의 말을 믿는다면**, 설탕을 충분히 섭취하면 기생충에 의한 질병을 예방하는 최선의 방법이 될 것이다. 치아를 상하게 하는 원인으로 오랜 의심을 받았지만, 이제 그런 편견은 사라졌다."

강조 처리를 한 것은 필자의 의도이지만, 이런 말을 한 사람은 분명 맥컬럼이었다. 그의 말은 뭐든 맞는 것이었을까? 200년 전의 과학은 때 지난 것에 불과하다는 말을 하려는 것일까? 마젱디가 입증했던 것처럼, 개가 설탕을 먹고 죽었으니 기생충도 분명 죽어 버릴 게 당연하지 않은가. 1922년 오하이오 주(州)의 애슈터뷸라에 코카콜라 공장이 설립되기 전에는 이 지역에 나병 환자라고는 단 한 명도 없었다. 이 사실을 과학적 진실로 만든 후, 의사를 몇 명 고용하여 여성지에 기사라도 실어 보면 어떨까?

불행한 일이지만, 모름지기 과학자는 후원자 없이 연구 성과를 내기 힘들다. 영국 농부가 자기 목초지에서 자기 양으로 실험을 하는 것 같은 평범한 사건과 구별되는, 이른바 공적인 과학적 진실(scientific facts)을 얻으려면 돈을 써야 한다. 그러니 맥컬럼의 《영양학의 역사》의 서문에서 "저자와 출판사는 이 책의 발간에 상당한 비용을 부담한 영양재단(The Nutrition Foundation)에 감사를 표한다"라는 글귀를 보고 놀랄 이유가 있겠는가? 이 재단이 어떤 곳인지 묻고 싶지만, 저자와 출판사는 가르쳐주지 않는다. 이곳은 하필이면 미국제당회사와 코카콜라, 펩시콜라, 커티스 캔디, 제너럴 푸드, 제너럴 밀즈, 네슬레, 펫 우유, 선샤인 비스킷 등 설탕업계 선두 재벌들의 전위 기관이었다!

맥컬럼의 책에서 가장 중요하게 서술되어야 할 내용이 빠져 있다. 그것은 하버드대학의 저명한 교수가 "이전 연구를 반복하지 않고 새로운 방법을 찾으려는 다른 연구진들을 자극한 세기적 연구"라고 묘사했던 기념비적인 저서다.

오하이오 주 클리블랜드에 살던 탐구심 많은 치과 의사, 프라이스는 1930년대에 에스키모 섬에서 남태평양 제도, 아프리카에서 뉴질 랜드에 이르는 전 세계를 여행한 후, 이 여행에서 깨달은 내용에 수백 장의 사진을 첨부하여 《영양과 신체의 퇴화 : 원시와 근대의 식생활과 결과의 비교(Nutrition and Physical Degeneration: A Comparision of Primitive and Modern Diets and Their Effects)》라는 책을 1939년에 출간했다.

프라이스는 그의 저술에서 전 세계를 하나의 실험실로 가정했다. 탐험 장소 하나하나를 소름끼칠 정도로 상세히 기록한 후에 그가 내린 결론은 간단하지만 통렬하다. 이른바 원시생활을 하는 부족 사람들은 매우 건강하고 치아가 튼튼하다. 그들은 자기 땅에서 거두는, 가공하지 않은 자연식품을 먹는 사람들이다. 그러나 '문명'과의 접촉으로 설탕에 절인 정제 음식을 접하면서 신체 퇴행 현상이 시작된다. 그런 현상은 한 세대 만에도 분명하게 관찰되었다.

설탕업계의 말이 힘을 얻는 이유는, 프라이스의 책 같은 업적들이 잘 알려져 있지 않기 때문이다. 설탕업계는 막대한 연구기금을 대학에 꾸준히 제공했지만, 회사에서 써먹을 만한 좋은 결과는 나오지 않았다. 실험 결과는 대개 나쁜 소식 일색이었다.

하버드대학의 후튼 교수는 《영장류, 인간, 정신박약자(Apes, Men and Morons)》라는 책에 다음과 같이 적었다.

"무지하다는 야만인들을 보라. 그들이 무엇을 먹는지 보고 우리도 현명해지자. 칫솔과 치약이 구둣솔과 구두약보다 더 중요하지 않다는 말을 할 때가 지금이다. 가게에 있는 음식들이야말로 틀니를 끼게 만드는 원인이다."

먹이를 주는 손을 연구자들이 제 입으로 물어뜯은 셈이다. 뉴스가 나가자 모두들 당황했다. 1958년 《타임(Time)》지는 하버드대학 생화학자팀이 설탕연구재단(Sugar Research Foundation)으로부터 5만 7천 불이라는 거금을 지원받아 10년 동안 셀 수 없이 많은 동물실험을 수행한 끝에, 설탕이 충치를 유발함을 입증하여 충치 예방책을 알게 되었다고 보도했다. 설탕을 먹으며 충치를 예방하는 방법은 있을 수 없음을 알기 위해 10년을 보낸 셈이다. 연구진이 《치과협회저널(Dental Association Journal)》에 실험 결과를 발표하자 연구비는 끊겼고, 설탕연구재단은 이들에 대한 지원을 중단했다.

계속하여 과학자들이 실망을 안겨 줌에 따라, 이제 설탕업계는 광고계에 의존하게 되었다.

《핀드혼 농장의 기적(The Magic of Findhorn)》의 저자인 폴 호킨은 "이것이 첫 번째 원칙이다. 광고에 많이 나오는 것일수록 돈을 많이 뽑아내야 하는 상품이다"라고 말한 바 있다. 그는 광고도 내지 않고 설탕도 쓰지 않는 자연식품 사업을 위해 몇 년간 애쓴 사람이다.

위와 치아를 상하게 하는 독소가 들어 있는 코카콜라 같은 상품의 광고 캠페인은 서양 역사상 가장 충격적인 일이다. 정말 환상적이지 않은가. 그들은 엄청난 돈을 쏟아 부어 환상을 빚어낸다. '코카콜라만이 진짜(Coke is the real thing)'라는 환상. 방대한 연구 끝에 콜라 회사 간부들은 이 부질없는 플라스틱 세상에서 미국 젊은이들이 진정 의미 있는 그 무엇을 갈망한다는 사실을 알아냈고, 어느 똑똑한 광고업체 간부가 '그것은 바로 코카콜라!' 라는 아이디어를 낸 것이다. 그렇다. 6세에서 19세 사이의 젊은이들에게 이 생각을 반복적으로 주입하여 젊은이 97퍼센트의 치아를 노인처럼 왕창 썩게 만들어 보자.

광고에는 진실이 없다. 콜라를 마시기 전에는 얼굴이 깨끗했다면서 주근깨투성이의 소년이 카메라 앞에서 증언하는 것을 상상해 보라. 이러다가 사회생활에 지장이 생길 지경이라는 것을 알면서도 콜라를 끊을 수 없다는 하소연을 담아야 진실한 광고다. 어린 소녀가 뉴저지에서 만든 오렌지색 음료수 캔을 들고 나와서 "색소를 넣어서 이렇게 예쁜 오렌지색이 나요"라고 말하는 광고는 어떨까? 콜타르 인공 향미료를 넣어 몸에는 나쁘지만 그래도 먹어 보라고 권하는 이유는 단지 돈을 벌기 위해서라고 솔직히 이야기해야 진실이 아닐까? 진실이 담긴 광고를 내보내면 주요 3대 방송사를 비롯하여 500종도 넘는 잡지, 수천 개도 넘는 신문, 수만 개도 넘는 기업이 망할 것이다. 그러므로 광고에는 진실이 등장할 수 없다.

지난 50년 동안의 설탕 광고를 훑어보자. 호킨의 말에 찬성할 수밖에 없다.

1920년대 칼로리가 주요 화두로 떠오르면서 누구나 칼로리 계산법을 배우게 되었다. 설탕업계에 호기가 온 것이다. 이들은 설탕 1파운드 약 454그램__역주 가 2,500칼로리나 된다고 떠벌렸다. 설탕 4분의 1파운드에 조금만 더하면 1일 권장 칼로리량의 20퍼센트나 된다!

설탕처럼 값싼 칼로리 공급원을 섭취하면 식비가 매우 적게 든다. 설탕 값이 1파운드에 7센트이니, 한 해에 35달러쯤 드는 셈이다.

정말 저렴한 자살 방법이다! 나중에 그들은 다음과 같이 시인했다.

"물론 이런 불균형한 식사를 할 수는 없다. 이런 통계치를 제공한 이유는, 설탕이 저렴하게 에너지를 제공한다는 점을 부각시키기 위해서다. 설탕은 이제 소수의 특권층을 위한 사치품이 아니며 가난한 사람들도 구매할 수 있다."

그 다음에는 설탕은 화학적으로 순수하다는 광고를 내보냈다. 아이보리 비누의 순도는 99.44퍼센트이지만 설탕은 99.9퍼센트 순수하므로 매일 먹는 것 중 이보다 더 순수한 식품이 없다는 논리였다. 정제 과정에서 미네랄과 소금·섬유소가 사라진다는 명백한 사실 외에 '순수(pure)'에 또 다른 의미가 있을까? 설탕업계는 순수라는 뜻에 새로운 견해를 덧붙일 셈이었다.

"콩처럼 골라내야 할 필요도 없고, 쌀처럼 씻어 먹어야 할 필요도 없다. 알곡은 다 손이 간다. 먹고 나서 쓰레기를 배출할 필요도 없다. 고기에 붙은 뼈처럼 발라낼 필요도 없고, 커피 원두처럼 갈아 먹을 필요도 없다."

설탕업계는 '순수'라는 말을 사랑했다. 과학자와 평범한 사람의 '순수'는 의미가 다르기 때문이었다. 꿀병에 '순수하다'고 쓰여 있을 때의 그 의미는, 꿀벌에게서 얻은 자연 그대로의 꿀로 설탕을 섞어 양을 늘리지도, 벌의 먹이가 될 꽃에 해로운 화학 물질을 뿌리지도 않았다는 뜻이다. 요오드나 철·칼슘·인 등의 미네랄이 없다는 뜻은 결코 아니다. 그러나 사탕수수와 사탕무가 정제 공정을 거치면 화학적으로 순수한 성분만 남는다. 화학 실험실에 비치할 만큼 순수한, 모르핀과 헤로인 같은 '순수' 함. 화학적 순수함이 갖는 영양 가치는 무엇일까? 설탕업계가 대답해 줄 리 없다.

제1차 세계대전이 발발하자 설탕업계는 미리 준비라도 한 듯이 광고를 퍼부었다. 1920년대에 발간된 책자를 보자.

"영양학자들은 오래 전부터 설탕이 식품으로서의 가치가 높다는 사실을 알고 있었지만, 이를 실감하게 된 것은 제1차 세계대전부터다. 설탕은 에너지를 높이는 효력이 있어, 설탕을 먹고 몇 분만 지나면 근육에 에너지가 전달된다. 그러므로 공격을 앞둔 군인들에게 설탕을 배급하는 것은 적절한 일이다."

설탕업계가 몇 년간 설탕이 에너지를 힘으로 전환시킨다는 점을 강조해 떠들어댄 이유는, 설탕에 다른 것이라고는 조금도 들어 있지 않기 때문이다. 설탕의 역할이 무엇인가. 칼로리뿐인 에너지와 중독성 강한 입맛의 형성, 이외에 다른 것은 없다. 식품에는 모름지기 칼로리 외의 다른 영양소가 들어 있기 마련이다. 단백질이나 탄수화물·비타민·미네랄 등이 어떤 식으로든 들어 있다. 그러나 설탕에는 칼로리뿐이다.

설탕업계가 주장하는 쾌속 에너지의 본체. 겁먹은 보병을 참호에서 뛰어나가게 하고 아이들이 담벼락을 기어오를 수 있게 하는 에너지. 그 이유는, 정제 설탕은 입 안에서 소화되지 않고 곧바로 소장을 통과해 핏속으로 향하기 때문이다. 이 신속한 속도는 오히려 화를 부른다.

어쨌든 제1차 세계대전 당시, 미국 시민들은 배급을 받아 설탕을 먹었지만, 전투 보병들은 마음껏 먹을 수 있었다. 전투 막간에 내킬 때마다 캔디와 껌을 먹고 씹었으며, 끼니때마다 언제든 설탕을 먹을 수 있었다. 전투에 용감히 임하도록 일부러 사용했을 가능성도 있다 (십자군을 맞은 아랍의 군대가 같은 목적으로 해시시를 썼다고 한다). 세계대전 기간 동안 정제 설탕은 흥분제 작용을 했다. 그러나 한국전과 베트남전 당시의 군인은 설탕에 이미 중독된 상태라 더 강력한 해시시나 마리화나, 아니면 더 강한 약물이 필요했다고 한다.

대중들이 정제 설탕에 대해 혼란스러워하는 이유는 단어의 혼란 때문이다. 과학자들은 설탕을 '탄수화물'로 분류한다. 탄수화물이란 '산소와 수소와 결합한 탄소'라는 뜻이다. 연구실에서 자기네들끼리 이런 난해한 화학 용어를 쓰는 것은 좋다. 하지만 바깥세상에서, 특히 식품 포장이나 광고판에서, 수천 년간 인류의 주식이었던 천연 통알곡과, 겨우 수백 년 전에 출현한 제조 약물로 독소라고나 할 만한 인조 정제 설탕을 싸잡아 똑같은 탄수화물로 지칭하는 것은 명백한 잘못 아닐까? 그러니 육아에 걱정 많은 엄마들이 아이를 키우려면 설탕을 먹여야 한다고 믿게 만드는 것 아닌가!

1973년 설탕정보재단(Sugar Information Foundation)은 주요 잡지에 전면 광고를 내보낸다. 이 광고들은 식사 전에 섭취하는 설탕이 입맛을 돋운다는 이전 광고 내용을 두고 연방상거래위원회(Federal Trade Committee)와 벌인 기나긴 마찰 끝에 선택한 위장 전술에 불과하다. "사람은 탄수화물이 필요합니다. 사실 설탕이야말로 가장 맛 좋은 탄수화물이죠"라고? 아예 술을 매일 마셔야 한다고 말하는 것은 어떨까? 맛으로만 친다면 샴페인이야말로 가장 맛좋은 술일 것이다.

설탕을 탄수화물이라 말하는 것 자체가 오해를 부른다. 식품 포장지와 깡통 라벨의 영양소 기재 방식이 개선되고 있기는 하지만, 여전히 천연 탄수화물과 정제 설탕을 한데 묶어 동일한 종류로 기재하고 있다. 여러 종류의 탄수화물을 모두 더하여 '총 탄수화물의 양'을 기재하고 있는 것이다. 내용물에 설탕이 들었음을 알리지 않음으로써, 라벨이 구매자를 속이는 구실을 하고 있는 셈이다. 여기에 화학자들은 '비슷하지만 동일하지 않은' 물질을 한데 묶어 그저 당(sugar)이라고 표현함으로써 혼란을 더했다.

포도당(glucose)은 여러 종류의 설탕과 과일·채소 속에 함유된 당분이며, 동물과 식물 대사의 핵심 물질이다. 우리가 매일 섭취하는 음식의 대부분은 뱃속에서 포도당으로 전환된다. 혈액에 포도당이 들어 있어 혈당이라고도 불린다. 우선당(dextrose)은 전분에서 인공적으로 합성한 것으로 옥수수녹말당(corn sugar)이라고도 불린다.

과당(fructose)은 과일의 당.

맥아당(maltose)은 맥아의 당.

유당(lactose)은 우유의 당이다.

그리고 사탕수수와 사탕무를 정제하여 만든 것이 이른바 '설탕(sucrose)'이다.

포도당은 혈액의 필수 성분이다. '설탕' 중독은 인간이라는 동물의 역사에 새롭게 나타난 현상이다. 결코 같지 않은, 즉 화학 구조도 다르고 몸에 미치는 영향도 전혀 다른 포도당과 설탕을 한데 묶어 그저 '당'이라고 한다. 그리하여 설탕업계가, 설탕은 정말 중요한 몸의 필수 성분이고, 산화하여 에너지를 내며, 대사 결과 열에너지를 발산한다고 사기를 칠 수 있는 것이다. 물론 체내에서 합성되는 포도당도 언급하기는 한다. 그러나 일반인들은 업계에서 말하는 것이 공장에서 만든 설탕이라고 믿게 된다. 혈중 포도당과 코카콜라에 든 설탕을 다 같은 '당분(sugar)'이라고 부르다니, 설탕업계에게는 정말 좋은 일이나 다른 사람들에게는 끔찍한 일이다.

사람들은 교묘한 꼬드김에 넘어가 자신의 몸을 '수표 계좌'처럼 생각하고 있다. 혈당이 낮다고 의심되면 자동판매기에서 사탕과 음료수를 뽑아 혈당치를 높이라고 프로그램화되어 있다. 절대로 해서는 안 되는 일이다. 설탕에 중독되면 혈중 포도당 수치가 낮아지는 경향이 있다. 설탕 중독에서 벗어나 설탕을 끊으면 혈당치가 정상 수준으로 꾸준히 유지된다.

1960년대 이후부터 수백만의 미국인들이 자연식품을 찾게 되었다. 자연식품으로 건강을 되찾을 수 있는 까닭에 슈퍼마켓 대신 예전에는 없었던 자연식품 가게를 찾는다. 그리하여 사람들은 '천연'과 '건강'이라는 말을 동일시하게 되었다. 그리하여 이제 설탕업계는 천연이라는 말을 사용하여 대중을 현혹하게 된다.

"천연 재료로 만들었습니다"라며 끊임없이 등장하는 TV의 설탕 광고를 보자. 정제 설탕은 분명 천연 재료로 만든다. 익히 알려진 사실이다. 천연 재료란 사탕수수와 사탕무다. 하지만 원료 성분의 90퍼센트가 사라졌다는 것을 이 말만 가지고 알 수 있을까? 양귀비도 사탕수수 같은 천연 재료이므로 양귀비로 만드는 헤로인도 천연 성분으로 만들었다고 광고해도 될 지경이다. 중요한 것은 그 천연 재료를 가지고 어떻게 했느냐다.

퀘이커(Quaker) 사에서 나온 100퍼센트 천연 시리얼 상자의 뒷면을 보자. "맛의 비밀은 가공 과정에 있습니다. 천연 재료만 써서 만들었습니다. 가공을 위해 '첨가' 된 것은 없습니다. 인공 감미료와 보존료를 넣지 않았습니다." 괜찮게 들린다고?

상자를 보면 단백질·탄수화물·지방·비타민 수치가 나와 있다. 그러나 어디에도 설탕이 20퍼센트나 들었다는 내용은 없다. 설탕은 '탄수화물' 이라는 단어 속에 숨어 있다. 가공 과정에서 '첨가' 한 것은 없는 것이 사실이다. 다만 설탕에는 '칼로리 외에 아무것도 남아 있지 않을' 뿐이다.

불행하게도 이런 예는 끝도 없이 많다. 설탕을 첨가하지 않은 식품을 사는 방법은 딱 한 가지다. 즉 라벨에 당당히 '무가당' 이라고 쓰여 있는 것만 살 것. '탄수화물' 이라는 말은 설탕의 '과학적' 용어로, 설탕업계와 설탕을 의학적으로 옹호하는 수많은 사람들이 구사하는 표준 방어 전략이다. 이것이 그들의 방탄막이다.

1973년 4월 12일, 저명한 세 명의 의사들이 '영양과 삶의 충족 조건' 에 관한 상원 소위원회에서 증언을 했다(이 중 두 명은 미국의학협회의 식품영양위원회(Council on Food and Nutrition)를 대표했다).

펜실베이니아 주의 슈웨이커 상원의원은 의사들이 사용하는 '설탕'과 '탄수화물'을 구분하게 하려고 분연히 애썼다. 어떤 일이 일어났는지 보자(이탤릭체는 필자가 표시한 것이다).

**상원의원** | …지금의 논점은 '설탕은 반(反)-영양소로서의 속성이 강하다'는 진술이 틀렸다고 의료계에서 주장(*미국의학협회보를 통해*)한다는 것입니다. 저는 설탕이 반-영양소라고 보는데요. 어느 분이 답변해 주시겠습니까?

**반 이탈리 박사** | 우리 의사들이 반-영양소의 속성이 강하다고 말할 때는, 주로 식품과 약물 속의 특정 물질이 영양소에 맞서(피드백하여) 영양소의 쓰임과 대사 과정을 방해함을 뜻합니다. 탄수화물은 티아민 같은 비타민B 함유 효소의 도움으로 대사됩니다. 즉 '태워'지는 것이라 할 수 있죠. 그러므로 탄수화물을 많이 먹을수록 비타민 요구량이 증가합니다. 탄수화물을 지나치게 많이 섭취하면서 비타민$B_1$ 섭취량은 적은 극동아시아인들이 베리베리병에 걸리는 이유입니다. 탄수화물을 많이 먹으면 비타민$B_1$과 비타민B군의 필요량이 늘어난다는 사실로 탄수화물이나 설탕이 반-영양소라는 진술을 합리화할 수는 없습니다.

**상원의원** | 저는 탄수화물이 아니라 설탕 이야기를 하고 있습니다. 설탕에 집중해 주세요.

**반 이탈리 박사** | 비타민$B_1$에 관한 한 탄수화물과 설탕은 차이가 없습니다(*설탕을 정제 탄수화물이라 하지 않았으므로 틀린 진술이다*).

**상원의원** | 최근 우리에게 여러 명의 치과 의사가 방문하여 충치를 유발하는 것은 탄수화물이 아니라 설탕이라고 증언했습니다.

**반 이탈리 박사** | 맞습니다. 그러나 제 말은 그에 관한 것이 아닙니다. 설탕에는 비타민이 부족합니다. 그 사실에는 찬성합니다. 그리고 치아에 나쁠 수도 있겠지요… 저는 설탕이 반-영양소냐는 한 가지 주제에 국한하여 말하고 싶습니다. 이는 과학적으로 틀린 문장입니다. 설탕 같은 탄수화물은 모두 비타민$B_1$의 필요성을 높입니다. 이것이 제 진술의 전부입니다(역시 틀린 진술이다. 천연 탄수화물은 자체에 비타민B를 함유하고 있고, 정제 탄수화물은 그렇지 않다).

반-영양소는 영양소의 쓰임 과정과 대사 과정을 방해하는 물질입니다. 영양소의 대사 작용을 실제로 방해하는 물질이죠. 특정한 독성 중금속을 과량 섭취하면 대사 작용에 방해를 받습니다. 특정 약품도 영양소의 작용을 방해하므로 반-영양소라고 합니다. 피임약 역시 반-영양소 작용을 합니다.

**상원의원** | 영양소 요구량이 늘어난다고 반-영양소는 아니다, 라는 말입니까?

**반 이탈리 박사** | 맞습니다.

**상원의원** | 말장난을 하고 있는 것 같은 생각이 들지 않습니까?

**반 이탈리 박사** | 탄수화물이 비타민 필요량을 늘린다고 해서 이를 나쁜 식품이라고 하는 것은 잘못된 생각입니다(통알곡과 같은 천연 탄수화물과 설탕과 같은 정제 탄수화물을 혼동하여 말하는 것이 더

잘못된 생각이다).

**반 이탈리 박사** | 운동을 하면 특정 비타민의 필요량이 늘어납니다. 그렇다고 운동을 '반-영양소'라고 해석해서는 안 되죠.

**상원의원** | 시리얼 마케팅을 한다고 가정해 봅시다. 시리얼을 가당 처리하여 설탕이 첨가되었다고 칩시다. 그러면 앞뒤가 안 맞는 일을 하는 셈이죠. 고객이 영양소를 더한 가당 시리얼을 한 상자 삽니다. 같은 것을 먹더라도 이제 설탕 때문에 영양소 요구량은 더 늘어납니다. 말이 안 되지 않습니까? 설탕을 그토록 많이 넣지만 않는다면 영양소도 필요 없을 텐데요.

**반 이탈리 박사** | 슈웨이커 의원님, 저는 설탕을 옹호하려는 것이 아닙니다. 저 역시 설탕을 너무 많이 먹는 것에는 찬성하지 않습니다 (너무 많이 먹는 것을 찬성하는 사람도 있을까?). 저는 단순히 그 문맥에서 반-영양소라는 용어를 사용하는 게 옳지 않다는 것만을 말할 뿐입니다. 식품에 설탕을 더하여 달콤한 맛을 냄으로써 사람들을 유인한다는 것에는 동의하지만, 설탕의 영양 가치는 에너지뿐입니다.

**상원의원** | 알겠습니다. 의장님, 제 질문은 여기까지입니다. 감사합니다.

**버터워스 박사** | 설탕은 탄수화물입니다.

**상원의원** | 설탕은 탄수화물의 일종입니다. 그러나 탄수화물 전체와 설탕을 동일시하면 안 됩니다. 충치를 유발하는 것은 설탕이지 탄수화물이 아닙니다. 제가 구분하려는 것은 이 점입니다.

**버터워스 박사** | 맞는 말씀이지만, 설탕이 반-영양소라는 인상을 주는 용어가 계속 사용되지 않기를 바랍니다. 설탕은 충치를 유발할 수 있고, 그만한 증거도 있겠지요.

**상원의원** | 의심의 여지가 없습니다.

**버터워스 박사** | 맞는 말이겠죠. 하지만 설탕은 반-영양소는 아닙니다. 설탕은 영양소이자 탄수화물입니다.

**상원의원** | 하지만 영양소의 필요량을 상당량 증가시킵니다.

**반 이탈리 박사** | 다른 탄수화물도 마찬가지입니다(거듭하여 잘못된 내용을 주장한다. 어떤 탄수화물은 비타민을 함유하고 있지만, 어떤 탄수화물은 비타민을 벗겨내 오로지 칼로리뿐이라는 것을 아는 의사가 몇 명이나 될까). 이 점을 지적해야겠군요. 어떤 탄수화물을 섭취하더라도 소장에서 흡수되려면 '당'으로 분해되어야 합니다(천연 탄수화물의 소화 산물인 포도당과 정제 설탕의 차이는 삶과 죽음에 비견될 정도로 크다). 어떤 전분을 먹더라도 장에서 소화되면 포도당 즉 글루코오스 같은 단당류로 분해됩니다. 그러므로 설탕 즉 수크로오스는 탄수화물을 미리 소화한 것이지요(어리둥절할 뿐이다. 수크로오스는 정제 탄수화물이다. 정제 과정에서 원 부피의 90퍼센트가 사라지며, 비타민과 미네랄도 모두 사라진다. 그리하여 정제 설탕을 먹은 몸에 정확히 손상을 가한다. '미리 소화된' 탄수화물을 흡수하려면 체내의 비타민과 미네랄 저장분이 고갈되어 체내 불균형이 초래된다. 고설탕 식이를 지속하여 몸에 스트레스를 주면 만성병 상태가 된다).

**상원의원** | 연방상거래위원회(FTC)는 설탕업계가 설탕에 대해 '에너지를 증대하는 영양소'라고 광고하는 것을 금지했습니다. 지금 말대로 탄수화물이 에너지원이라고 하지만, FTC가 설탕에 대해 '에너지를 높이는 영양소'라고 광고하는 것을 중지시켰으니, 이제 일반인들이 설탕에 대해 어떤 인식을 갖는지 면밀히 생각해봐야 할 것 같습니다.

**애덤슨 박사** | 이런 권고를 하는 사람들의 자질을 검사해보고 싶군요. 비록 영양학자는 아닙니다만, 위원회로 하여금 '설탕은 에너지를 전달하지도 공급하지도 않는다'는 판단을 내리게 한 사람들의 자질을 인정하기 어렵습니다.

**반 이탈리 박사** | FTC가 설탕 광고를 제재한 이유는, 설탕은 뭔가 독특한 에너지원을 함유하고 있다고 설탕업계에서 광고하기 때문일 것입니다. 만약 그렇다고 한다면, FTC가 이런 유의 광고 기법을 비판한 것은 정당하다고 봅니다.

**상원의원** | 하지만 일반인들은 설탕을 바로 그런 의미로 믿고 받아들입니다. 우리야 우리가 말하는 바를 올바로 이해한다 하더라도 일반인들은 그렇지 못하고, 바로 그 점이 FTC가 우려하는 것입니다. 설탕업계의 광고는 그것이 영양소임을 암시합니다. 이제 여러분이 설탕을 반-영양소라고 부르는 것은 부정확하다고 함으로써, 거의 일치점에 도달한 것 같습니다. 이중 부정은 강한 긍정과 같습니다.

**반 이탈리 박사** | 칼로리를 용이하게 제공하는 식품은 훌륭한 에너

지 공급원입니다. 이것이 FTC가 말하려는 바일 것입니다(*진짜?*).

상원의원 | 반-영양소라는 말이 틀렸다고 하셨는데요, 그럼 어떤 추론을 하더라도 진심으로 영양소라는 말을 하시는 거군요.

반 이탈리 박사 | 설탕은 영양소입니다.

상원의원 | FTC는 바로 그 점을 믿지 않기 때문에, 그런 말을 써서는 안 된다고 결정내린 거죠.

반 이탈리 박사 | 미안하지만, 동의할 수 없습니다. 제 생각에 FTC는 업계가 설탕 판매를 위해서 오해를 일으킬 수 있는 정보를 흘리는 점에 대해서 제재를 가한 것이라 봅니다.

상원의원 | 광고를 보여 드려야겠군요. 복사해 온 것이 있습니다.

바로 그때 상원선별위원회(Senate Select Committee)의 의장인 맥거번 상원의원이 이제 시간이 다 되었다고 말한다. 토론과 의견 청취는 연기되었다. 슈웨이커 상원의원은 끝나는 그 시점까지도 계속 옳은 관점을 견지했다.

몇 개월 후 국가자문심의위원회(National Advertising Review Board)의 5인으로 구성된 심의 패널은 설탕이 영양소라는 주장은 근거가 없음을 밝혔다. 설탕업계는 반박할 수 있을 때까지 광고를 중지하기로 약속했다. 그러나 광고가 중단되기까지 많은 사람들에게 잘못된 정보가 전달되었다. 설탕업계가 유사한 광고 캠페인을 전개하지 않겠다는 약속은 실효를 거두지 못했다.

정부 한 편에서는 설탕업계의 팔목을 비틀면서도, 다른 한 편에서는 도와주고 싶어 안달이었다. 미국 농무-보건성과 교육-복지성은 미국식품가공연합(Grocery Manufactures of America)과 광고협회(Advertising Council)와 함께 납세자의 돈을 들여 무료 배포용 컬러 만화책을 새로 제작했다. 그것은 정확하게 FTC가 설탕업계로 하여금 하지 못하게 하려는 것이었다. 설탕이 영양소임을 암시하는 내용 말이다. 주요 영양소와 설탕을 같이 배열함으로써, 통알곡 · 채소 · 과일에 든 천연 탄수화물과 설탕과 흰 밀가루라는 정제 탄수화물을 구별하는 필수적인 기본 지식을 그르쳐 대중을 오도한 것이다. 심지어 설탕이 치아에 나쁘다는 기본 경고조차 실리지 않았다. 비만한 10대는 많이 먹지 않도록 주의를 주는 것이 고작이었다.

워터게이트 시대인 1970년대에 미국 대중이 깨달은 바처럼, 정부는 도덕주의자들이 뭐라고 지껄이든 얼굴색 하나 안 변하고 거짓말을 해댈 수 있다. 이야말로 《뉴욕 타임스》의 러셀 베이커 기자가 말하는 '진보'다. 사람들은 정부의 말은 진실이라 믿기 때문에 정부의 거짓말은 가장 위험하다. 그들은 우리의 무지를 이용해 그럴듯하게 거짓말을 만들어 낸다.

거의 20년 전 윌리엄 코다 마틴은 '어떠할 때 음식을 음식이라 하고 어떠할 때 음식을 독이라 하는가?' 라는 의문을 풀려고 애썼다. 독에 관한 그의 해답은 다음과 같다.

**의학적 정의** | 인체에 투입되고, 섭취되고, 체내에서 생성되는 물질로, 질병을 유발하거나 유발할 가능성이 있다.

이학적 정의 | 촉매의 활성도를 저해하는 물질. 촉매란 반응을 활성화하는 미세한 화학적 물질이나 효소를 뜻한다.

사전에 나오는 독약의 정의는 더 광범위하다. 즉 "해로운 영향을 끼치거나 악용될 수 있는 것."

마틴 박사는 정제 설탕을 독약으로 분류한다. 설탕에는 생명력과 비타민 · 미네랄이 사라졌기 때문이다.

남은 것은 오직 순전히 정제 탄수화물이다. 그러나 정제 과정에서 사라져 버린 단백질 · 비타민 · 미네랄이 있어야 정제 전분과 탄수화물을 몸에서 이용할 수 있다. 각 식물에 함유된 탄수화물이 대사 과정을 거칠 만큼의 영양소는 원래의 식물 속에 충분히 함유되어 있다. 다른 탄수화물에 대해서도 충분하다. 탄수화물이 불완전하게 대사되면 피루빅산(pyruvic acid)이나 다섯 개의 탄소 원자를 주축으로 한 5탄당 같은 독성 대사 물질인 불완전 당이 나온다. 피루빅산은 뇌와 신경계에 축적되고, 불완전 당은 적혈구에 축적된다. 이런 독성 대사 물질은 세포 호흡을 방해한다. 생존에 필요한 산소가 없어 정상 기능을 하지 못하게 된다. 시간이 흐르면 세포가 죽기 시작한다. 인체 특정 부위의 기능이 손상되고, 퇴행성 질병이 발생한다. 정제 탄수화물(정제 당, 흰 밀가루, 흰 쌀, 마카로니, 아침식사용 시리얼)이 현대인의 식사의 반 이상을 차지한다니, 왜 요즘 사람들이 퇴행성 질병을 더 많이 앓는지, 굳이 엄청난 돈을 들여 연구할 필요가 있겠는가?

지난 300년 동안 변한 것은 거의 없다. 1685년 윌리스가 설탕에 대한 경고문을 출간하고 40년이 흐른 후, 드디어 설탕업계는 자신들을 옹호할 의사를 찾아냈다. 런던에서 《윌리스 박사를 반박하여 설탕을 변호함(Vindication of Sugar Against the Charge of Dr. Willis)》이라는 책이 출간되었다. 윌리스가 창립한 왕립학회의 회원들로부터 인정을 받으려면 라틴어로 저술해야 했지만, 이 글은 영어로 작성되었고 '숙녀 분들에게 헌정되었다'. 저자의 결론은, 설탕은 의료진 사이에서도 논란거리라는 것. 그리고 가장 맛있고 풍부한 향기를 가진 양념인 설탕이 수많은 적들을 극복하고 살아남은 것을 찬양한다.

장수하지 못하고 죽은 윌리스에게 한 방 먹인 것이다. 윌리스가 설탕의 위험을 깨달은 것은 자신의 체험 때문이었을까? 이른바 설탕에 대한 변호서를 지은 저자가, 영국 서인도회사로부터 두둑한 몫을 챙겼으리라는 의심을 품지 않은 채 이 책을 읽기란 쉽지 않다. 이 책은 전혀 변호를 하고 있지 않다. 온통 과대 광고뿐이다. 다음은 그 내용의 일부다.

본인은 숙녀 분들에게 빵과 버터·우유·물·설탕과 같은 좋은 재료를 정선하여 아침식사를 할 것을 자주 권합니다. 초콜릿과 홍차도 신중하게 먹는다면 비범한 가치를 느끼게 하는 음식입니다. 비록 커피가 편견을 갖게 할 만큼 큰 영향을 제 건강에 끼치긴 했지만, 커피를 비난하거나 헐뜯지는 않습니다. 적당한 양을 섭취한다면, 어떤 이들에게는 커피가 유용할 수도 있습니다. 정백당을 넣어서 먹으면 좋을 질병도 있습니다.

주의해서 사용하면 설탕은 비만하거나 멋진 몸매를 바라는 사람도 먹을 수 있습니다. 설탕은 영양가가 매우 높아서 원치 않는 비만을 막아 줍니다. 설탕은 건강하고 혈색 좋은 얼굴로 만들어 주며, 짜증 많은 성격을 온화하게 만들어 주고….

설탕을 더 칭찬해 볼까요. 아무리 달콤하고 섬세한 맛을 지닌 과일이라도, 농익었을 때조차 남아 있는 거친 신맛을 부드럽게 달래 주는 것은 설탕입니다. 다디단 설탕과 라즈베리조차 설탕을 뿌려 맛을 돋우며, 건포도에 설탕을 뿌리지 않으면 맛을 견뎌내기 힘듭니다. 빛나는 태양이 과일을 달게 익게 하는 점을 볼 때, 이 영광스런 태양은 설탕에 의해 다스려지고 있다고 할까요….

저자는 왕립 의과대학과 왕립학회의 회원인 프레드릭 슬레어 박사다. 엄청난 부수를 자랑하는 잡지들에 설탕을 옹호하는 글을 기고해 온 하버드대학 영양학과 교수인 프레드릭 스테어 박사와 이름도 비슷하지 않은가?

《일간 여성 의류(Women's Wear Daily)》지의 격주판인 《W》와의 인터뷰에서 스테어는 문제를 빙빙 돌려 예전의 설탕업계의 입장으로 되돌려 놓았다. 그는 세계 에너지 위기로 인해 설탕 섭취의 필요성이 배가된다고 주장했다. 다음은 인터뷰 내용이다.

가장 좁은 면적에서 가장 많은 에너지를 생산하는 식품을 경작해야 한다. 예를 들어, 땅 0.15에이커면 100만 칼로리나 되는 설탕이 생산된다. 고기 100만 칼로리를 생산하려면 땅 17에이커가 필요하다. 칼로리는 에너지이므로 사람들이 하루 설탕 섭취량을 두 배로 늘리면 더욱 건강해질 것이라고 제안한다. 설탕은 가장 저렴한 에너지 공급원이다. 그러므로 세계인의 식생활에 설탕은 더욱 보급될 것이다.

설탕에는 칼로리만 있고 영양소가 없다고 말하는 사람들이 있다. 앞으로는 다른 식품들처럼 영양소가 더욱 강화된 설탕이 생산되리라 전망한다. 완벽한 식품이란 없다. 엄마의 젖조차 완벽하지 않다.

스테어는 진실을 담고는 있으나 결코 드러나지 않은 효과적인 거짓말을 구사했다. 다시 한 번 말하지만, 이런 그럴듯한 말들은 독자들의 무지를 바탕으로 한다. 사실 설탕을 선택하든 고기를 선택하든 둘 다 매우 잘못된 선택이다. 설탕을 가공하기 위해 사탕수수를 재배하는 것이나, 스테이크를 굽기 위해 소를 키우는 것이나 모두 지독한 낭비이니까.

슈퍼마켓의 상품 중에 설탕이 가장 저렴한 칼로리를 제공한다지만 숨겨진 비용을 모두 계산해 보자. 미국인이 치아를 때우고 틀니를 만드는 비용이 거의 540억 달러에 달하리라고 셈한 사람도 있다.

1909년 이래 미국의 설탕 소비량은 여러 배 증가했다. 그 결과 신체적 퇴행이 우리 주위 어느 곳에서나 관찰되고 있다.

스테어는 "설탕에는 칼로리만 있고 영양소가 없다고 말하는 '사람들이 있다'"고 말한다. 이 말이 옳은지 그른지는 말하지도 않는다. 자신 같은 의료계 권위자를 내세우는 대신 '그렇게 말하는 사람들이 있다'고 말함으로써, 권위 있는 근거보다는 아무것도 장담하지 않고 버티다 보면 그저 언젠가 모든 게 잘될 거란 것만 은근히 암시할 뿐이다.

그 와중에 스테어는 설탕에 영양이 강화되리라고 전망한다. 식품의약국(FDA)은 다시 입장을 바꿔야 할 판이다. 생명력이 박탈된 설탕을 합성 비타민 몇 개로 '강화'한다는 것은 엄청난 왜곡이다. 드라큘라 백작이 당신의 피를 모두 빨아먹고 나서 창문으로 날아가기 전에 비타민$B_{12}$ 주사를 놓아주었다고 하자. 당신은 '강화'된 것인가?

스테어조차 설탕이 완벽하지 않음에 동의한다. 그러나 엄마 젖조차도 완벽하지 않고, 완벽한 식품이란 없다고도 말한다. 대체 어느 엄마의 젖을 말하는 건가? 설탕은 식품으로서 전혀 가치가 없고, 어떤 영양소의 관점으로 보더라도 0 이하의 등급을 받는다. 엄마의 젖은 삶 자체의 다양성에 따라 질이 다르다. 엄마가 어떤 음식을 먹느냐에 따라 달라진다. 인류의 미래도 음식에 따라 달라질 것이다.

1951년 5월 16일, 유행 식품에 대한 스테어의 연설문을 담은 설탕연구재단의 자료를 보면, 그는 다음과 같이 말한 것으로 인용되어 있다.

"식이 끝나기 전에 설탕연구재단과 영양재단, 여러 식품업체들이 기초 영양학 연구를 뒷받침하는 데 큰 도움을 주었을 뿐만 아니라, (하버드대학 영양학과에) 큰 도움을 주어서 매우 감사하다는 말을 꼭 해야겠습니다."

1957년 1월 22일에 간행된 보스턴영양협회(Boston Nutrition Society)의 공개 서한 두 편에 의하면, 1950년에서 1956년 사이에 앞서 말한 업체들이 스테어가 속한 하버드대학 영양학과에 거의 25만 달러에 달하는 돈을 기부했다고 한다. 남아프리카공화국 더번 시에 있는 에드워드 7세 기념 병원 당뇨병 클리닉의 캠벨 박사는 이와 같은 일을 당장 금지해야 한다고 주장하며, 설탕업계와 그들이 고용한 의료 하수인들이 설탕 판매를 촉진하기 위해 매우 왜곡되고 때로는 거짓된 진술을 자행하는 일을 세계보건기구(WHO)의 주도 하에 제재해야 한다고 말한다. 캠벨은 설탕업계로부터 돈을 받는 영양학회 내의 과학자들이 고용주와 지원자의 이익을 위해 학회와 학계의 명의를 이용하려는 시도를 막을 윤리 규정을 제안하고 있다.

"이해관계가 없는 학자들은 설탕업계로부터 어떤 형태의 경제적 도움도 받지 않도록 특별히 경계해야 한다. 특히 '아무런 조건 없는 형태'인 경우 더욱 그러하다. 거의 모든 영양학자들은 이런 자신들의 과오를 반성해야 한다." 캠벨,《영양과 질환(Nutrition and Diseases)》

설탕에 대한 매우 주목할 만한 논문들 중에는 업체로부터 지원받는 연구자들에 대한 정보나, 그들에 대한 제재 조치가 가려진 채 출판되는 경우가 비일비재하기 때문이다.

# 정의는 어디에?
Codes of Honesty

공공법 제정의 대표 사례로 식품약물법(Pure Food and Drug Laws)을 지목하는 사람들이 많다. 국민 건강을 보호하는 것보다 중요한 정부의 목표가 또 있을까? 생물학적인 신체적 퇴화가 계속해서 진행되고 있었기 때문에, 돈벌이 수단으로 남의 건강을 이용하거나 남에게 독을 먹이는 행위를 금지하는 법률을 제정할 필요가 있었을 것이다.

"대도가 무너지고서야 인의가 생겨났다(大道廢有仁義)"라고 노자(老子)는 말했다. 《도덕경(道德經)》 상편 18장__역주

'현재의 무가당 맥주를 고수할 것인가'를 둘러싼 논쟁은 영국 선술집을 뜨겁게 달군 해묵은 사회적 이슈였다. 1816년 영국 의회는, 맥주 양조업자가 시판되는 맥주에 설탕을 첨가하는 행위를 불법으로 규정한 법령을 통과시켰다. 양조업자가 설탕을 갖고 있기만 해도 맥

주에 설탕을 첨가할 의도가 있는 것으로 간주되었다. 부정직한 양조업자는 반품된 물품이 실린 수레에 실려 본보기로 온 마을을 끌려 다녔다. 의회는 경고 조치 후 벌금을 부과했다. 불순물 첨가 행위는 이제 보다 '근대적'인 방식으로 처벌하게 된 탓에, 적발된 양조업자는 법정에 끌려가 판사에게 넘겨졌다. 양조업자들은 조직을 결성해 20년 동안 의회에 대한 로비를 벌였고, 의회는 양조업자 전용의 설탕 시럽으로 어두운 색 맥주를 제조하도록 허용했다. 이런 것이 이른바 '진보'다.

그 당시인 1830년, 어느 익명의 영국인 소비자 운동가가 《치명적인 혼합물 제조와 점진적인 중독을 폭로하며(Deadly Adulteration and Slow Poisoning Unmasked)》혹은《단지와 병에 담긴 질병과 죽음(Disease and Death in the Pot and the Bottle)》이라고도 알려진 책을 펴내어 대중의 분노를 자아냈다. 혈액을 오염시키고 생명을 위협하는 불순물이 포도주와 증류주·맥주·빵·밀가루·차·설탕·향신료·치즈·페이스트리·사탕과자·약물 등에 섞여 있음을 대중에게 적나라하게 알린 것이다.

영국에서는 한 의사가 신(新) 발명품인 현미경으로 오염이 의심되는 식품을 조사하자는 제안을 내놓았다. 1850년의 일이다. 그는 실험 논문을 같은 해 런던에서 열린 식물학학회에서 발표했다. 현미경으로 설탕에 대한 충격적인 발견을 한 사실이 알려지자 언론과 대중이 벌떼처럼 달려들었다. 유명한 영국의 의학 전문지인《랜싯(The Lancet)》의 발행인은 해슬 박사에게 다른 식품도 계속하여 현미경으로 조사해 줄 것을 요청했다. 대중의 공포는 사방으로 번져 나갔다. 《랜싯》은 4년 동안 해슬의 실험을 연재했다. 식품들의 가공할 만한 상태에 대해 명백한 보고들이 나왔고, 사람들은 음료수 한 잔에도 손을 내밀 수 없었다. 수백, 수천에 이르는 오염식품의 제조자와 판매자의 이름과 주소가 그대로 공표되었다. 실험 결과는 끔찍했다. 34개의 커피 표본 중 순수한 것은 3개에 불과했고, 빵 49덩어리가 죄다 알루미늄을 함유하고 있었으며, 56개의 코코아 표본 중에 만족할 만한 것은 오직 8개였고, 우유 26개 중 15개는 오염되었으며, 100개 남짓 되는 사탕과자에 하나 이상의 유해 화학 물질이 섞여 있었다고 한다. 태너힐,《식품의 역사(Food of History)》, 346쪽

　의회는 위원회를 소집하여 워터게이트 청문회를 방불케 하는 청문회를 몇 년간 계속한 끝에 엄격한 법률을 통과시켰다. 몇 년간 소송이 잇달았다. 그러나 1899년에 이르러 영국의 식품 생산이 대부분 산업화되면서 새로운 문제가 대두했다. 제조업자는 순진한 대중을 속였고, 그 결과 다음해인 1900년에는 큰 재난이 닥쳤다. 6천여 명의 사람들이 이름 모를 새로운 질병을 앓았다. 알코올 중독이라고도 했고, 말초신경염 혹은 다발성 신경염이라고도 했다.

　의사가 외부 세균이든 열대 곤충이든 칙칙한 아메바이든 그 병의 원인을 찾아내기도 전에 사망자가 70명을 넘어섰다. 대부분 맥주를 마신다는 공통점이 있었고, 현대적 맥주 양조장의 모델이라 할 양조장에서 일하는 사람이 많았다. 조사 결과, 맥주에 비소가 위험할 정도로 다량 함유되어 있음이 밝혀졌다. 맥주를 시장에서 거둬들이자

유행병이 사라졌다. 이처럼 간단했다. 한 업체가 유행병에 휩쓸린 여러 양조장에 맥주 양조용 설탕(포도당과 전화당)을 공급하고 있었고, 이 업체의 양조용 설탕이 제조 과정에서 비소에 오염된 것이다. 비소가 2.6퍼센트나 함유된 것도 있었다.

왕립조사위원회(Royal Commission)는 영국산 맥주가 담겨 있는 배럴통 밑바닥까지 조사하도록 했다. 그 결과 정제 과정에 쓰이는 석회와 스트론튬 같은 불순물을 가라앉히기 위해 카르보닉산(carbonic acid)을 사탕무와 사탕수수즙에 불어넣었다는 경악할 만한 사실이 드러났다. 카르보닉산 가스는 석탄의 부산물로, 설탕에 비소를 소량 남긴다. 비소가 함유된 맥아나 설탕 첨가제가 양조 과정 중에 발효될 때 효모균은 상당량의 불순물을 그 안에 침전시키기 때문에 부분적으로나마 맥주를 정화하게 되지만, 바로 이 효모균을 사용하는 요리는 비소에 오염되게 된다.

왕립조사위원회는 부정직한 양조업자를 마을에서 쫓아낸 시골 사람들이 현명했다는 것을 절감했다. 당시 유럽 대륙에서는 옛 방식으로 맥주를 빚었다. 산화 가스를 이용해 가마에서 맥아를 말리는 대신, 바닥에 불을 때서 맥아를 넣어 말렸다. 옛 방식은 느리기는 했지만 안전했다. 독일 등의 유럽산 맥주에는 비소가 함유되어 있지 않았다. 치명적인 비소는 산업화된 영국의 이른바 진보한 맥주에만 들어 있었다. 이 발견은 다른 모든 가능성에 경종을 울렸다. 왜냐하면 맥주뿐만 아니라 1847년 의회가 법안을 상정하고 입법한 후에는 꿀과 잼·마멀레이드·캔디 등의 가공식품에 전화당을 첨가하는 위험천

만한 발효법이 허가되었기 때문이다.

《브리태니커 백과사전》은 노자의 경구가 옳다는 것을 조심스럽게 보여 준다 : "현재의 법으로는 가공 과정이 'admixture(혼합)'인지 'adulteration(혼합, 변질)'인지 판단하기가 대단히 어렵다. 후자는 분명히 기만적인 의도를 가진 것이다. 그러나 용례와 대법원의 판결로 인해 점진적으로 그런 행위가 관례화되어 왔다." 식품안전법의 입법을 위한 평가 작업은 영국에서 먼저 시작되었고, 미국은 나중에야 뛰어들었다. 전쟁의 시작은 영국의 맥주였고, 미국의 경우는 위스키와 코카콜라였다.

당시의 두 나라 정부는 모두 상업에 부속된 기관이라 할 만했고, 상업적 부패가 정치적 부패로 이어졌다. 1870년대 그랜트 대통령 재임 시의 위스키 스캔들과 1920년대의 티팟 돔 스캔들, 1970년대의 워터게이트 사건까지 정치적 부패 사건은 대중에게 널리 알려지지만 업계의 부패는 알기가 힘들다. 채프먼 19~20세기에 활약한 미국의 시인이자 극작가이며 비평가. 남북전쟁 후 만연한 속물주의를 공격했다_역주은 말하길, 정부의 경우 공무 수행 시 철통 같은 보안을 유지하며 공무를 수행하기가 어렵지만, 사업가에게는 가능하다고 말했다. 특히 식품 사업이 그렇다. 예를 들어, 의원 후보의 약력은 대중에게 낱낱이 알려진다. 하지만 식품은 어떤가? 1975년 포장에 내용물을 명시하도록 규정이 바뀌었지만, 소비자가 아이스크림의 성분을 아는 건 불가능했다.

미국 정부는 건국 초기부터 조세국을 통해 위스키 사업에서 몫을 챙겼다. 산업상의 이유로, 혹은 세금을 빨아내기 위해 무거운 소비세를 주조업자에게 물렸다. 당시 몇 년간은 진짜 위스키가 나왔다. 곡물을 발효시켜 얻은 걸쭉한 액을 팟 증류기(pot still)로 증류해서 증류액을 얻었다. 곡물의 천연 요소가 모두 담긴 이 액체와 에틸 알코올이 적정한 증류 온도에서 술로 제조되었다. 위스키에는 저장용 오크통의 색소와 수용성 물질과 저장 과정에서 생성된 물질이 녹아 있었다. 저장을 하면 4년까지 맛좋게 먹을 수 있었다. 위스키라는 단어는 라틴어인 '아쿠아 비타(aqua vitae, 생명수)'의 아일랜드와 스코틀랜드식 변형이다. 프랑스 사람들은 와인을 만들며 '오 드 비(eau de vie)'라고 부른다. 스코틀랜드 갈리어로는 '위스게 브레타(uisge beatha)'였으며, 이 말이 '우스케보(usquebaugh)'로 변하여 마침내 '위스키(whiskey)'라는 영어가 되었다.

  그러다가 연속 증류기(continuous still)가 발명되었다. 설탕 정제 공장처럼 이 기계는 생산의 혁명을 가져왔다. 세금도 안 내는 값싼 증류 알코올을 만들게 된 것이다. 값싼 알코올과 진짜 위스키를 섞은 후 색소와 향미를 넣어 위스키로 팔았다. 이 가짜 위스키에 정제 알코올이라는 설명을 붙였다. 눈 깜박할 새에 싸구려 알코올 제조업이 황금알을 낳는 신종 사업이 되었다. 가짜 알코올이 진짜 알코올의 이름과 포장으로 시장에서 팔렸다. 의회는 세금으로 몫을 챙길 수 있었던 까닭에, 그들의 기만행위를 눈감아 주었다. 부자뿐만 아니라 가난한 사람도 술에 만취하여 알코올 중독에 빠질 수 있었다. 알코올 중독이 온 나라에 만연하자 개혁 운동이란 명목으로 진짜든 가짜든 모든 종류의 알코올을 금지하는 극약 처방이 내려졌다.

바야흐로 식품이나 음료·약물은 무엇이든 허용되는 시대였다. 약국과 가게에서 의사의 처방 없이 헤로인과 모르핀·코카인을 팔았다. 중독성 약물이 주(主)인 특허 약물은 우편 판매를 통해 엄청난 돈을 긁어모았다. 시골 가게와 술집에서는 정제 위스키를 팔았다. 습관성인 이른바 만병통치약의 광고는 신문이나 잡지에 빈번히 등장했다. 그러나 스페인-미국 전쟁 시 군대에 쇠고기 통조림을 납품했던 사람들은 도가 지나쳤다. 썩은 고기 때문에 군인들이 병들어 죽었으니 말이다. 이 고기 스캔들은 사회를 들끓게 했다. 개혁적인 잡지는 통조림과 병조림 식품에 든 식품첨가물과 인공 색소, 인공 향신료의 충격적인 사용 실태를 고발했다. 업튼 싱클레어19~20세기에 활약한 미국의 소설가이자 수필가이며 극작가. 사회주의적 관점을 견지했다_역주는 《정글(The Jungles)》이란 소설로 육류업자에게 타격을 입혔다. 경악한 대중은 정부의 조치를 강력히 요구하게 되었다.

농무성 화학 분과의 책임자인 와일리 박사는 그 시대의 랠프 네이더 현대 미국의 소비자 운동을 이끄는 인물_역주였다. 수십 년간 식품 개혁 운동과 약물 규제 법안에 힘쓴 덕에, 1902년에는 마침내 대중을 상대로 한 실험으로 사람들의 관심을 사로잡았다. 젊고 건강한 남성 지원자들로 팀을 짜서(신문에서는 나중에 이들을 '독약분대'라고 불렀다) 소박한 미국식 음식을 먹이다가 케첩과 옥수수 통조림, 빵, 육류에 넣는 새로운 식품첨가물을 차례로 하나씩 독약분대의 식단에 추가했다. 식품가공업자는 전전긍긍하고 대중은 환호하는 가운데 실험이 계속되었다. 실험 결과는 매일 신문에 실렸고, 사람들의 이목이 집중

되었다. 5년 동안 독약분대는 당시 식품가공업자의 표준 사용량만큼 규칙적으로 식품첨가물과 혼합물·색소를 섭취했다. 예를 들면, 붕산·살리실산·살리실산염·안식향산·안식향산염·이산화황·아황산염·포름알데히드·황산구리·초석 같은 것들이다. 와일리는 식품에 쓰이는 화학 물질이 인체에 미치는 심각한 영향을 자세히 정리한 회보를 정기적으로 발행했다. 신문에는 와일리라는 이름이 일상어처럼 자주 등장했고, 독약분대의 인기는 우리 시대의 우주비행사에 비견할 만했다. 식품 로비와 약물 로비, 정제 위스키 로비가 함께 진행되었다. 대중들이 개혁 운동에 대해 열기를 보여 준 지 20년이 흐른 후에 식품약물법은 의회에 상정되었다. 상원과 하원의 표결 결과 304명이 찬성, 오직 21명만이 반대였다. 1907년 1월 1일, 와일리의 화학 분과는 미국 식품업계를 단속하는 권한을 위임받았다. 법을 제정하고, 조사에 착수하고, 법위반자들을 법정에 세웠다.

와일리의 화학 분과는 엄격하게 법을 집행했다. 가짜 위스키는 상자째 압수하고 제조업자는 법정에 넘겨졌다. 식품첨가물을 섞고 허위 기재한 혐의로 주 경계 밖에 선적한 코카콜라를 압수하기도 했다.

와일리, 《식품법 위반의 역사(The History of a Crime Against the Food Law)》, 57, 376~381쪽

코카콜라란 무엇인가?

17세기 초반 남아메리카를 여행하던 한 이탈리아인은 인디언들이 코카 잎을 즐겨 씹는 것을 보았다. 그들은 일을 하든 여행을 하든 라임을 간 것과 키니네 초본의 재를 조금 섞은 코카 잎을 지니고 다니며

계속 씹었다. 1594년에서 1606년 사이에 작성한 일지에 "그것을 씹으면 기분이 좋아지고, 아무것도 먹지 않고도 하루이틀은 활력 있게 걸을 수 있다"라고 카를레티 17세기 이탈리아의 탐험가. 중앙아메리카와 남아메리카를 탐사하며 인디언의 풍습과 코코아 등의 식물을 유럽에 알렸다_역주는 적었다.

그들은 하루에 서너 번씩 모든 일을 멈추고 코카로 휴식 시간을 가졌다. 태고 적부터 페루의 인디언들은 원기를 회복하고, 정신을 자극하고 각성하며, 용맹을 드높이기 위해 코카 잎으로 안정을 취했다. 지금의 코카인은 남아메리카의 코카 잎과 여러 가지 알칼로이드성 약물을 정제하여 만든 것이다. 현재 코카 식물을 재배하는 곳은 서인도제도와 자바·수마트라 등 열대 지방이다.

북아메리카의 인디언들은 담뱃잎을 씹거나 피웠지만, 서아프리카의 원주민들은 콜라 열매의 낱알을 씹어 흥분제로 사용하는 습관이 있었다. 콜라 열매에는 카페인(커피의 함유량이 더 낮다)과 서양 의학에서 강심제로 쓰이는 콜라닌에 해당하는 흥분 성분이 함유되어 있다.

남북전쟁 전, 미국 남부의 상류층 여성들은 매일 아편 팅크나 중독성 아편 시럽을 규칙적으로 섭취하여 스스로를 '치료'했으며, 코카콜라의 시작도 두통 치료용 특허약이었다고 한다. 당시의 마약 산업은 황금알을 낳는 거위로서 정당한 합법적 사업이었고, 신문과 잡지 한 면에는 아편·코카인·모르핀, 그리고 나중에는 헤로인이 매독에서 구취에 이르는 만병통치약이라는 광고가 실렸다. 대부분의 설탕 탄 약물처럼 이 두통 치료약도 정의상, 그리고 특성상 습관성 약물이었다. 코카콜라를 마시는 버릇은 미국 남부에서 시작된 대박 사업의 기초가 되었다.

1890년대 코카콜라 사는 콜라가 "신경과 뇌의 신비한 강장제이며 뛰어난 치료약"이라고 광고했다. 1906년 최초의 식품약물법이 통과된 후 연방 정부는 '강장제(tonic)'라는 용어에 대해 처음으로 공식적인 검토를 시작한다. 법안이 검토되는 동안, 미 농무성 화학 분과는 코카콜라를 분석했다. 다른 주로 코카콜라를 운송하던 업체가 기소되었고, 생산자와 판매자는 불법 첨가제 혼합과 허위 기재 혐의로 형사 고발되었다.

이로부터 몇 년 후, 화학 분과의 창설자이자 책임자인 와일리는 다음의 글을 남겼다 : "미국인의 음식과 약물을 오염시키는 자들은 화학 분과의 활동을 언젠가는 무력하게 만들 수 있다는 사실을 간파했다. 이들은 자신들이 기소당하지 않도록 스스로를 보호했고, 우리를 무력하게 만들 수 있는 모든 라인과 로비를 벌였다." 화학 분과가 코카콜라 사를 고발해도 고위 조직의 승인을 받아 낼 수 없었다. 마침내 "코카콜라 사를 법정에 세우려는 활동을 중지, 포기하라"는 농무성 장관의 서명이 든 명령이 화학 분과에 하달되었다.

모든 사람들이 생각하는 바와 같이, 상황을 억지로 수습하려고 한 것은 1970년대의 워터게이트나 ITT 사건처럼 최고위층이었다. 급기야 애틀랜타의 신문사 사주인, 괄괄한 성격의 실리가 워싱턴으로 와일리를 찾아왔다. 그는 왜 화학 분과가 케첩과 완두콩 통조림 제조자에게는 실형을 선고한 반면, 코카콜라 사에 대해서는 집행유예 처분을 했는지 알고 싶어했다. 와일리는 조용히 농무성 장관의 사인이 든 공문을 보여 주었다. 와일리의 말에 의하면 "그는 농무성 장관이 법 집행을 방해한다는 사실에 매우 경악했다"고 한다.

그는 분노에 차서 즉시 농무성 장관 사무실에 쳐들어가 식품약물법 위반자를 수호하는 농무성의 정책에 격렬히 항의했다. 뿐만 아니라 만일 장관이 뜻을 철회하지 않는다면, 애틀랜타에서 발행되는 자기 소유의 신문에 지저분한 사실을 모두 공표하겠다고 협박했다. 선택의 여지 없이 농무성은 공적으로 화학 분과를 규제하지 못하게 되었다. 그러나 사적으로는 사건을 내부적으로 잠재우기 위한 모든 노력을 다했다.

화학 분과는 코카콜라 사건을 컬럼비아 특별구 관할로 송치하려고 했다. 전문가들이 쉽게 갈 수 있을 뿐만 아니라 증거를 모으기가 간단하여 정부의 비용이 절약되기 때문이었다. 그러나 부서의 최고책임자는 코카콜라 사건을 테네시 주 채터누가에서 심리하라고 지시했다. 그곳은 코카콜라 사의 주요 병입(甁入) 작업장이 있는 곳으로, 큰 호텔을 위시한 엄청난 규모의 부동산이 그곳의 소유였고, 매수한 판사가 한두 명쯤은 있었을 것이다. 채터누가의 분위기는 전체적으로 코카콜라 사에 호의적이었다. 부서는 많은 비용을 들여 화학 분과의 사무관을 본부에서 멀리 떨어진 곳까지 파견해야 했다. 애틀랜타에서 사건을 심리하는 게 공평했을 것이다.

뜨거운 공방과 함께 지루한 심리가 끝없이 계속되었다. 양쪽 모두 전문가를 대거 내세웠다. 코카콜라 사의 변호사는 용어의 사용이 적절치 못하다며 사건을 기각시키려고 했다. 코카콜라의 주요 유해 요소인 카페인은 원래부터 들어 있던 성분이므로 첨가 물질로 정의할 수 없다는 것이 그의 논리였다. 채터누가의 판사는 이 논리에 편들어 사건을 기각했다. 화학 분과는 이 결정에 항소하여 대법원까지 가게 되었다.

대법원은 1917년 9월 만장일치로 채터누가 지방 판사의 결정을 파기하고 화학 분과를 지지했다. 휴즈 대법관은 다음과 같은 글을 남겼다.

"우리는 카페인이 첨가물이라는 것을 인정할 수밖에 없다… 소송인이 늘 주장해 온 대로 이 제품은 코카와 콜라를 모두 함유하고 있다… 우리는 지난 판결이 잘못되었다고 결론내린다. 따라서 판결을 번복한다…." 와일리,《식품법 위반의 역사》, 376~381쪽

대법원의 판결은, 즉 카페인은 첨가 물질이며 코카콜라는 기술적 명칭일 뿐 고유한 명칭은 아니라는 내용이었다. 카페인이 첨가 물질이 아니라고 주장해 온 코카콜라 사의 논지는 뒤집혔고, 그들은 곤경에 빠지게 되었다. 나중에 일어날 일이지만, 1914년의 해리슨약물통제조치(Harrison Drug Control Act)를 강화하려는 대법원의 결정은 행정부의 방해로 결국은 무산되었다. 입법부와 마찬가지로 사법부도 군대를 보유하지 않았다. 농무성의 T멘(men)과 G멘을 위시한 다른 요원들은 행정부를 위해 일했다. 법과 질서에 대한 도전은 정부가 막아야 할 일이었다. 코카콜라 사가 회사의 생명을 부지하기 위해 뒤에서 무슨 일을 했는지는 짐작만 해볼 뿐이다. 1917년 사건이 채터누

가 법정으로 되돌아오자, 코카콜라 사는 무조건 승복하고 선처를 호소했다.

지방 검사의 동의를 얻어 법정은 다음과 같은 판결을 내렸다. 액면으로는 호전적인 애틀랜타의 신문 편집자를 만족시키는 가혹한 판결이었다. 즉 소송비용은 모두 코카콜라 사가 부담하며, 압수한 코카콜라 40배럴과 20케그는 "미 연방 식품약물법 및 합중국 내 각 주, 특별구, 부속 도서의 법에 반하여 팔거나 배포할 수 없다"라는 제한 하에 해당 업체에 돌려주도록 했다.

충분한 듯했다. 조지아 주 지역 외에는 코카콜라를 판매할 수 없었다. 그러나 판사의 판결문에는 다음과 같은 안전장치가 있었다.

"압수 처분은 이번 소송으로 압수된 제품에 한하며, 상기 코카콜라 사와 다른 제품에는 적용되지 않는다…."

다시 말하면, 이번에 압수당한 40배럴과 20케그는 판매할 수 없지만, 이외의 것을 다른 곳에서 판매하는 것은 허용한다는 내용이었다. 식품약물법에 따라 화학 분과가 조치를 취하려면 다시금 배럴 하나하나, 케그 하나하나, 병 하나하나마다 조치를 취해야 했다. 몇 줄의 무해해 보이는 사소한 법률 용어 몇 마디로 충분한 허점을 만들어 놓은 것이다.

첫 단계부터 농무성 장관이 억지로라도 코카콜라 사에 대해 법집행을 하도록 했어야 했다. 반대자들의 혹독한 공격에 익숙해져 있는 데다, 대중은 실제 조치가 아니라 상징적 제스처에도 쉽게 진정된다는 점을 알았던 농무성 장관은, 화학 분과가 코카콜라 사에 대해 더 이상의 조치를 취하지 못하도록 막았다. 이때부터는 마치 1960년대에 제너럴 모터즈가 랠프 네이더에게 하던 식으로, 와일리는 이어지는 보복성 조사와 소송에 시달리게 된다. 와일리는 그의 책에 다음과 같이 적었다.

어느 주에서나 식품약물법에 따라 코카콜라 사에 대한 법원의 판결을 집행하려는 담당 공무원의 어떤 움직임도 없었다. 대법원의 결정이 내려진 후에야 그런 일들이 일괄적으로 진행되었다.

이런 절차들이 미흡했던 관계로 코카콜라 사는 뉴욕 증시에 자사 주식을 상장할 수 있었다. 판매량은 엄청나게 늘어났고, 이전에 미국 남부를 잠식했듯이 미국 북부를 잠식해 들어갔다. 빈속에 (코카콜라에 들어 있는) 카페인을 마시는 효과는, 차와 커피 속의 타닌산과 함께 든 동일한 양의 카페인을 마시는 것보다 훨씬 위험하다. 판매가 증가함에 따라 건강과 행복한 삶에 대한 위협도 비례해서 증가했다. 뉴욕 증시 담당자는 법원에 의해 정죄된 코카콜라 사의 주식을 받아들였다. 이런 위험천만한 상황은, 법률을 집행하는 공무원들이 제품을 압수하고 제조사에 사법 조치를 취하기만 했어도 쉽게 막을 수 있는 것이었다. 만약 대법원이 법정에서 코카콜라 사에 대한 사면안을 통과시키기라도 했다면 한층 흥미로운 일이 일어났을 것이다.

식품약물법의 통과를 위한 캠페인은 공개적으로 진행되었다. 그러나 취소는 은밀하게 이루어졌다. 식품가공업자와 정제 위스키 제조자는 연합 전선을 결성하여 와일리와 화학 분과의 일을 계획적으로 방해했다. 입법부 의원과 내각 각료, 대통령 집무실 앞에 식품업계 대표들이 진을 친 채 사유 재산을 침해당했다고 불평하며, 와일리와 화학 분과로부터 구원해달라고 빌고 애원하며 그들을 모함했다. 그러나 와일리는 공중의 이익을 대변하는 청렴결백한 공무원의 상징이었으므로, 천천히 끈질기게 우회적으로 일을 진행해야 했다.

케첩 제조사 사장단과 옥수수 통조림 제조사 사장단이 백악관을 방문했을 때의 일이다. 시어도어 루즈벨트 대통령은 이들의 비탄에 찬 호소를 듣고 농무성 장관과 와일리를 불러 직접 듣게 했다. 이들이 구슬프게 자기네 사업에 방해가 되는 각종 제한 조항들을 읊어대는 것을 들은 후 대통령은 농무성 장관을 돌아보며 "자네 부서 책임자의 법 집행 자질에 대해서 어떻게 생각하나?" 하고 물었다(이 회견을 녹음한 대통령 측의 기록은 없고, 와일리의 기록만 남아 있다. 이것만으로도 역사는 행운이다).

농무성 장관은 "법은 법"이라고 답했다. 어떤 목적이든 식품에 건강을 위협하는 재료를 첨가하는 행위는 금지되어야 한다는 것이었다.

"와일리 박사는 건강한 젊은 남자에게 안식향산염이 든 음식을 먹이는 대규모 연구를 수행하면서 어느 경우에나 그들의 건강이 악화되는 것을 확인했습니다."

그래서 루즈벨트는 와일리를 보고 당신의 생각은 어떠냐고 물었다.

"대통령 각하, 저는 '생각' 하는 게 아니라 '아는' 것입니다. 안식향산염과 안식향산을 사람이 먹는 식품에 넣으면 건강에 해롭다는 것을 실험으로 확인했습니다."

대통령은 주먹으로 테이블을 치고는 업체 대변인에게 말했다.

"당신들이 쓰는 물질은 건강에 해롭다니 더 이상 사용하지 마시오."

이것으로 끝났어야 할 일이었다. 그러나 대표단 중에는 (가장 저명했을) 주요 정치적 거물이 끼여 있었다. 나중에 부통령직에 선출된 셔먼이다. 루즈벨트도 맥킨리 대통령이 암살되어 대통령직에 오른 인물이었다. 당시 셔먼은 공화당 대표부의 고위직 인사였고, 그 자리에는 자기 소유 업체인 뉴욕의 셔먼 브라더스 사의 대표도 와 있었다.

"대통령 각하, 어제 보고 드린 내용 중에는 방금 말씀하신 안식향산염과 무관한 것이 있습니다. 저는 식품에 사카린을 사용할 것을 권장합니다. 우리 회사는 작년에 옥수수 통조림을 당화하는 데 설탕 대신 사카린을 써서 4천 달러를 절감했습니다. 이 문제에 결정을 내려주십시오."

와일리는 정치인이 아닌 반면, 다른 사람들은 정치인이었다. 그는 대통령의 측근이 아니었지만, 다른 사람들은 대통령의 측근이었다. 대통령과 같이 차를 마실 기회가 있었더라면 대통령에 대해서 뭘 좀 알았을 테지만, 와일리는 그만 덫에 걸리고 말았다. 대통령의 방식을 어긴 것이다. 그는 대통령의 답을 기다리는 대신, 이 뻔뻔한 정치적 요청에 격노한 나머지 그만 "그 옥수수를 먹는 사람은 사기당하고 있는 겁니다"라는 말을 해버렸다. "사람들은 자신이 설탕을 먹는다고 생각하겠지만, 사실상은 식품으로서의 가치도 없고 건강에도 무척이나 해로운 콜타르 부산물을 먹는 게 아닙니까?"

이렇게 말하자 대통령이 한순간 지킬 박사에서 하이드 씨로 변했다고 와일리는 회고한다. 대통령은 화가 나서 와일리에게 말했다.

"지금 사카린이 건강에 나쁘다고 말하는 거요?"

"그렇습니다, 대통령 각하. 바로 그렇게 말했습니다."

"릭시 박사는 매일 나에게 그걸 준단 말이오."

"대통령 각하, 아마도 각하가 당뇨병 위험이 있다고 생각하기 때문이겠죠."

"사카린이 건강에 나쁘다고 말하는 바보가 어디 있소."

대통령은 화를 냈고, 회의는 끝났다. 이후 와일리는 대통령을 다시는 볼 수 없었다. 식품약물법이 집행되던 첫 해에 백악관의 각료 회의실에서 일어났던 이 사건을, 이 법이 와해되기 시작한 순간이라고 와일리는 추정한다. 와일리,《식품법 위반의 역사》

루스벨트는 어려서부터 몸이 쇠약했다. 그는 신체적 단점에도 불구하고, 개혁적인 뉴욕 경찰국장이며 또 용맹한 전쟁 영웅이라는 찬사를 받으며 전형적인 미국의 영웅이 되었다. 당시는 혈당치가 낮아도 저혈당증이라 부르지 않는 때였고, 당뇨병이 의심되는 환자에게는 설탕 대신 사카린을 처방하는 것이 관례였다. 와일리는 대통령도 이런 부류임을 알 턱이 없었다. 그러나 식품 로비스트라면, 특히 부통령으로 임명될 예정이라면 화학 분과 책임자보다야 귀띔받은 게 많았을 것이다.

와일리는 대통령 주치의의 처방에 반하는 말을 함으로써 '괘씸죄'를 범했다. 전(前) 영부인인 아이다 맥킨리가 공식적인 저녁 만찬에서 종종 간질 발작을 일으켰던 일을 누가 알까? 케네디 대통령의 주치의가 코티손/암페타민을 대통령에게 처방한 것을 누가 알까? 루즈벨트 대통령에게 나중에는 모르핀이 투여되었다는 것을 누가 알까?

공중 보건에만 지나치게 헌신하다 보니 사소한 실수로 중대한 정치적 위기를 부르게 된 것이다. 와일리는 평생 동안 싸워 온 식품약물법이 사라지는 계기를 자신도 모르게 제공한 것에 끝없이 자책했다.

바로 그 다음날 루스벨트는 분쟁조정위원회를 구성하고, 이들이 과학적 자문을 담당하도록 함으로써 실질적인 쿠데타를 계획했다. 사카린 발견 메달 수여자인 렘슨 박사를 의장에 임명하여 새 위원회가 대통령과 그의 주치의의 견해를 지지하도록 만들었다. 의장은 다른 위원을 선택할 권리가 있었다. 이것이 와일리와 화학 분과가 몰락하는 출발점이 되었다. 위스키 대용품 제조자는 백악관에 문제를 파급시켰다. 또 하나의 위원회가 결성되어 와일리를 대리했다. 와일리는 조직 내의 관료적 전투에 힘을 소모하고 있었다. 내부에서 그를 음해하기 위해 허위 조사를 하고 말도 안 되는 징계를 내렸기 때문이다. 그는 실무법에 따라 대중 앞에서 말을 하지 못하도록 압력을 받았다. 식품첨가물을 경고하는 보고서는 더 이상 발행되지 못했다. 결국에는 대중에게, 또 의회에서 진술하기 위해서는 억지로나마 사임해야 했다.

화학 분과가 의심 가는 식품과 약물의 모든 시료를 조사하여 불순물이 첨가되거나 허위 기재된 것은 아닌지를 판별하고, 조사 결과 밝혀진 사실은 판결을 위해 법원으로 넘겨야 한다는 것은, 법 자체에 명시된 평범한 법 조항이었고 실행 당시에는 매우 당연한 것이었다. 화학 분과가 개입되어 불법 첨가와 허위 기재를 밝혀 낸 제조업자들의 이해관계가 엇갈리면서 자신들의 행위를 변호하기 위해 법정에 서는 것을 피하고자 청원들이 이어졌다. 다양한 수단들이 이 목적을 위해 사용되었고, 이 중에 많은 것이 성공했다.

나는 점차적으로 화학 분과의 권한에 제동이 걸리고 있음을 알게 되었고, 다양한 형태의 가공식품들이 요주의 대상에서 제외되거나, 식품약물법이 적용되지 않는 분과로 옮겨지거나, 혹은 직접적으로 추후 조사 대상에서 빠지는 경우들이 생겼다. 이런 몇 가지 사례는 아주 잘 알려져 있다. 알코올과 색소와 향을 섞어 만드는 이른바 위스키라 불리는 것이라든지, 안식향산이나 안식향산염·아황산·아황산염·황산구리·사카린·명반 등을 넣어 만드는 가공식품을 예로 들 수 있다. 화학 물질과 색소로 만드는 포도주, 더 크고 속살이 많아 보이게 하려고 오염된 물속에 넣어 둔 굴, 곰팡이 끼거나 쉬거나 부패하거나 허위 기재된 곡물들, 진짜 옥수수로 만든 제품에 붙여야 할 이름을 도용하고 소비자에게 포도당이나 제공하는 이른바 옥수수 시럽.

이런 행위들에 대한 공식적인 허가와 인증 작업은 이제 화학 분과에 아주 조금 제한적으로만 남게 되었다. 이런 제한 조치로 인해 나는 이런 것들이 건강에 미치는 영향에 대한 나의 견해를 공식적으로 표명할 수 있는 방법에 제약을 받게 되었다. 제한 조치는 또한 대중의 보건에 대한 나의 학문적 표현의 자유에 위배되는 것이었다. 와일리, 《식품법 위반의 역사》

싱클레어는 그의 책《정글》을 펴내어 식품약물법에 우호적인 분위기를 조성했다. 와일리는 정부 기관에서 사임한 후, 식품약물법이 정부 내에서 난파하며 겪은 더럽고 야비한 내용을 책으로 썼다. 그는 감춰진 비밀들을 알고 있었고, 그것들을 모조리 밝히면 미국인들이 다시 한 번 분노하리라고 생각했다. 그러나 그는 정치인이 아닌지라, 그를 둘러싸고 있는 힘을 다시 한 번 과소평가했다. 그는 출판 비용 마련을 위한 후원 활동을 벌인 후, 그 귀중한 원고를 인쇄업자에게 넘겼다. 이 원고는 의혹 속에 실종되었고, 지금껏 발견되지 않고 있다. 대개 이런 일의 원인은 거의 밝혀지지 않는다.

와일리는 좌절했지만 포기하지 않고 일에 복귀하여 책을 처음부터 다시 쓰기 시작했다. 이 따분한 일이 꼬박 10년 걸렸다. 최근 자료를 반영하려고 했지만, 10년이나 지난 1929년에는 충격적 발견들이 이미 옛 이야기가 되었다. 악당들도 여럿 사망했고, 정치인들은 대부분 사망하거나 권력을 잃은 상태였다. 그러나 어쨌든 그의《식품법 위반의 역사》는 정부의 부패상을 보여 주는 입문서로서 유래를 찾기 힘든 책이었다. 그는 이번에는 조심하면서 원고가 분실되지 않도록 모든 제작 과정을 직접 감독했다. 1929년 책이 배포되기 시작했다. 서점에 진열되자마자 책이 순식간에 팔려나가니 언뜻 베스트셀러가 된 것처럼 보였다. 그러나 독자의 편지나 축하의 말, 찬사는 어디에도 없고, 서평 또한 없었다. 책은 그냥 사라지기만 할 뿐 어디에서도 볼 수가 없었다.

절망에 빠진 와일리는 몇 부 남지 않은 책을 미국 전역의 도서관에 보냈다. 그러나 서점과 마찬가지로 도서관에서도 책이 금세 사라졌다. 도서관에 이 책이 남아 있는지 한 번 알아보라! 그러나 이런 일에 놀라는 현대인은 없으리라. 한 거대 식품 재벌사의 광고 예산이, 식품업계를 책임 감독하는 정부 기관의 1년 총예산보다 많으니까 말이다. 와일리의 폭로를 담은 마지막 장은 1929년 당시로서는 예언처럼 들린다. 그 내용의 일부를 여기에 싣는다.

만약 화학 분과가 법에 명시되어 있고, 실제로 그러려고 했던 대로 법을 강력히 집행할 수 있었다면, 지금은 어떤 세상이 되었을까? 나라에서 생산되는 모든 식품에는 의학적 용도를 제외하고는 안식향산·아황산·아황산염·명반·사카린의 흔적을 찾아볼 수 없을 것이다. 음료수에는 어떤 카페인도 들어 있지 않을 것이며, 테오브로민(theobromine)도 마찬가지다. 흰 밀가루 역시 어느 주에서도 판매되지 않을 것이다. 식품과 약물에는 어떤 형태의 첨가나 허위 기재도 허락되지 않았을 것이다. 국민 건강은 엄청나게 증진되었을 것이고, 식품업자들 특히 제분업자들은 통곡물 가루로 국민 보건을 증진하는 데 많은 노력을 기울이게 되었을 것이다.

감염 질병에 대한 저항력은 통곡물을 섭취하는 식단으로 크게 증진되었을 것이고, 우리가 보여 준 모범적 사례는 모든 문명화된 사회에 퍼져 나가서 우리가 받은 혜택을 전 세계에 되돌려 줄 수 있었을 것이다.

우리는 이른바 위대한 과학자들이 국민 보건을 위해 제정된 모든 법 중에서 가장 훌륭한 법을 파기하는 것을 좌시했다. 우리 정부의 주요 인사들은 대중에 대한 이런 사기극을 허가하고 독려한 일로 인해 분노한 대중들을 피해 도망다녔어야 한다. 건강한 식사에 대한 대중의 관심은 오랫동안 회복되지 않으리라. 마지막으로, 그리고 무엇보다 이런 범죄의 역사는 결코 쓰이지 말았어야 했다.

화학 분과는 결국 해체되었다. 대신 식품의약국(FDA)의 전신인 식품의약농약청(Food and Drug and Insecticide Administration)이 세워졌다. 식품첨가물이 든 음식을 시장에 내놓기 전에 새로운 식품첨가물 복용 실험을 했던 독약분대는 FDA의 GRAS(Generally Regarded as Safe) 리스트에 자리를 내줬다. GRAS 리스트란, 식품의 색소와 첨가물·변성도를 나열한 것이다. 말하자면, 식품업자에게 사람의 건강에 유해함을 입증하기 전에는 제품에 무엇을 넣어도 좋다는 백지 위임장을 발급한 셈이다. 식품약물법의 전체적인 목적이 완전히 무너진 것이다.

이제 모든 국민이 '독약분대'에 참여하게 된 셈이다. 오늘날의 GRAS 리스트는 너무나 장황하다. 보통의 미국인이라면 식품첨가물을 1년에 5파운드 약 2.3킬로그램_역주씩, GRAS 리스트에 기재되지 않는 설탕은 1년에 50파운드 약 23킬로그램_역주씩을 먹는다. 2002년 현재의 복용량은 32.4킬로그램(ISO 연감)으로 이보다 훨씬 증가했다_역주

200년 전의 영국 해군 본부처럼 FDA는 상당 시간을 식품업계의 비공식적인 치어 리더로 활동하며, 미국인이 무엇을 먹든 미국식 보통 식사는 세계 역사상 최고라고 주장한다. 미국 정부가 와일리를 예

우한 것은 그가 사망한 후의 일이다. 정부는 그의 이름과 얼굴을 새긴 우표를 발행했다. 마침내 그는 명예의 전당에도 올랐다. 훗날 다른 무엇보다도 사카린에 관한 와일리의 의견이 전적으로 옳았음을 FDA가 인정하고 대중의 공포가 사방으로 번지면, 그의 동상이 미국 영웅의 전당에도 서둘러 모셔질 것이다.

1971년 FDA는 사카린을 GRAS 리스트에서 삭제했다. 1977년 이후 안정성에 대한 격렬한 논쟁을 거치면서 FDA는 단계적으로 사카린의 사용을 제한해 왔고, 현재는 공식적으로 발암 물질로 규정하고 있다_역주 와일리의 주장을 은밀히 공인하는 데 무려 60년이나 소비한 것이다. FDA는 사카린의 사용을 제한했지만, 이른바 저칼로리 무가당 음료수는 예외다. 그러나 사카린이 주로 쓰이는 제품은 바로 이런 음료수다. 자신의 '슈거 블루스' 증세를 절감하는 미국인이 점점 많아지므로 무가당 다이어트 식품 사업은 성장 일로에 있다. 1년 동안의 다이어트 소다 판매액이 1억 달러가 넘는다니, 단연 일등 판매품이다. 지난 50년 동안 '설탕에 대한 미국인들의 탐닉'을 많이들 경고했다. 이 중에서 우리의 감시인인 FDA가 발표한 것은 얼마나 될까? 내가 아는 한 하나도 없다. 사실상 정부 기관의 실무선들이 마지못해서 설탕과 관련해 벌어지는 논쟁에 끼어드는 경우, 그들은 대개 무엇이든 괜찮다고 말하는 듯하다.

1961년 오하이오 주의 한 식품업체가 마케팅에 엄청난 성공을 거두었다. 신제품 '영양 강화 설탕'을 출시한 것이다! 그들은 정제 과정에서 비타민과 미네랄이 빠져나가는 곡물과 밀가루 · 빵에 합성 호르몬을 몇 개 집어넣고 몇 년간 '영양 강화' 제품이라며 판매했다.

FDA도 영양 강화 밀가루가 진짜 밀가루만큼 좋다는 입장이었다. 그들은 광고에 엄청난 돈을 들여 미국 주부들이 영양 강화용 식품을 사도록 부추겨 왔다. 그러다 누군가 '백설탕을 강화하면 어떨까?' 하는 의문을 품은 것이다. 마침내 어느 날 '영양 강화 설탕'이 비타민과 미네랄 일람표를 달고 시장에 나왔다. 요오드, 철, 비타민C, 비타민B 복합체, 그리고 비타민A 400IU.

설탕업계는 어떻게 해야 했을까? 이를 무시하든가 한 통속이 되어야 했다. 같이 경쟁하기에는 문제가 있었다. 정제 설탕은 비타민과 미네랄 표기에 기껏 해봐야 0 이외의 다른 숫자는 적을 게 없었기 때문이다. 만일 설탕업계가 비타민과 미네랄로 백설탕의 영양을 강화하려 했다면 난국에 빠지게 되었을 것이다. 설탕의 주 고객인 코카콜라나 음료수 업체도 이 사건을 부당하게 여겼다.

설탕업계의 간부회의에서 어떤 결정을 내렸는지 우리는 모른다. 어쨌든 FDA가 설탕업계를 구하기 위해 달려들었다. 누구를 구조하느냐? 정부 조사관은 상당량의 영양 강화 설탕을 압수하고 행정 실무자의 판정에 따라 '허위 기재'라고 선언했다. FDA 단속의 주요 무기인 이 '허위 기재' 혐의는, 늘 그들이 다른 사실을 알아내기 전까지 일시적으로 취하는 조치임을 뜻한다.

FDA의 다른 조치를 보면, 마치 "자연식품점에서 현미가 몸에 좋고 백미보다 이롭다는 내용의 책을 진열하려면 쌀 코너에서 50피트는 떨어뜨려 놓아야지, 안 그러면 쌀에 대해 '허위 기재' 한 라벨을 붙이는 셈"이라고 해석하는 꼴이었다. FDA는 책이나 쌀을 압수하거나 불태우면 되었다. 책을 불태우면 민감한 사람들은 히틀러를 떠올릴 것이기에, FDA는 베트남에서 했던 것처럼 쌀을 불태우는 편을 택했다. 이것은 사람들 사이에 별 동요를 일으키지 않았다.

영양 강화 설탕 업체는 자기네가 올바른 일을 하고 있다고 생각했다. 미국은 자유국가이므로 이들은 변호사를 고용해 이 사건을 법정으로 끌고 갔다. 평결이 내려지기까지 심리를 2년이나 끌었다. 재판 진행 중에 FDA는 영양 강화 설탕의 포장에 비타민과 미네랄 일람표를 표기하는 것은 "미국인의 보통 식사로도 이런 영양소를 충분히 섭취할 수 있으므로 영양학적인 의의가 없다"는 점에서 '허위 기재'라고 주장했다.

FDA의 말은, 그러니까 영양 강화 빵이 있으니 영양 강화 설탕은 필요하지 않다는 것인가? 연방 판사는 법정에서 책망까지 해가며 FDA의 소송건을 기각하면서 다음과 같이 말했다.

"정부의 말이 맞다면, 비타민 강화 식품에 든… 이런 영양소들은 식사를 통해 충분히 얻을 수 있다는 정부의 기본 입장에 도전하는 것이다… 정부의 입장은 도무지 이치에 맞지 않는다."

영양 강화 설탕 업체가 승소했다. 그러나 이들은 교훈을 얻었다. 영양 강화 설탕의 광고를 본 지 꽤 오래되지 않았는가?

1951년 제2차 세계대전 동안 미국 해군의 영양을 책임졌던 맥케이 박사가 의회 분과위원회에 출석했다. 해군은 병사들이 코카콜라에 돈을 쓰는 것을 보고 콜라 음료수를 모두 조사한 결과, 설탕이 10퍼센트나 함유되어 있음을 알게 되었다고 한다. 해군은 음료수 업체에 설탕 배급 증명서를 발행한 덕에 군대의 설탕 총 소비량을 집계할 수 있었다. 영양학자인 맥케이는 이 증명서를 조사하기 시작했다.

"나는 음료수에 상당량의 인산이 함유된 것을 보고 놀랐습니다… 우리는 해군의학연구소에서 사람의 치아를 콜라에 넣어 보았습니다. 물렁물렁해지더니 얼마 안 가 녹아 버리더군요."

의원들이 입을 다물지 못하는 동안 그는 증언을 계속했다.

"콜라 음료수의 산도는 식초와 비슷합니다… 설탕이 함유되어 산도를 감춰 주므로, 이것이 인산과 설탕 · 카페인 · 색소 · 향신료의 혼합물이라는 것을 느끼지 못하고 마실 수 있는 것입니다."

어느 의원이 음료수 성분을 책임지고 있는 정부 기관이 어디냐고 물었다.

"제가 아는 바로는 어느 곳에서도 관할하거나 관심을 기울이지 않습니다."

"아무도 관할하지 않는다고요?"

"제가 아는 한 없습니다."

다른 의원은 쇠와 철에 미치는 콜라의 영향력을 실험해 보았느냐고 물었다. 해보지 않았다고 답변하자 의원이 자진하여 말했다.

"내 친구가 못 세 개를 콜라 병에 떨어뜨렸는데, 48시간 후에 완전히 녹아 버렸다고 하더군요."

"당연합니다. 콜라의 인산이 철과 석회를 녹일 수 있으니까요. 여기 올라오는 계단에 콜라를 떨어뜨리면 부식될 겁니다. 한 번 해보시죠." 롱굿, 《식품 속의 독소(The Poisons in Your Food)》, 200, 201쪽 그의 제안은 "음료수가 미국식 식생활의 주요 부분이 되고 있습니다. 음료수를 우유 등으로 대체하고 주의 깊게 살펴봐야 합니다"라는 것이었다.

이것이 1951년의 일이다. 지금은 더 나빠졌다. 통계 수치에 따르면, 미국 설탕 소비량의 25퍼센트가 온갖 종류의 음료수에 녹아들어 입 안에 들어간다고 한다.

1962년부터 1972년까지, 이 10년 사이에 커피와 우유 소비량은 줄었다. 그러나 음료수 섭취량은 두 배로 늘었다. 1962년에는 연간 음료수 소비량이 1인당 16.2갤론61.2리터_역주이었지만, 1972년에는 30갤론113.4리터_역주을 넘어섰다.

맥주와 홍차는 차례로 미국인이 선호하는 음료수 4위와 5위다. 둘 다 10년 동안 엄청난 증가를 기록했다. 홍차 판매 붐이 일어난 것은 홍차에 레몬과 설탕을 미리 넣어 마시기 좋게 만든 덕이 크다. 홍차가 설탕 음료수가 되어 여타 향신료 음료수들과 경쟁을 한 셈이다. 사실상 미국인이 마시는 음료수는 모두 커피 · 청량음료 · 우유 · 맥주 · 홍차 · 주스 · 증류주 · 포도주로, 설탕과 인공 감미료를 듬뿍 넣은 것들이다.

날 때부터 죽을 때까지 음료수에 탐닉하는 현상은 설탕에 대한 탐닉 때문이다. 수백 년 전만 해도 시골 사람들은 발효 촉매제로 맥주에 설탕을 조금 넣은, 부정직한 사기성 양조업자에게 성을 내며 달려들었다. 1920년에만 해도 위스콘신 주의 선동적인 투사형 상원의원이었던 라 포레가 설탕 로비에 대항하여 싸웠는데, 그는 설탕업계의 담합이 가격뿐만 아니라 정부까지 통제한다고 결론 내렸다.

오늘날의 설탕업계와 콜라 재벌들은 대통령과 수상을 손바닥 위에 올려놓고 있다. 1960년대 닉슨 부대통령과 흐루시초프 소련 수상이 모스크바에서 가진 유명한 주방 토론(kitchen debate)은 흐루시초프와 펩시콜라병을 같이 찍으려는 광고 쇼나 마찬가지였다. 닉슨은 펩시의 법인 변호사였다. 닉슨이 미국 대통령에 취임하자 펩시콜라 사의 대표는 닉슨 대통령 후원회의 회장이 된다. 1972년 펩시콜라 사는 최초의 러시안 프랜차이즈를 획득해 소련에서 자사 제품을 팔 수 있게 되었고, 더불어 러시아산 와인과 증류주의 미국 내 판매권을 획득했다.

억만금을 굴리며 사람들에게 설탕을 먹여대는 음료업계는, 제2차 세계대전을 치른 해군 식품영양학자가 의회에서 증언한 바대로 주의해야 할 대상이다. 그들이 무엇을 얻었는지 분명히 알 수 있을 것이다.

# 디저트 대신 담배를 피우라고요?
### Reach for a Lucky Instead of a Sweet?

미국에서 설탕을 가장 많이 소비하는 곳은 식품가공업계다. 당연한 일이다. 그러면 1위 자리를 넘보는 두 번째 소비처는 어디일까? 답은 담배업계다. 믿을 수 있겠는가? 정확한 수치가 궁금하지만, 사업상 비밀이란다. "흡연은 건강에 유해하다"고 담뱃갑과 담배 광고에 공시하도록 하는 것은 공중보건국장의 임무다. 그러나 담배 회사는 그 밖의 정보는 제공해야 할 의무가 없다.

초콜릿 회사는 제품 포장지에 설탕이 주성분임을 표기할 의무가 있다. 굴 스튜 깡통 역시 성분 표시를 해야 한다. 아이스크림 샌드위치 회사는 어떤가? 빵의 재료는 낱낱이 표기해야 하지만, 아이스크림 재료는 밝히지 않아도 된다. 담배도 마찬가지다. 타르와 니코틴·필터에 대한 정보는 알려져 있다. 그러나 다른 재료는? 아무것도 모른다. 미국 담배업계의 권위자가 《메디컬 월드 뉴스(Medical World

News)》 1973년 3월호에 밝힌 바에 따르면, 궐련 담배에는 설탕을 평균 5퍼센트, 시가에는 20퍼센트, 파이프 담배에는 40퍼센트를 첨가한다고 한다. 주로 당밀 형태의 당이다.

모든 것에 설탕을 넣는 미친 듯한 열풍이 미국에서 절정에 달해 1960년대의 어느 4년의 회계 분기 동안 식품가공업계의 설탕 소비량이 무려 50퍼센트나 증가했다고 한다. 담배업계의 설탕 소비량도 이처럼 늘었을까? 1972년 가을, 영국의 BBC 방송을 통해 방영된 TV 다큐멘터리에 따르면 한동안 어느 정도씩 늘어난 것 같다. 이 TV 프로그램을 굳이 보지 않더라도, 화학 실험을 해보면 담배에 든 설탕이 폐암을 유발하는 유력한 원인이라는 것을 알 수 있을 것이다. 담배를 설탕으로 보존 처리하는 국가와, 그렇지 않고 순수한 담뱃잎으로 궐련을 만드는 국가의 폐암 발생율의 차이를 비교해 보면 재미있는 결과를 보게 될 것이다.

담배는 정제 설탕만큼이나 서구인들에게 낯선 것이었다. 미국의 인디언들은 수백 년간 담뱃잎을 피웠다. 그러나 백인들은 어떠했나? 콜럼부스가 1492년 담배를 씹고 피우는 쿠바 원주민을 사로잡기 전에는 담배를 몰랐다.

담배는 부족 차원의 엄숙한 종교적 의식과 관련되어 있었다. '토바코(tobacco)'라는 단어의 기원은, 약초라는 뜻의 멕시코 인디언 말이라고도 하고, 담배 흡입을 위해 비강에 꼭 맞게 만든 Y자 통의 나무 기구 이름이라고도 한다. 담배 작물을 유럽에 처음 소개한 사람은, 멕시코의 식물과 동물을 탐사하러 스페인 국왕 펠리페 2세가 파견했던 의사였다. 포르투갈 주재 프랑스 대사는 담배 씨앗을 본국의 여왕인 카트린 드 메디시스16세기 피렌체 메디치가 출신의 프랑스 여왕__역주에게 가져갔다. 그 대사의 이름, 장 니코는 담배 작물의 라틴어 학명인 '니코티나(Nicotina)'의 어원이 되었다.

사람들은 니코티나도 설탕처럼 병을 낫게 하는 치유력을 지녔다고 여겼다. 그리하여 담배는 당대의 기적의 약품으로 등극한다. 과장된 이름들이 멀리 도처로 퍼져나가기 시작했다. 헤르바 파나세아(herba panacea, 만병통치 식물), 헤르바 산타(herba santa, 성스러운 식물), 즉 신성한 담배, 성스러운 영초(靈艸), 성스러운 만능 약초였다. 심한 경우 파문과 사형을 부과하는 정치인과 성직자들의 억압에도 불구하고, 17세기의 모든 유럽 국가에 담배 중독이 들불처럼 번졌다. 사형 선고가 힘을 발휘하지 못하면 정부에서는 세금을 물렸다.

마침내 모든 나라에서 담배를 경작하게 되었다. 가장 많이 재배한 나라는 미국이었다. 처음에는 담뱃잎을 나뭇대에 늘어뜨려 햇볕에 말리는 전통적인 인디언 방식으로 담배를 보존했다. 그러다가 헛간과 오두막을 지어 우천을 방지하게 되었다. 건조한 날씨에는 공기가 자유롭게 통하는 헛간에 담뱃잎을 걸어 놓는 방법을 썼다. 일광건조법과 비슷했다. 날씨가 추우면 열을 가해야 했다. 오늘날의 시가는 대부분 공기건조법으로 만든다. 공기건조법에 소요되는 기간은 3개월로, 이 기간이 지나면 담배에는 천연 당의 흔적만 남을 뿐이다.

파이프건조법(버지니아건조법으로 알려져 있다)은 신선한 담뱃잎을 헛간에 넣어놓고 헛간 바깥에서 불을 땐다. 불의 열기는 파이프를 통해 헛간으로 들어간다. 온도가 76도에 이르면 건조가 신속히 진행된다. 담배 사업, 사실 모든 사업은 시간이 돈이다. 이렇게 하면 돈이 절약된다. 그러나 담배의 천연 당을 발효시키는 천연 효소가 열로 인해 불활성화된다. 그리하여 파이프건조법을 거친 담배는 중량의 20퍼센트까지 당을 함유하게 된다.

설상가상으로 공기건조법으로 만든 담배에도 블렌딩 과정을 거칠 때 설탕(수크로오스)이 첨가된다. 언제까지 설탕을 넣을까? 사실 영원히 그럴 것이다. 19세기 말, 미국은 방향성 물질과 설탕·감초·소금 등을 물에 녹여 만든 용액을 담뱃잎에 축여 담배의 풍미를 높이고 담배 태우는 질감을 향상시킨다고 주장한 반면, 영국은 순수한 물만을 담뱃잎에 축여 담배를 제조한다고 주장했다.

프랑스산 담배를 피워 보았는가? 몇 모금 빨고 나서 재떨이에 내려놓으면 저절로 꺼진다. 미국 담배는 어떻게 될까? 자기 혼자 타 버린다. 프랑스에서는 무표백 황색 종이로 싼 담배를 판다. 프랑스인에게 처음으로 미국 담배를 권했을 때가 기억난다. 기꺼이 받아들이더니 칼로 담배 옆면을 째어 하얀 종이를 벗기고 담배를 프랑스산 황색 종이에 다시 말았다. 하얀 미국산 담배 종이에 불을 붙여 냄새를 맡아 보았다. 숨이 막힐 지경이었다.

담배를 항상 설탕으로 처리해 왔다는 사실이 내게는 충격이었음을 고백해야겠다. 1970년대 영국에서는 담배의 설탕 함유량을 둘러싼 논쟁이 신문의 한 면을 장식했다. 1972년 가을, 영국 정부가 미국에서처럼 자국산 담배에 함유된 타르와 니코틴 수치를 발표하겠다고 밝히자 《런던 선데이 타임즈(London Sunday Times)》는 제1면에 반박 기사를 실었다. 이런 유의 성분표는 국민을 오도한다고 지적하며, 영국산 담배(당 함량이 높은 파이프건조법으로 가공한 담배)는 비록 타르와 니코틴 함량이 비교적 적지만 심각한 폐 질환의 위험성을 높인다는 연구 결과를 인용했다.

런던의 체스터 베티(Chester Beatty) 연구소의 고(故) 리처드 D. 파시 박사는 담배와 암을 연구하며 20년을 보낸 사람이다. 그는 시가 흡연자들이 궐련 담배 흡연자들보다 암 발병률이 낮다는 점에 착안하여 원료와 담배 연기 성분의 차이점을 연구했다. 대부분의 영국산 궐련 담배는 파이프건조법을 사용하는 반면, 시가는 공기건조법을 사용한다는 점에 착안했다. 미국 등의 많은 나라에서는 궐련 담배를 서로 달리 가공한 두 종류의 담배를 혼합해서 만들며, 동유럽과 아시아에서는 공기건조법으로 가공한 담배만으로 만든다. 파시의 연구에 의하면, 두 종류의 담배가 내뿜는 연기가 매우 다르다고 한다. 즉 설탕이 듬뿍 든 담배의 연기는 강한 산성을 띠는 반면, 설탕이 적게 든 담배의 연기는 약산성이거나 알칼리성이다.

미국의 국립암연구소의 부소장이며 담배문제연구그룹(Tobacco Working Group)의 회장인 고리 박사 역시 이 주장에 찬성한다. 이들은 매년 600만 달러를 들여 '더 안전한' 담배를 연구하는 단체다. 고리의 말을 옮겨 보면 "담배 연기가 산성일 경우 인체의 흡입량이 많아진다. 그리하여 장기적 관점에서 파이프건조식 담배는 잎담배나 공기건조식 담배보다 더 위험할 것으로 사료된다"라고 한다.

영국의 담배 전문가인 파시는 유럽산 담배와 각국의 사망률을 비교해 보았다.

잉글랜드와 웨일즈의 남자 폐암 발병률은 세계에서 가장 높다. 영국산 궐련 담배의 설탕 함유량은 세계 최고인 17퍼센트다. 프랑스인의 1인당 궐련 소비량은 영국인의 3분의 2이나, 폐암 발병률은 3분의 1이다. 프랑스산 담배는 공기건조식 담배로 만들며, 설탕 함유량은 2퍼센트다. 미국인의 1인당 궐련 소비량은 영국인보다 많으나, 폐암 발병률은 절반 수준이다. 미국산 담배는 두 종류의 담배를 혼합하여 만들며, 설탕의 평균 함유량은 10퍼센트다. 설탕 수용액이 발견되기 이전에 아메리카 인디언이 이용하던 종류의 담배와 비슷한, 러시아·중국·대만 등 공기건조식 담배로 궐련 담배를 만드는 국가의 폐암 발병률은 흡연과의 상관성을 발견할 수 없다.

중국의 마오쩌둥 정부가 인민들이 살이 찌지 않도록 꾸준히 장려함에도 불구하고, 중국이야말로 공식적인 금연 캠페인을 벌이지 않는 희귀한 나라다. 중국산 담배는 니코틴과 타르 함량이 매우 적을 뿐만 아니라 설탕 함유량도 적다.

인도의 경우를 보자. 부유층에는 관상동맥 질환이 흔하지만, 서민층에는 희귀한 질병이다. 1958년 말로트라와 파타니아가 영국의 의학 저널에 발표한 글을 보면, 담배를 피우지 않는 시크교도와 담배를 피우는 힌두교도의 관상동맥 질환의 발병률이 같다고 한다.

영국의 한 의학 전문지는 파시의 이론과 데이터에 심각한 이의를 제기했다. 미국의 국립암연구소의 고리의 의견은 "설탕을 콕 집어 그 원인으로 봐야 한다고는 생각하지 않는다"는 것이었다. 전문가들의 의견이 일치한 것은, 이 문제는 연구할 만한 가치가 있다는 점이었다.

미국의 국립암연구소는 담배 경작에 쓰는 다양한 비료의 영향뿐만 아니라 궐련 담배 제조 공정에 쓰이는 다양한 화학 약품을 연구하고 있으며, 이제 설탕 문제를 탐구하기 시작했다.

1973년 고리가 내게 써 준 내용을 보자.

"이 문제에 관한 자세한 연구 계획을 세웠다. 일반적으로 공기건조식 담배(저당, 고산도)와 파이프건조식 담배(고당, 저산도)를 피우는 흡연자들의 흡입 유형을 결정하고자 한다. 이 사이의 관련성을 찾을 수 없다면, 이번에는 담배의 설탕 함유량과 흡연자들의 흡연 동태와 관련시켜 그것이 발병 위험성을 높이느냐의 여부를 연구해 볼 수 있다."

극동에서 온 친구 사쿠라자와 오사와와 허만 아이하라는, 흡연이 놀라울 만큼 폐암을 일으킬 수 있다는 미국의 공식 입장을 공개했다. 이들은 머지않아 미국의 국립암연구소가 식품에 함유된 엄청난 설탕과 식품첨가물, 그리고 화학화된 동물성 단백질의 과도한 섭취가 폐암 발생과 연관이 있다는 점을 받아들여야 한다고 확신한다. 과도한 음성 식품(설탕과 인공 화학 물질)의 섭취가 암의 원인이라는 것이 이들의 주장이다.

담배는 강한 양성을 띠고 있다. 따라서 음성 식품인 과일과 과일즙,

소다수, 탄수화물, 카페인 음료, 설탕 용액과 함께 먹고 싶어진다. 금연보다도 약물과 설탕을 끊고 과일을 줄이는 것이 더 중요하다. 아메리카 인디언이 자연 상태로 피웠던 담배는 다양한 질병을 치유하는 효과가 있었다. 상업용 담배는 천연의 것이 아닌 화학 물질과 설탕을 함유하고 있으므로 끊어야 한다. 가능하다면 유기농 담뱃잎을 구하여 화학 처리를 하지 않은 종이에 말아피워야 한다.

폐 · 신장 · 간장이 체질적으로 약한 사람은 담배를 많이 피우면 안 된다. 담배는 음식처럼 필수품이 아니다. 기호품일 뿐이다. 기호품에 관한 문제의 해법은, 기호품의 사용이 건강에 미치는 영향에 따라 그 사용을 적절히 조절하는 데 있다.

미국인의 관심이 처음으로 과체중 문제, 특히 여성의 비만에 집중되었을 때 다음과 같은 담배 광고 문구가 나왔다. "단것을 피하고 럭키 스트라이크 미국 담배명__역주를 피우세요." 아마도 이 광고 문구는 우리가 지금 아는 것보다 더 많은 메시지를 담고 있었던 것 같다.

공중보건국과 '질병으로 잇속을 챙기려는 세력'들의 명령에도 불구하고 미국의 흡연율은 거의 줄어들지 않았다. 현대인은 자신이 숨쉬는 공기의 질을 높이기 위해서는 할 수 있는 일이 거의 없지만, 뱃속에 어떤 음식을 넣을 것인지, 그리고 어떤 종류의 담배 연기를 몸속에 빨아들일 것인지에 대해서는 약간의 지배력을 발휘할 수 있다. 설탕이 함유된 담배는 불필요한 것이다. 만약 애연가들이 설탕이 함유되지 않은 담배를 원한다면, 공급량이 늘어나 수요를 충족하게 될 것이다.

1970년대의 미국의 정책은 흡연을 포기하게 하는 것이었다. 버스와 기차에는 금연석이 있다. 비행기에도 있다. 바와 레스토랑에도 금연석이 있다. 백화점, 사무실, 극장, 병원, 공공건물은 금연 규칙을 지켜야 한다. 많은 장소가 소방법에 따라 금연 지역으로 정해졌다. 담배에는 높은 세금이 붙는다. 예를 들어, 스웨덴 같은 나라에서는 지독하게 높은 담배세가 정부의 세입을 높인다기보다는 금연 정책에 대한 지지 의식을 고무하는 역할을 한다.

비흡연자를 옹호하는 법 조항과 문화들도 있다. 연기 냄새를 맡으면 고함을 치거나, 항변을 하거나, 자리를 옮길 수도 있다. 냄새의 흔적이 남기 때문에 위반자가 누구인지 쉽게 찾을 수 있다. 비흡연자를 기다리는 위험과 불쾌함이 항상 잠복해 있기는 하지만, 자신의 몸을 설탕으로부터 보호하려는 수많은 당뇨병 환자와 저혈당 환자, 보통의 분별 있는 사람들이 설탕에 노출된 위험에 비한다면 비흡연자들이 겪는 문제는 아무것도 아니다.

양심적 설탕 거부자는 외롭다. 하루 종일 사는 것이 술 취한 사람이 지뢰밭을 용케 걸어가는 것만큼이나 조마조마하다. 불분명한 내용물들이 입 안으로 매순간 들어가고 있다. 아침에 이부자리에서 일어나면 양치질을 할 것이다. 치약에 설탕이 들어 있지 않을까 의심해 본 적이 있는가? 인상 깊은 광고에서 치약이 맛이 좋고 구취를 없애 주며 충치를 막아 주는 화학 물질이 함유되었다며 난해한 물질들을 상세히 일러주지 않던가? 그러나 내용물이 정확히 표기된 치약은 없다. 조그맣게 쓰인 글씨를 훑어보더라도 도무지 무슨 말인지 알 수가 없다. 믿을 만한 답을 얻으려면 독립적으로 운영하는 연구소에 치약을 보내 분석해 볼 일이다. 확실한 방법은 치약을 포기하고, 단맛이 없고 광고도 하지 않는 분말 제품을 쓰거나, 여행 시 유럽에서 순수한 치약을 사오거나, 바다소금과 가지의 재를 이용해 스스로 치약을 만들 수밖에 없다.

1974년 3월, 히로 오노다 중위 태평양전쟁 종전 사실을 모른 채 필리핀에 수십 년간 숨어 지냈던 일본군 장교_역주는 거의 30년 동안의 위험한 한계 상황 속에서 살아온 끝에 필리핀 섬의 밀림에서 벗어났다. 그는 항복하라는 상관의 지시를 기다리던 중이었다고 한다. 영웅과 같은 환대를 받으며 그는 도쿄의 집으로 돌아갔다. 의사의 검진 결과는 어떠했을까? 충치가 없다! 그러나 그에게는 치약도 불소도 없었다. 분명 설탕을 안 먹었기 때문이다. 같은 나이의 설탕을 마구 먹어대는 미국인은 평균적으로 치아의 절반이 썩어 버린다. 55세가 되면 미국인들 두 명 중 한 명은 치아가 모두 썩어 버린다. '슈거 블루스'에 색이 있다면, 틀니를 밤새 담가 놓은 용액의 색채라 할 만하다.

《뉴욕 타임스》는 1975년 6월 "16세 이상 스코틀랜드인의 44퍼센트는 치아가 없다"고 보도했다. 스코틀랜드 정부가 운영하는 건강 서비스에서 1974년에 뽑은 통계다. 16세 이상 스코틀랜드인의 44퍼센트는 치아를 모두 뽑았다고 보도했다. 조사 대상의 불과 2퍼센트만이 건강한 치아를 지녔다고 한다. 기사의 결론은 의미심장하다.

"스코틀랜드인은 세계에서 설탕을 가장 많이 먹는 사람들이다. 매년 한 사람당 120파운드씩 55킬로그램__역주을 먹는다."

1973년의 《에스콰이어(Esquire)》 2월호와 8월호에는 장문의 기사가 실렸다. 체중 감량을 다룬 글과 돈이 많이 드는 치과 진료에 대한 글이었다. 물론 비만과 충치의 주원인인 설탕은 등장하지 않는다. 의사가 쓴 '체중 감량 식이요법'에는 설탕이 딱 한 번 언급되는데, 그것도 '설탕은 순수 탄수화물'이라고만 할 뿐 막상 충치 기사에는 설탕이란 단어가 아예 등장하지 않는다. 《에스콰이어》지는 "충치의 주된 원인은 탄수화물"이라고 할 뿐이었다. 설탕을 먹는 사람은 음식을 먹을 때마다 양치를 하고 하루에도 몇 번씩 치과 의사를 만나지만 '슈거 블루스'의 늪에서는 벗어나지 못한다.

전위적인 치과 의학은 인체와 치아가 별개가 아님을 재발견했다. 치아는 몸의 일부분이다. 치아를 비활동성 기관으로 생각했던 때가 있었다. 충치는 치아 표면에 국소적으로 발생하는 것이라 여겼다. 치과 의사는 이발사나 기계공·미용사·땜장이 부류쯤으로 취급했다. 만약 치과 의사가 충치나 치아 충전재 이외의 내용을 환자와 이야기한다면, 이는 의사의 영역을 침범하는 것이다.

이런 시대는 끝났다. 치과 연구진들은 치아도 몸의 다른 기관에 영향을 주는 대사 과정을 따른다는 사실을 입증했다. 몸은 총체적인 하나다. 간과 신장 같은 기관 내의 체액의 운동을 연구하도록 고안된 기술을 이용해, 로마 린다 치대의 연구진 두 명은 설탕에 의해 치아 안쪽에 미묘한 변화가 일어나게 되면 후에 충치가 생기는 것으로 판단했다.

치아 연구를 위한 국제연합인 국제치의학연구협회(International Association for Dental Research)의 시카고 회의에 제출한 보고에서 스타인만과 레오노라 박사는, 설탕으로 야기된 가장 주된 변화는 치아 내의 액체 운동의 변화라고 보고했다. 호르몬과 같은 화학성 물질이 상아질의 미세한 통로를 통해 치수(齒髓, pulp)부터 외부의 법랑질까지 전달된다. 충치에 저항력이 생기려면 몸 전체가 건강해야 한다. 왜냐하면 치아의 건강을 유지 보호하기 위해 복잡한 생리학적 공정이 일어나기 때문이다. 다음은 두 연구진이 알아낸 사실이다.

- 설탕을 많이 먹는 식생활은 불과 '일주일 만에' 호르몬의 수송 속도를 3분의 2까지 느리게 만든다.
- 치아 내의 활성도가 느려지면 충치 발생률이 높아진다.
- 뇌하수체에서 방출된 어느 호르몬은 이하선과 침샘에서 2차성 호르몬을 방출하게 한다. 이런 2차성 호르몬은 치아 내의 체액의 흐름을 촉진한다.
- 설탕을 많이 먹는 식생활은 호르몬의 균형을 깨고 치아 내 체액의 흐름을 억제한다. 따라서 치아가 약해지고, 충치가 발생하기 쉽다.
- 치아가 건강하면 구강 내에 상존하는 미생물 때문에 치아가 상하거나 하지 않는다.

구강세정제를 파는 미치광이 외에 어느 누가 몸에 이로운 구강 내의 세균층을 없애려 하겠는가?

당신은 아마도 하루의 첫 시간을 화장실에 서서 담배를 느긋이 즐길 것이다. 과연 여기에는 설탕이 안 들었을까? 공중보건국장은 담배가 건강에 유해하다고 했지만, 그 해로운 담배를 즐기는 사람도 있다. 담배의 판매량이 늘면 결국 품질도 개선될 것이다. 궐련 담배 중에는 타르와 니코틴의 함량을 표기한 것이 있다. 그러나 설탕에 절인 것인지 아닌지는 왜 표기하지 않을까? 무가당 수입 담배를 피우려면 세금을 이중으로 내야 한다. 직접 담배를 말아 피우려면 미국산이 아닌 담배와, 화학 약품과 초석이 들지 않은 수입 종이를 구해야 한다. 이렇듯 담배 전문가가 되거나 의심 가는 담뱃잎을 실험실에 보내야 한다면, 선택의 자유란 게 얼마나 웃긴 것인가.

화장실로 돌아가 보자. 담배를 비벼 끄고 비타민 약병을 집어들 수도 있겠다. 한 편에서는 흡연이 우리 몸의 특정 비타민을 고갈시킨다는 정부의 경고가 나오고, 또 한 편에서는 미국인의 평균 식이는 필수 영양소를 양적으로 풍부하게 제공해 주므로 걱정할 필요가 없다며 확실하게 안심시킨다. 비타민 알약을 복용하는 습관을 들이지 않았다 해도, 가끔은 몇 알씩 집어먹기 마련이다. 어떤 것이 당의정(설탕을 입힌 것)인지 가려낼 수 있는가? 제약업체는 라벨에 함유 물질의 종류를 모두 표기해야 할 의무가 있다. 그러나 그 조그만 알약에 설탕을 입혔는지 아닌지가 적혀 있는가? 이웃 약사나 제조사에 알아보라. 알아낼 수 있을까?

비행기에는 금연석과 흡연석이 따로 있어서 탑승 때 좌석을 선택할 수 있다. 그러나 설탕이 들지 않은 음식과 음료수를 먹으려면 직접 도시락을 싸가거나, 탑승 48시간 전에 항공사에 전화를 걸어 식이요법용 식사를 주문해야 한다. 나도 한 번 먹어보고 싶었지만, 미리 전화를 걸게 되지는 않았다.

자사 항공기에 대한 떠들썩한 홍보에도 불구하고 비행기로 여행하는 사람은 미국 인구의 3퍼센트에 불과하다. 이 소수의 사람들이 수백만 회의 비행을 채운다. 많은 미국인들은 자동차를 타고 고속도로를 달리는 여행을 한다. 미국의 고속도로에는 피크닉을 할 만한 땅이나 도로변에 위치한 매점과 숙소, 트럭 운전자용 간이식당이 없으며, 토속적인 식당에서 가정식 식사를 할 수도 없다.

이제 배고픈 운전자들은 선택의 여지 없이 배를 채워야 한다. 동북쪽의 메인 주에서 남서쪽의 캘리포니아 주에 이르는 미국 전역에 비슷비슷한 식사를 제공하는, 똑같이 생긴 프랜차이즈 식당들이 있다. 다양한 종류의 맛을 자랑하는 아이스크림(그러나 사실은 바닐라맛, 초콜릿맛, 그리고 어떤 희한한 맛의 세 종류밖에 살 수 없는 경우가 대부분이다), 음료수, 콜라, 달콤한 스낵을 사람을 홀딱 홀리게 포장해 놓아 아이들이 사달라고 떼를 쓰게 만든다. 설탕을 끊는 중이라면 고생 좀 할 것이다.

같은 이야기를 또 해야겠다. 빵, 롤빵, 페이스트리, 크래커, 쿠키, 도넛, 와플, 팬케이크, 토스트, 젤리, 잼, 피클, 케첩, 채소, 과일, 고기, 감자, 수프든 땅콩이든 모든 재료는 설탕으로 버무려져 조리 · 냉동된 상태다. 설탕이 듬뿍 든 아침식사용 패키지 식품 대신 구식 오트밀 한 그릇을 소신 있게 선택해 놓고 꿀을 타 먹지는 않는가? 꿀 역시체에 거른 후 설탕으로 양을 늘린 것일 수도 있는데? 또 오트밀을 끓일 때 넣는 소금에 설탕이 들었을 수도 있다. 용기 있는 사람이라면 물어 보라. 구운 콩에도 설탕이 듬뿍 들었고, 베이컨을 절일 때도 설탕이 들어간다.

메뉴를 죽 훑어 내려가며 설탕이 들어 있지 않을 만한 것을 고르는 중이라면, 메뉴에서 클램 차우더 조개로 만든 수프의 일종_역주를 발견하고 안도의 한숨을 내쉴 것이다. 그나마 운이 좋다면 캔에 든 조개와 시든 채소, 그리고 이것저것 넣지 않은 클램 차우더를 주문할 수 있을 것이다. 제법 현명하게 처신했다고 스스로를 대견해 한다. 클램 차우더를 먹으며 옛날 옛적에는 클램 차우더가 정말 맛있었다고 향수에 잠긴다. 돈을 지불하려고 계산대에 서 있다가 설탕 제품들 사이에 섞여 있는 가정 판매용 클램 차우더 캔을 발견한다. 사갈 것은 아니지만 집어 들어 라벨을 본다. 뱃속에서 꾸룩꾸룩 소리가 예리하게 들린다… 그렇게도 벗어나려고 애썼던 설탕이 맨 위에 쓰여 있다! 조개보다 설탕이 더 많을 지경이다. 설탕에 다시 한 번 패배했다. 이제 탈출 방법은 도시락으로 매끼 식사를 해결하는 것뿐이다.

도시락시대가 다시 돌아왔다. 내 도시락은 맨 위에 보온통이 달린 구식이다. 나는 이제 보온통을 꽉 채우고 비상식량을 든든히 갖추지 않으면 길을 떠나지 않는다. 지난 번 미국을 동서로 횡단하는 여행을 하며 주먹밥이 비상식량으로 아주 요긴하다는 것을 알았다. 우선 현미로 밥을 지어 식힌다. 김을 낮은 불에 바삭하게 굽는다. 매실을 절인 우메보시의 씨를 뺀다. 밥알이 달라붙지 않도록 손을 찬 소금물에 적신 후 밥을 한 줌 쥐어 동그랗게 굴린다. 가운데에 우메보시를 반 알씩 넣는다. 주먹밥을 김으로 잘 감싸 남는 김을 뜯어내고 모양을 다듬는다. 주먹밥을 각각 샌드위치용 종이 백에 넣고, 도시락 상자나 갈색 종이 봉투 안에 쟁인다. 빽빽하게 넣으면 공기가 통하지 않으므로 주의해야 한다. 염장한 매실을 넣었기 때문에 사나흘 동안 밥이 쉬지 않고, 기후가 선선하면 더 오래 갈 수도 있다. 김으로 싸 둔 덕에 밥이 마르지 않는다. 운전하다가 배가 고프면 주먹밥을 꺼내어 꼭꼭 씹어 먹는다. 적어도 1분 동안은 씹어야 한다. 김에 밥의 습기가 스며들어 촉촉하면서도 씹는 맛이 좋다. 매실 맛 때문에 밥이 제법 제 맛이 난다. 덕분에 운전이 아주 즐거워진다. 머리 뒤에 눈이 달린 듯한 느낌이 든다. 소화불량이나 공복감 없이 편안하게 운전할 수 있다. 무엇보다 중요한 점은 소화불량이나 공복감으로 발생할 수 있는 부주의한 운전이 없어진다는 것이다.

고속도로 운전 중에 사망한 사람의 수는 전사자를 모두 합친 수보다 많다. 고속도로의 안전을 위해 도로를 잘 정비하고 사람들을 교육하고 경찰을 배치하는 데 억만금을 쏟아 부어도 해마다 사망자 수가 늘고 있다. 교통 사망 사고의 진짜 원인은 희생자밖에 모른다. 연구에 연구가 거듭된다. 레이더, 컴퓨터, 행동주의(behaviorism) 1900년대 초반 미국의 심리학자인 스키너가 주창한 심리학의 일파. 20세기 초중반에 큰 영향을 미쳤고, 정신 상태에 대한 참고 없이도 행동 패턴을 과학적으로 연구할 수 있다는 유물론적 방법론을 취했다__역주 심리학자들을 동원하며 열심히 해답을 찾고 있다. TV에 고통으로 얼룩진 충격적인 영상을 내보내 끔찍한 참사를 눈앞에 들이민다. 회개한 알코올 중독자는 음주 운전을 하지 말라고 호소한다. 휴가 기간 동안 운전자들은 술도 끊고 운전하는 내내 커피를 마셔댄다. 하지만 설탕 중독자를 고속도로에서 몰아내자는 내용의 TV 광고나 프로그램은 몇 번이나 보았는가?

그런 프로그램이 있긴 했다(《사고 예방(Prevention)》, 1972년 3월, "고속도로의 살인자, 설탕의 실체를 밝힌다" 방영). 더 이상 감출 수 없었던 것이다. 1971년 현재 고속도로 교통사고에 대해 가장 포괄적인 연구를 수행한 내과 전문의 로버트 박사는, 1천 쪽에 이르는 문장과 차트를 활용하여 사고의 '원인'에만 집중하는 교통사고 연구 태도를 이제는 완전히 개혁해야 한다는 사실을 부각시켰다. 엄밀하게는, 사고라고 부르는 것도 잘못이다. 단순히 말해, 사고란 숨겨진 원인에 의해 발생한다. 정지 신호를 놓치든, 사거리를 그냥 통과하든, 차선을 잘못 달리든, 경사로에서 다른 차를 추월하든, 굴곡진 길에서 과속을 하든, 운전자가 차에 대한 통제력을 잃었다는 사실은 무엇을 의미하는가? 운전자가 왜 그런 일을 저질렀을까?

사람들은 전투, 자동차 사고, 익사, 혹은 모든 육체적 위기 상황에서 생사를 가르는 몇 초의 중요성을 배운다. 어떤 위험과 도전에도 즉시 민첩하고 정확하게 반응하는 능력—이것이야말로 군인, 택시 운전기사, 스키어, 산악 등반가, 위험한 레포츠를 즐기는 사람들이 갖춰야 할 필수품이다. 자신의 건강을 수호하는 가장 중요한 지침의 하나다. 건강한 사람은 순간 반응 능력을 지닌 자다. 만약 미국인이 평소의 교통 패턴과 정반대로 운행되는 낯선 런던에 가서 한길에 내려선다면, 머리가 빠른 사람은 자신의 실수를 알아챌 것이다. 만약 등반 중인 암벽이 위험해 보이면 암벽을 우회해 가는 재빠른 결정을 내릴 것이다. 고속도로에서도 마찬가지다.

몇 년간의 연구 끝에 1971년 출판된 로버트의 이 쉬운 논문의 결론은 무엇일까? 설명이 불가능한 많은 사고들의 '주요 원인'은 "수백만 명의 운전자들이 기능성 고인슐린혈증으로 인해 병리학적인 졸림과 저혈당증을 겪는다는 것"이다. 그는 운전대를 잡는 사람들 중 적어도 1천만 명은 되리라고 추산했다.

다시 말하면, 혈당치가 떨어지면 뇌의 기능과 인지 능력, 반응이 엉망이 된다. 왜 그럴까? 그의 답변은 이렇다.

"최근 수십 년간 고인슐린혈증과 기면발작증(비정상적으로 졸리는 현상)의 발병률이 눈에 띄게 높아졌다. 그 주된 이유는, 당에 취약한 사람들이 어마어마한 양의 설탕을 소비한 결과로 사료된다." H.J. 로버트, 《교통사고의 원인과 생태, 예방(The Cause, Ecology, and Prevention of Traffic Accidents)》

요즘 사람들이 보통 다섯 끼 중 한 끼를 때우는 식당에서는 아무도 고객에게 메뉴에 있는 음식에 설탕이 들어 있는지를 말해 주지 않는다. 나라 전역을 뒤덮은 천편일률적인 시설물에 들어가 예외 없이 설탕이 들어간 식사를 하고, 아이스크림·콜라·커피를 먹고, 캔디와 껌을 씹고, 계산대에서 사람을 현혹하는 설탕 스낵을 집어 드는 등 선택의 여지가 없는 고속도로식 식사를 견뎌내는 사람도 있지만, 그러지 못하는 사람도 있다. 물론 도가 넘치게 그런 식사에 탐닉하는 사람도 있다. 입원하거나, 불구가 되거나, 죽게 될 때까지도 그런 식사의 문제점을 발견하지 못한다.

로버트에 따르면, 고인슐린혈증 즉 저혈당증을 악화시키는 요인이 또 있다고 한다. 첫 번째 요인은 나이다. 그는 노인 네 명 중 세 명은 당 대사에 문제가 있다는 여러 연구 논문을 제시했다. 두 번째는 졸림 증세를 가속화하는 안정제와 항히스타민제의 광범위한 사용이다. 이런 약을 먹는 사람이 설탕까지 많이 먹는다면, 그야말로 사람이 맛이 간다. 세 번째는 알코올이다. 한두 잔 그 자체는 중요하지 않을 수 있다. 입김을 불어 알코올 농도를 측정하는 테스트로는 몸속에서 무슨 일이 일어나고 있는지 극히 일부만을 알아낼 수 있을 뿐이다. 당 대사에 문제가 있는 사람은 술의 종류도 문제가 된다. 위스키·맥주·포도주는 알코올보다 당이 많다. 설탕 함유량은 매우 다양하다. 듬뿍 든 설탕에 알코올이 더해지면 두뇌로 가는 알코올 양이 증가한다… 더 무서운 사실은 알코올 중독자의 전부는 아니라도, 그들 대부분은 저혈당증 즉 고인슐린혈증의 희생자로 혈당치가 낮다는 점이다. 로버트는 알코올 중독자는 '술을 마시지 않았을 때에도' 유난히 교통사고율이 높다는 연구 논문을 인용하고 있다.

나처럼 오랫동안 설탕을 끊은 사람이라면 설탕이 들었다는 것을 간단하게 알 수 있다. 내 손으로 음식의 내용물을 통제할 수 없는 곳에서는 맛만 가지고는 판단하기 힘들더라도, 음식을 먹고 졸린다면 그 속에는 분명 설탕이나 꿀이 들었다고 확신할 수 있다. 과일 중에서도 특히 다디단 열대 과일을 먹으면 졸린다. 벌꿀 역시 마찬가지다. 평생 설탕을 먹어 본 적이 없었던 일본 여성이 처음으로 미국을 방문했을 때의 이야기다. 어느 친절한 사람한테서 선물로 받은 통밀 빵을 조금 먹었다가 바로 잠이 들어 비행기를 놓쳤다고 한다. 그 빵은 꿀을 넣어 만들었으므로 충분히 그럴 수 있다.

고속도로의 안전을 위해 로버트는, 운전자들은 포도당과 설탕을 먹지 말라고 권한다. 다시 말하면, 건강하게 여행에서 돌아오려면 설탕을 먹지 말라는 말이다. 나는 1960년대부터 설탕을 끊었다. 즉 정제 설탕을 먹지 않는다. 나는 수많은 젊은이들이 일단 질병이 약물이나 설탕에서 비롯된다는 것을 깨닫게 되면, 스스로 건강 전도사로 변한다는 것을 알게 되었다. 일단 자신이 건강을 되찾으면, 음식에 관한 공통된 관심이 생긴다. 설탕을 먹지 않는(sugarfree) 삶의 습관을 공유한다. 대학이나 생활공동체에 속한 많은 사람들과 도처에서 연락을 주고받는다. 어느 날은 보스턴에서 이런 사람들을 만났다. 그 다음 주에는 캘리포니아 남부에서 만났다. 이 와중에 수백 명도 넘는 사람들이 도로 운전을 했지만, 단 두 명만이 자동차 사고에 말려들었을 뿐이다.

개인적으로 사고를 조사해 보았다. 두 경우 모두 나 홀로 운전이었다. 한 명은 간질 병력이 있었다. 그는 통곡물과 채소를 먹고, 과일은 가급적 적게 먹으며, 이따금 약간의 생선을 먹는 무가당 식이요법을 2년 동안 고수하여 스스로 병을 고쳤다고 한다. 기운이 하도 좋아져 지긋지긋한 병을 잊게 되었다. 1년 전에 마지막으로 가벼운 발작이 있었을 뿐이다. 그는 보스턴의 가톨릭 수도원에 들러 은퇴한 신부님과 저녁식사를 했다가, 대주교에게 어울리는 기름진 식사의 덫에 걸려 버렸고, 설탕 폭탄 같은 디저트로 마무리를 했다. 비록 와인에는 손도 대지 않았지만 집에 돌아오는 길에 간질 발작을 일으켰다. 그 결과 사고가 나서 양쪽 다리에 깁스를 해야 했다.

교통사고가 난 두 번째 친구는 열여섯 살 때부터 당뇨병을 앓았다. 이후 10년 동안 인슐린 주사를 맞았다. 술을 마시고 마리화나를 피우며 시행착오를 겪다 자기 몸이 어떤 식으로 작동하는지를 알게 되면서 스스로 효과가 있는 방법을 알아냈다. 양을 중시하는 영양학자가 고탄수화물 다이어트라고 부를 만한 것으로서, 통곡물과 채소로 구성된 식이요법이었다. 덕분에 인슐린 투여량을 반 이상 줄였다. 사고가 난 것은 이전으로, 인슐린에 마리화나까지 피우고는 캘리포니아로 돌아가는 길에 기절을 하여 길가 도랑에 빠지고 말았다. 고속도로 순찰대가 그를 병원으로 호송했다. "나는 당뇨병 환자입니다"라고 쓰여 있는 카드를 발견한 덕에 운전면허가 취소되지는 않았다.

운전면허를 따려 한다면 가장 중요한 일은 후진 주차 방법을 익히는 것이고, 교통 법칙에 대한 기억력을 과시하는 필기시험에 붙는 것은 필수다. 차에 동승한 시험관은 당신의 정지·출발 방식과 운전 태도를 살핀다. 시력 검사도 있다. 교통 법칙을 위반하면 컴퓨터에 기록이 남는다. 그러나 설탕 중독자를 가려내는 방법을 찾지 못한다면, 고속도로의 안전은 먼 훗날에나 가능한 이야기일 것이다.

# 설탕 끊기
Kicking

설탕을 끊기가 쉽지는 않지만, 나름대로 즐겁게 해나갈 수도 있다. 만약 혼자 살고 있다면, 설탕을 한 번에 과감히 끊어 버리는 것이 아마도 최선의 방법일 것이다. 설탕이 든 식품을 모조리 쓰레기통에 버리고 새로 시작하자. 과식하는 습성이 있는 사람에게는 이 방식이 그리 쉽지 않겠지만, 장을 볼 때 신중하게 설탕이 들어 있지 않은 식품을 고른다면 나중에 집에서 설탕의 유혹에 시달리지 않아도 된다. 재료를 사고, 요리를 하고, 음식을 즐기는 방식을 바꾸려면 1개월 정도가 걸리는데, 설탕을 끊기까지 하루하루의 자잘한 과정에 너무 집착하는 것보다는 전체적인 방향을 일관성 있게 지켜나가는 것이 중요하다.

아이스크림을 많이 먹는 사람이라면, 갑자기 아이스크림을 끊는 대신에 이렇게 해보자. 설탕 대신 꿀을 넣어 맛있는 아이스크림을 만드는 곳이 많이 있다. 미국 동부의 실로 팜스(Shiloh Farms) 유기농 제품을 생산하는 공동체로, 미국 전역에 흩어져 있고 독립적으로 운영된다_역주는 설탕을 조금도 넣지 않고 꿀과 천연 유화제만으로 훌륭한 아이스크림을 만들고 있다. 여기서는 덴마크제 아이스크림인 하겐다즈도 판매하고 있다. 그러나 하겐다즈에는 꿀만 넣은 것과 설탕과 꿀을 혼합하여 넣은 것 두 가지가 있다는 점에 주의하자. 라벨에 꿀이 들어 있는 것으로 표시되어 있더라도, 설탕도 함께 들어 있지는 않은지 꼭 확인해야 한다. 일단 꿀 아이스크림의 맛에 익숙해지면 먹는 양을 반으로 줄이고 점차 끊어 버린다. 아이스크림은 특별한 때만 먹는 것이라 생각하고, 꼭 사야 할 경우 소량 포장을 산다. 어떤 식품을 먹고 어디서 물건을 사는지 기록해 두었다가, 설탕 끊는 법에 대해 궁금해하는 친구들에게 매일 조금씩 체계적으로 기록해 놓은 자료를 보여 주는 데서 느끼는 쏠쏠한 재미도 있다.

설탕과 크림이 듬뿍 들어간 커피에 중독되었다면 아예 커피를 끊어 버리자. 내 경우 각설탕 두세 개를 카페오레에 넣어서 먹지 못할 바에는 아예 마시지 않으리라 결심했고, 다행히 아무것도 넣지 않고 깔끔하게 우려낸 차를 좋아했기 때문에 커피 대신 차를 마셨다. 만약 차를 싫어한다면, 티백 차를 마셔서 그럴 것이다. 티백은 버리고 신선한 일본차나 중국차를 새로 구입하자. 잎이나 줄기, 혹은 두 가지를 섞어 만드는 일본의 반차는 티백용 립튼과는 그 차원이 다르다. 반차를 팬에 살짝 볶은 후 파이렉스 냄비에 넣고 15분에서 20분 정도 차를 우려낸다. 큰 냄비에 끓여 놓고 원할 때마다 데워 마신다. 재탕을 우려서 마셔도 좋고 신선한 찻잎을 더해도 좋다. 이전에 차를 끓여 본 적이 없다면 꼭 해보기 바란다. 전혀 새로운 경험을 하게 될 것이다.

휴식 시간마다 간이 커피점이나 자동판매기에서 커피를 뽑아 마시는 것이 근무하는 사무실이나 작업장의 일상적인 분위기라면 이렇게 해보자. 멋진 보온병을 하나 사서 우려낸 차를 담아 다니는 것이다. 화제 삼기에 이보다 좋은 것도 없다. 혼자만 알고 있지 말고, 설탕을 먹지 않는 게 얼마나 축복인지를 만나는 사람 모두에게 알려주자. 우선 차를 한 잔 대접한 다음, 각자 보온병을 갖고 다니자고 권하자.

맑게 우려낸 차 맛에 익숙해지면 블랙커피나 레몬껍질 국내에서는 농약을 치지 않은 유기농 레몬을 구하기가 힘들다—역주을 넣은 커피에도 도전해 보자. 맛있는 유럽산 커피 대체품도 좋다. 볶은 곡물이나 민들레 뿌리로 만든 차도 있다. 한동안 커피를 피하다 맛본다면 매우 맛있을 것이다. 독일 제품은 페로(Pero)와 밤부(Bambu)가 괜찮고, 캐나다 것은 댄덜라이언(Dandylion)이 아주 좋았다. 인스턴트커피처럼 끓이면 된다. 보온병에 이런 차를 채워 보라. 평생 지켜온 자신의 취향과 습관이 일시에 달라진 것을 느끼게 될 것이다. 일단 정제 당을 끊으면, 음식 맛이 좋아진다. 처음에는 음식이 달라진 것이라 생각하겠지만, 사실 나아지고 있는 것은 당신의 몸이다.

오랫동안 자연식품점에서 황설탕과 흑설탕, '생' 설탕(raw sugar)을 비타민, 밀 배아 등과 나란히 놓고 팔았다. 이런 '부분 정제 설탕'은 자연식품점용 케이크나 페이스트리, 쿠키, 심지어 빵에도 들어갔다. 이로 인해 부분 정제 설탕들이 백설탕보다는 어느 정도 낫다는 인상이 심어지게 되었다. 종종 이 점에 대해 의문을 품은 사람들은 부분 정제 설탕이란 오늘날의 백설탕으로 가공되기 전단계의 제품으로 전통적으로 자연식품업계에서 쓰이던 설탕이란 설명만을 들어 왔다.

그러다가 1960년대 후반, 자신들이 구입하는 물건의 정보를 정확히 알고 싶어하는 젊은이들이 늘어나고 자연식품점과 생활협동조합이 여기저기 생겨나던 때에, 캘리포니아 북부의 어느 젊은 자연식 운동 개척자가 황설탕에 의혹을 품게 되었다. 프레드 로는 캘리포니아 북부에 있는 자신의 '뉴에이지 푸드 스토어' 매장에서 '생설탕'과 황설탕을 팔았다. 그러나 이 설탕들을 얻고 제조하는 과정에 대해 명쾌한 답변을 얻지 못하자, 그는 하와이와 캘리포니아의 설탕 정제 공장까지 찾아갔다.

해답은 금세 얻을 수 있었다. 황설탕·흑설탕·생설탕의 제조 공법은 모두 똑같았다. 즉 모두 백설탕에 당밀을 입힌 것이었다. 그는 '황설탕은 가면을 쓴 백설탕'이라는 결론을 내렸다. 원당을 생설탕에는 5퍼센트, 황설탕에는 12퍼센트, 흑설탕에는 13퍼센트를 넣는다. 자연산처럼 보이는 이유는 결정화 공정에 특별히 신경을 써 미용 효과를 낸 덕분이다. 그는 매장에서 설탕을 모두 치우고 자연식품 상점주들을 모아 '유기농 상인회'를 결성하고자 노력했다. 이 단체의 주요 신조는 어떠한 설탕도, 설탕을 사용한 어떤 제품도 판매하지 않는다는 것이었다.

고객들을 계몽하기 위해 만든 두 쪽짜리 〈설탕 이야기(The Sugar

Story)〉 팸플릿은 다음과 같은 통렬한 내용을 담고 있다.

"우리의 목적은 인생의 즐거움을 없애자는 것이 아니라 미국인의 음식의 질을 높이는 데 일조하려는 것이다. 쓰레기 음식(조금 괜찮다는 쓰레기 음식 역시)을 거부하는 사람이 늘어나면 식품 제조자들도 우리의 주장을 들으려 할 것이다."

유기농 상인회는 꿀을 팔면서 설탕 사용량의 반 정도만 쓰라고 권한다. 캐럽 원당, 캐럽 시럽, 정제하지 않은 사탕수수 시럽, 사탕수수 당밀, 대추 설탕을 파는 곳도 있다. 오늘날의 자연식품점은 생생한 교육 기관 역할을 하고 있다. 인공감미료는 백색이든 유색이든 배제해야 한다.

설탕을 끊는 데 내게 효과가 있었던 확실한 방법 중 하나는, 설탕과 육류를 동시에 끊는 것이다. 지금은 육류를 거들떠보지도 않게 되었다. 까마득한 옛적부터 내려오는 동양의 지혜를 곧 깨닫게 되리라. 남성적이고 양(陽)의 속성을 가진 육류를 먹으면 반대 성질의 것, 즉 매우 달콤하고 여성적이며 음(陰)적인 음식으로 체내 균형을 맞추려는 강한 욕구가 일어난다.

육류 대신 생선·가금류를 먹으면 식후에 달콤한 것을 먹고자 하는 욕구가 줄어들어, 자연산 과일로 후식을 들거나 아무런 후식 없이도 식사를 마칠 수 있게 된다. 동물성 대신 식물성 단백질을 먹어야 설탕, 페이스트리, 단 음식을 피할 수 있다. 어느 재치 있는 젊은 부인이 사람들을 동참시키는 방법을 가르쳐 주었는데, 식사 초대를 받으면 전채 요리(혹은 때때로 수프)와 앙트레(entrée) 서양 정찬에서 생선과 구운 고기 사이에 나오는 요리__역주만 먹은 후 일행을 집으로 초대하여 직접 만든 무설탕 디저트나 차, 혹은 대용품 커피로 대접한다는 것이다.

만약 혼자 사는 게 아니라면, 설탕을 끊는 과정은 흡사 하나의 작품을 만드는 것과 같을 것이다. 함께 해나가는 과정은 즐거운 경험이 될 수 있다. 아이가 있는 경우도 마찬가지다. 특별히 이 문제에 아이들이 개입되어 있을 때 엄마나 아빠가 기꺼이 동참한다면 이 과정은 꽤 재미있는 경험이 된다. 어린아이들이야말로 이전에 보아 온 어떤 것과도 비교할 수 없는 최고의 실험 대상이라 할 수 있다. 아이들이 너무나 극적으로 변하기 때문에 오히려 어른에게 동기를 부여하고 모범을 보여 준다. 누구나 설탕을 먹어야 한다고 주장할 의료계 권위자는 지구상에 없다는 점을 기억해야 한다. 설탕이 아이들에게 좋다고 말하거나, 설탕을 뺀 식사는 위험하다고 말할 의료계 권위자도 지구상에 없다. 고작해야 설탕은 맛있고 칼로리가 있다는 말뿐이다.

만약 아이가 두 살에서 다섯 살 사이라면, 설탕을 끊는 과정은 환상적인 경험이 될 것이다. 사실 완벽하게 통제된 영양 실험이 가능한 곳은 거의 없다. 완벽하게 통제할 수 있는 곳이라면 우선은 교도소를 생각할 수 있고, 그 다음은 고립된 군부대다. 병원이라도 입원실을 격리, 감시하지 못하면 완벽한 통제가 불가능하다. 그러니 아기용 침대에 사는 아기나 제 손으로 먹을 것을 찾을 수 없는 어린아이가 있다면 관찰할 수 있는 아주 귀한 기회를 잡은 것이다.

아이가 설탕에 익숙해진 상태라면(이유식 · 음료수 · 디저트에는 설탕이 들어 있다) 단번에 설탕을 끊어서는 안 된다. 어른이 먹는 설탕 음식은 죄다 버리더라도 아이들 것은 남겨 두자. 잠에서 깨면서 신경질을 내는지, 놀 때는 기분이 좋은지 아이의 상태를 주의 깊게 기록하자. 노는 모습과 컨디션을 살펴보자. 설탕이 들어 있는 음식, 즉 이유식과 시리얼·채소·음료수·주스·디저트·아이스크림을 먹이며 3~5일 동안 꼼꼼하게 지켜보자. 그러고 나서 설탕이 든 음식을 모두 버려 단 음식을 끊고 사과나 배, 견과류, 건포도, 무가당 주스를 먹인다.

열흘 이상 잘 관찰하면 아이의 변화에 놀라게 될 것이다. 자신은 물론 나머지 가족까지 이 일에 동참시킬 수 있는 과학적 증거가 된다. 설탕을 먹지 않고 자라는 아이들을 유럽과 미국에서 본 적이 있는데, 설탕을 실컷 먹는 보통의 아이들과는 믿을 수 없을 정도로 다른 아이들로 보였다. 설탕을 전혀 먹지 않고 자란 아이는 수많은 설탕의 유혹을 받아도 스스로 먹지 않는다니 놀라운 일이다. 사탕이나 단 음료수를 쥐어 주어도 거들떠보지 않는다. 나이가 어리면 어릴수록 설탕을 끊기가 쉽다.

그보다 나이가 든 아이라면 설탕을 끊게 하기가 약간 골치 아프다. 대부분 설탕을 주의 깊게 천천히 끊어야 한다. 콜라나 음료수 대신 무가당 사과즙을 준다. 짜증을 부리더라도 그냥 두고 보자. 싫어하겠지만 꿀을 넣어 쿠키를 굽고 집에서 디저트를 만들어 먹인다. 설탕이 잔뜩 든 아이스크림 대신 꿀 아이스크림을 사 준다. 여자아이가 안색이 나쁘고 생리통이 있어 고민이라면, 무가당 쿠키나 파이를 함께 구우며 설탕을 끊었을 때의 결과를 직접 체험하게 하자. 안색이 나쁘고 가슴이 부푸는 등의 다른 문제로 고민하는 남자아이도 가족이 함께 하는 실험에 흥미를 가질 것이다. 17세 이상의 아이는 문제가 전혀 다르다. 요즘의 10대는 이전 세대보다 자연식에 관심이 많아 부모보다 아는 것이 많을 것이다.

가족이란 같은 피가 흐르는 집단이다. 어머니는 새로운 생명이 시작되면 처음 몇 개월간 아기를 자신의 피와 젖으로 키운다. 이때부터 아기는 가족과 함께 같은 음식을 먹으면서 매일 새로운 피가 만들어진다. 가족은 같은 음식을 매일 함께 먹음으로써 그 피가 같아진다. 옛날에는 요리하고 함께 식사하는 곳이 집 안의 신성한 장소였다. 어머니가 자신이 만든 음식을 매개로 가족을 한자리에 모았으니, 식사 시간보다 중요한 의식은 따로 없었다.

오늘날 대부분의 미국 가정이 무너지고 있는 것은 당연하다. 20세기의 가족을 특징지을 수 있는 것이라고는, 고작 주소와 전화번호를 같이 쓴다는 것뿐이다. 태어나서 첫 며칠 동안 아기가 먹는 것은 엄마 젖 대신 병원에서 만든 것이며, 그후에는 설탕이 든 분유를 먹는다. 기어다니기 시작하면 설탕이 든 간식을 상으로 받는다. 벌을 주려면 콜라를 먹지 못하게 하면 된다. 착하게 굴면 플라스틱 장난감이 딸린 자기만의 시리얼을 고를 수 있다. 눈으로 보지도 손으로 만져 보지도 못한 소의 젖과 과일의 냉동즙을 마신다. 길에서는 아이스크림 장수가 설탕이 잔뜩 든 아이스크림을 판다. 생일 파티 때나 맛볼 수 있던 피자, 슈거 케이크, 쿠키, 아이스크림, 콜라가 냉동식품이 되어 매일 먹는 식사가 되었다. 말초적 미각이 아닌 진정한 맛에 대한 감각이 발달하기도 전에, 아이들은 포장된 와플과 팬케이크를 꺼내 먹는다. 충동적으로 냉장고, 냉동고, 과자 가게, 학교 매점, 자동판매기에 가서 맘껏 먹어댄다. 먹기 전에 기도를 한다면 하루 종일 계속해야 할 지경이다.

엄마는 살 빼는 약을 사먹고, 아빠는 시내에서 칵테일을 곁들여 점심을 먹고 신용카드를 긋는다. 아이들은 학교 급식을 먹고, 사탕 가게에서 돈을 물 쓰듯 쓴다. 수업 후에는 계속 이어지는 생일 파티로 흥청망청 먹는다. 과자와 설탕이 잔뜩 든 음료수 때문에 저녁 밥맛이 없다. 만약 엄마가 TV 광고의 냉동식품을 준비하는 것조차 부담스러워하거나 쉬고 싶어하면, 가족은 저마다 자기가 좋아하는 드라이브인 식당으로 흩어진다.

한 가지 조사를 해보았는데, 내가 아는 설탕을 탐닉하는 여성들은 하나같이 생리통과 심한 불쾌감 없이 정상적으로 생리를 하는 게 대관절 어떤 건지 모르겠다고 말하는 것이었다. 그러니 엄마가 10대 딸에게 여성이 불쾌함을 느끼는 아주 특별한 날에는 진통제를 먹으라고 말하는 TV 광고가 등장하는 것이 당연하다.

또 한 번은 어느 여배우와 이야기하다가, 그녀가 중요한 촬영 날짜가 다가오면서 자꾸 마릴린 먼로마냥 신경질적이 되기에, 생리통 때문이냐고 물었더니 그렇다고 털어놓는 것이었다. 나는 그녀에게 설탕 끊는 법을 가르쳐 주었다. 그녀는 사춘기 때부터 줄곧 한 달에 사흘은 고문받는 날이었던 탓에 그 증세가 낫기만 한다면 뭐라도 할 태세였다. 그 결과 다음번에는 통증이 많이 줄었고, 생리 시작 24시간 전부터 시작되던 통증이 사라지면서 차츰 생리를 언제 시작하는지 모를 정도가 되었다.

이런 일을 겪고 나자, 마치 내가 킬데어 박사1960년대 미국 NBC에서 방영한 의학 드라마 〈닥터 킬데어(Dr. Kildare)〉의 주인공__역주가 된 것 같았다. 나의 미인 환자는 뉴욕과 캘리포니아 사이를 오가는 동안 드레스룸과 탈의실을 넘나들며 자기 이야기를 퍼트렸다. 나는 나중에 의사 특히 프랑스 의사들 중에도 수십 년 전부터 설탕이 여성의 대사 균형에 파괴적인 영향을 미친다는 사실을 알아차린 사람이 꽤 있었다는 것을 알게 되었다.

빅토르 로랑 박사는 《라 비 끌레르(La Vie Claire)》지에 다음과 같이 적었다.

설탕은 생리 중인 여성에게 생리통을 유발한다. 소피 Z의 증례를 보자. 이 환자는 날마다 대략 100그램의 상업용 설탕을 먹었다. 30세가 되자 생리통이 극심해졌다. 그러나 1911년 이 '살인 식품'인 설탕을 끊으면서 통증이 완전히 사라졌다.

그때부터 유사한 증례를 여럿 관찰할 수 있었다. 이 사실을 여성을 치료하는 의사들에게 널리 알려야 한다. 설탕을 끊으면, 종종 생리 중에 신경이 날카로워지거나 업무 수행이 불가능해지는 등의 증세로부터 벗어날 수 있다.

설탕을 많이 먹는 습관 때문에 기미가 생길 수도 있다. 설탕을 1년

남짓 먹지 않으면 햇볕을 쐬었을 때의 피부 반응이 사뭇 달라진다. 화학제품을 잔뜩 바르고 뜨거운 햇볕에 피부를 태우는 것은, 특히 여성의 경우 심각한 문제가 될 수 있다. 하지만 설탕을 끊으면 자외선 차단제를 바르지 않아도 일광욕 후 화상을 입거나 피부가 벗겨지지 않는다. 피부가 벌겋게 되더라도 화상을 입지는 않는다. 현재 나는 절대 피부가 벗겨지지 않지만, 어릴 적에는 햇볕에 조금만 있어도 금방 심한 화상을 입었다. 10년 동안 설탕을 먹지 않았더니 사막에서 한 시간을 뒹굴어도 피부가 약간 탈 뿐, 달아오르거나 가렵거나 아프거나 하는 이전의 화상 증세가 없다. 실험해 보아도 좋다. 그러나 너무 지나치게는 하지 말자. 대자연에 도전하는 것이 나쁘다는 뜻에서가 아니다(사실 자연을 무시하는 것은 불가능한 일이다). 설탕을 먹든 안 먹든 태양을 피해야 할 사람들도 있기 마련이다.

해변이나 공원에서 피크닉을 즐긴다고 가정해 보자. 평범한 미국인 가족이 도착한다. 아빠가 엔진을 끄기도 전에 왜건에서 아이들이 뛰어내린다. 엄마는 짐을 내리면서 아빠에게 자리 깔 곳을 가리킨다. 강력한 살충제 스프레이를 주변과 땅·수풀에 뿌린 후에야 아이스박스를 연다. 지난번 피크닉 때 곤충들이 꼬였기 때문이다. 부엌 바닥의 설탕에 개미와 곤충이 꼬이듯이 사람 핏속의 설탕이 모기와 세균·기생충을 유혹한다는 것을 엄마는 잊고 있다. 설탕을 먹지 않으면 모기나 곤충 걱정 없이 해변이나 산에서 뒹구는 기쁨을 누릴 수 있다. 1년 이상 먹지 않으면 당신도 그렇게 된다. 설탕을 먹어야만 하는 친구와 함께 놀러 갔다면, 나란히 누워 모기가 누구에게 가는지 보라.

결국 1647년, 설탕을 재배하는 바베이도스 섬에서 모기에 의해 전파되는 황열병이 서양 최초로 발생했다는 것은 놀라운 일이 아니다. 처음에 이 병은 '노바 페스티스(nova pestis, 신질병)'라 불렸다. 황열병은 설탕 재배 중심지를 따라 퍼져 나갔다. 과달루페, 세인트 키츠 제도, 자메이카, 브라질, 영국령 기니, 스페인, 포르투갈, 뉴올리언스, 그리고 마침내 쿠바에 상륙했다. 쿠바는 20세기 초, 모기가 없는 설탕 보급 기지를 만들기 위해 미 육군이 엄청난 노력을 쏟아 부은 곳이다.

이제 설탕 중독은 세계적 현상이 되었다. 1975년 세계 전체 생산량은 1,500억 파운드 약 68만 톤_역주를 초과할 것이라고 한다. 가격은 급상승했지만, 부자 나라인 미국에서는 1인당 100파운드 이상을, 저개발 국가에서는 10파운드 이하를 소비한다. 설탕공급업자들은 아시아와 아프리카를 주목하고 있다. 그곳 주민의 수백만 명이라도 콜라에 중독되어 1인당 소비량이 한 해에 몇 파운드씩만 늘어도 이 거대한 시장에 벼락 경기가 불기 때문이다. 이렇게 되면 현재의 식량 위기는 대재앙으로 바뀔 수 있다.

아직도 열대 지방의 사탕수수에는 노예제도의 흔적이 남아 있다. 따가운 열대 태양 밑에서 사탕수수를 재배하고자 하는 흑인 운동가는 없다. 그러나 신생 독립 국가에서 여전히 사탕수수를 재배하려는 것은, 설탕이 경제적으로 보다 나은 삶의 상징이기 때문이다. 여태껏 소유할 수 없었던 것을 이제 와 포기하라고 요구하는 것은 그들에게 가혹한 일이다. 백인들은 뙤약볕 아래 땀을 흘리지 않으면서도 수백 년간 설탕을 먹었다.

중국은 소가 끄는 수레에서 제트 비행기에 이르기까지 많은 단계를 건너뛰며 급성장했다. 그러나 사람의 몸은, 사람들이 기술의 발달에 적응하듯이 설탕 중심의 환경에 적응할 수 없다. 평생 한 번도 설탕을 맛본 적이 없는 사람들도, 마치 마약에 노출된 교외 지역의 아이들처럼 하루아침에 설탕에 중독되어 버릴 수 있다. 이런 일이 일어나면 어느 나라에서든 기록에서나 볼 수 있는 재앙이 닥칠 것이다.

설탕업계의 돈에 몸을 판 과학자 무리들은 사치스러운 연구실에서 설탕업자를 위한 사이비 과학적 증거를 찾으려고 애쓴다. 그러나 1930년대의 프라이스 박사가 했듯이, 세 명의 영국인 과학자들은 전 세계를 총체적으로 조사하여 이 음모를 모두 밝혀냈다.

이 영국의 과학자들은 '코카콜라 간판에는 해가 지지 않는다'는 사실에 착안했다. 이들의 책은 과거의 대영제국보다 더 널리 퍼져 나갔다. 사람은 각자 독특한 성장 과정을 가진 환경의 일부이지(1500년대의 의사이자 식물학자였던 라우볼프의 주장과 같다), 차트상의 증세나 컴퓨터상의 데이터로 단순히 환원시킬 수 있는 존재가 아니라는 것이 이들의 주장이다. 이들은 다윈이즘을 기반으로 동양의 경험과 서양의 지식을 결합시켰고, 서구에 소개되었던 동양 의학의 경고를 뒷받침해 주었다.

이들은 아프리카 줄루족과 급작스럽게 도시화된 흑인들, 미국의 흑인과 아프리카의 흑인, 인도의 인디언과 남아프리카의 인디언, 체로키 인디언과 동부 파키스탄인, 에스키모와 아이슬란드인, 예멘 땅에 사는 예멘인과 이스라엘에서 새로운 인생을 시작한 예멘인을 비교 연구했으며, 전 세계적으로 설탕 섭취가 신체 기능의 저하와 밀접하게 관련되어 있다는 사실을 밝혀냈다.

이 통렬하고도 미래를 내다보는 작업을 수행한 연구진은, 은퇴한 왕립 해군 군의관인 클리브 박사와, 남아프리카 더번 시 에드워드 8세 병원 당뇨병 클리닉의 캠벨 박사, 런던 왕립의과대학의 페인터 교수로 이들의 저작 《당뇨병, 관상동맥혈전증, 사카린 질병(Diabetes, Coronary Thrombosis, and the Saccharine Disease)》의 제2판은 1969년 영국의 존 라이트 앤드 선스(John Wright & Sons)에서 발행되었다. 여기에 그들의 결론을 일부 옮긴다.

같은 원인으로 비소 중독과 매독, 기타 질병이 발병했을 때, 이들은 보통 개별적인 질병으로 다뤄지지 않는다. 그런데 왜 설탕이 원인인 다양한 질병은 개별적인 증세인 듯 각각 치료해야 하는 것일까? 가공 과정에서 가장 많이 변성되는 것은 설탕이나 밀가루 같은 정제 탄수화물이다. 사탕수수나 사탕무는 90퍼센트, 밀은 30퍼센트가 사라진다. 요리로 인한 변화는 무시해도 될 정도다.

자연식품의 왜곡은 인류 역사상 지극히 최근에 시작되었다. 사람은 식물만으로도 충분히 살 수 있다. 수백만의 동양인들은 오래 전부터 쌀을 먹고 수세기를 살아왔다. 가공하지 않은 자연식품을 먹는 곳에 설탕으로 인한 질병은 발붙이지 못한다.

이들은 흰 설탕이나 흰 밀가루 같은 정제 탄수화물이 인체에 미치는 악영향을 다음과 같이 정리했다.

1. 정제 설탕은 밀가루보다 여덟 배가 농축되었으니 여덟 배나 자연스럽지 못하고, 아마도 여덟 배 정도 위험할 것이다. 거짓된 맛이 혀와 미각을 속여 너무 지나치게 먹게 만든다. 사탕무를 매일 2파운드 반씩 먹을 사람은 없겠지만, 이를 설탕으로 환산하면 142그램밖에 안 된다. 설탕을 과다하게 먹으면 우선 당뇨병, 비만, 관상동맥 질환이 생긴다.
2. 천연 식물 섬유를 제거하면 충치, 치주염, 위장 질환, 정맥류, 치질, 게실염 등이 생긴다.
3. 단백질을 제거하면 소화성 궤양이 생긴다.

익히 알고 있듯이 흰 설탕과 흰 밀가루가 치아를 손상시키고 있는 경우, 설탕이 다른 신체 부위에는 아무 영향도 미치지 않는다고 주장한다면 도무지 말이 되지 않는다. 지금까지는 관상동맥 질환을 당뇨병의 '합병증'으로 보았다. 그러나 관상동맥 질환과 당뇨병의 원인에는 흰 설탕과 흰 밀가루라는 공통점이 있다. 남아프리카 나탈 지방에 이주한 인도인들은 인도 본토의 인도인들보다 설탕을 무려 아홉 배나 많이 먹고 역병처럼 당뇨병에 걸린다. 세계에서 가장 높은 발병률이다. 본토의 인도인들이 이렇게 설탕을 먹게 되면 얼마 지나지 않아 '상상하기조차 두려운' 결과가 초래될 것이다.

공중 보건 프로그램의 목표는 설탕으로 인한 질병의 진단에서 예방영양학 쪽으로 수정되어야 하는데, 기본적으로 정제 탄수화물 대신 천연 탄수화물을 먹도록 해야 한다. 《당뇨병, 관상동맥혈전증, 사카린 질병》의 저자들이 인공감미료를 경구 피임약에 비유하며 "바람직하지는 않지만 불가피한 경우가 있다"고 했던 것처럼, '이론적으로 잘못된' 인공감미료에 대한 내용을 일단 예방영양학에 포함시켜야 한다.

헤로인이 처음 등장했을 때는 이 물질이 해롭지 않고 비습관성이라 모르핀 대용으로 쓸 만한 것으로 여겨졌다. 최근에는 메타돈이 헤로인 대용의 무해한 비습관성 약품으로 소개되었다. 그러나 합성 약물이 구식 마약처럼 위험하다고 깨닫는 것은 시간문제일 뿐이다. 그러므로 설탕 대신 해롭지 않은 인공감미료를 사용하라며 판매하는 일도 같은 결과를 낳을 것이다. 한때 사카린과 사이클라메이트(cyclamates) 편을 드는 의사가 많았다. 설탕보다는 낫다는 과학적인 증거를 댈 수 있었기 때문이다. 어떤 과학자들은 현재 새로운 인공감미료를 만들기 위해 미친 듯이 노력하고 있고, 다른 과학자들은 주로 설탕업계의 도움을 받아 새로운 합성 제품이 위험할 수 있다는 것을 입증하고자 애쓴다.

무릇 인공감미료의 문제는 건강 위협의 가능성을 차치하고라도, 일단 이런 식품을 먹기 시작하면 자연식품의 자연스러운 단맛을 느끼지 못하게 된다는 데 있다. 인공감미료에 의존하는 것은 설탕에 의존하는 것과 같아서, 맛에 대한 감각을 해칠 뿐만 아니라 나중에는 거의 사라지게 만든다. 인공감미료의 문제에 대한 가장 현명한 조언은, 교토대학의 저명한 영양학자인 카와하타 박사가 원시 불교의 가르침을 인용한 다음의 진술일 것이다.

달콤함을 원하는 자,
너의 욕망은 끝없을 것이며
영원히 만족할 수 없으리라.
허나 진정한 맛을 구한다면
원하는 것을 찾으리.

# 어떻게 먹고 살아야 할까
*Soup to Nuts*

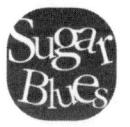 식료품점에서 설탕과 식품첨가물이 들어 있지 않은 통조림 수프를 산다는 것은 거의 기적에 가깝다. 그러므로 설탕을 끊기 위해서는 수프를 직접 끓여먹어야 한다. 수프를 직접 끓이는 것은 그리 어렵지 않다. 재료만 좋은 것으로 구하면 된다.

나는 말린 완두콩과 얼룩콩·렌즈콩을 항상 넉넉하게 준비해 둔다. 이것들은 양파나 부추·당근·셀러리 같은 기본적인 채소와 잘 어울린다. 늙은 호박이나 호박·옥수수·비트·순무·파스닙 같이 철 따라 나는 채소로 요리에 변화를 줄 수도 있다.

수프를 끓이려면, 우선 마른 콩을 찬물에 넣고 밤새 불린다. 새로운 요리를 시도하는 것을 좋아한다면, 다시마 한 조각을 넣어보도록 하자. 미국의 여러 자연식품점에서 다시마를 팔고 있다. 다시마의 미네랄 성분이 조리 시간을 단축시키고, 음식 맛을 좋게 한다.

그 다음, 식물성 기름을 좋은 것으로 준비한다. 거르지 않은 참기름이나 옥수수기름이 적당하고, 같이 섞어 써도 좋다. 두꺼운 냄비에 기름을 두르고 양파를 볶다가 잘게 썬 셀러리나 당근을 넣고 함께 볶는다. 불린 콩과 물을 붓고 한 시간 남짓 약한 불에 뭉근하게 끓인다. 채소가 부드럽고 먹기 좋게 되면 수프가 완성된 것이다. 너무 오래 끓이면 채소가 힘없이 풀어져 맛이 떨어진다.

다 끓인 수프는 잘 보관했다가 먹기 전에 데운다. 수프를 먹을 때는 개인 접시에 덜어 타마리 간장으로 간하는데, 이것은 천일염을 넣은 일본의 전통 간장이다(타마리 간장은 화학 성분과 식품첨가물을 넣지 않고 자연 발효한 후 나무통 속에서 2년 동안 숙성 과정을 거치는 자연식품으로, 물과 대두·소맥·천일염이 사용된다. 나는 에레혼(Erewhon) 상표로 미국 내에 수입, 판매되는 제품을 구입한다. 미국에서 시판되는 다른 간장은 발효 시간을 단축시키려고 설탕과 화학 물질을 첨가했다).

이것이 기본 요리법이고, 얼마든지 다양한 변화를 줄 수 있다.

좋은 양파를 구할 수 있다면, 양파 수프를 만들어도 좋다. 셀러리를 많이 넣고 싶으면, 수프를 끓인 후 블렌더에 갈아 셀러리 크림처럼 만든다. 잘게 썬 비트에 양배추를 조금 더하면 러시아식 보르쉬 수프처럼 된다. 얇게 썬 늙은 호박이나 버터넛 호박, 혹은 두 재료를 다 양파와 함께 볶아 부드러워질 때쯤 물을 붓고 끓이면 호박 수프가 된다. 내 경우에는 호박 수프를 끓일 때 참기름 대신 진한 콩기름을 사용한다. 양파와 버터넛 호박을 같이 조리하면 꼭 토마토 크림을 먹는 듯한 느낌이 든다.

부추와 양파를 함께, 혹은 부추만 넣고 비시수와즈 크림 수프처럼 만들 수도 있는데, 걸쭉하게 하려면 귀리가루를 넣으면 된다. 나는 토마토나 감자로 수프를 끓이지 않고, 보리 이외의 곡류도 넣지 않는다. 채소를 넣은 후 보리를 약간 더하면 질감과 풍미가 아주 달라진다.

옥수수가루로 더블 옥수수 수프를 맛있게 끓일 수도 있다. 잘게 썬 양파를 기름에 볶다가 양파 색이 노르스름하게 변하면, 노란(혹은 하얀) 옥수수가루를 반 컵 이상 넣고 살짝 볶아 준다(그린 페퍼를 잘게 썰어 넣으면 색과 풍미가 좋아진다). 기름 속에서 옥수수가루가 지글지글 소리를 내며 볶아지면, 그레이비 육수를 만드는 것처럼 천천히 물을 붓는다. 뻑뻑해지면 계속 물을 넣어 주면서 한 시간 동안 뭉근히 끓인다. 음식을 내기 바로 직전에 옥수수대에서 막 떼어낸 옥수수 낟알을 넣고 타마리 간장과 함께 식탁에 올린다. 옥수수가 제철이 아니면 냉동 옥수수를 써도 된다(녹아서 씹을 수 있을 때까지 옥수수를 조리한다).

요리법이 너무 간단해서, 이런 수프를 끓이기 위해 굳이 조리법을 받아 적을 필요는 없을 것 같다. 양파와 셀러리 수프에 로메인 레터스나 에스카롤을 더하면 이태리식이 된다. 수프 접시에 양파를 잘게 썰어서 장식을 하면 일본식이 된다. 당근 꼭지와 부추 뿌리를 잘게 썰어서 볶아 주면 프랑스식이 되고, 양배추를 많이 쓰면 러시아나 아일랜드식이 된다. 스코틀랜드나 아일랜드식으로 하려면 옥수수 대신 롤드 오트나 귀리가루를 쓰면 된다. 아니면 양파 수프에 잘게 썬 신선한 채소를 더해 지중해식으로 만들어도 된다. 하지만 무엇보다도 중요한 것은 웬만한 채소와 천연 간장만 있으면 수프를 맛있게 끓일 수 있다는 점이다.

사람들을 설탕의 막심한 폐해로 몰고 간 일등 공신은 단연 패니 파머라는 미국인이다. 이 여성이 19세기 말 빅토리아 시대의 요리를 반영한 것인지, 혹은 당대 요리에 영향을 준 것인지는 분명치 않지만, 그녀의 요리책은 20세기 초 미국 가정의 부엌에서 성경책 같은 존재가 되었다. 보스턴 요리 학교의 학생이었으므로 그 학교의 교장이었던 링컨 여사의 조리법을 많이 따랐으리라. 링컨 여사는 패니보다 몇 년 앞서 책을 출판했으나 패니만큼 성공하지는 못했다.

수십 년간 여성들은 패니의 조리법을 따랐다. 설탕업계에서 그녀에게 로비라도 했을까? 그녀는 사탕 상자에 얼굴을 새겨 영원히 기념해야 할 인물이다. 패니야말로 빵이나 채소·샐러드·드레싱 등 사실상 모든 음식에 설탕을 넣자는 치명적인 아이디어를 역사상 처음 생각해 냈거나, 적어도 제일 먼저 그 생각을 실천에 옮긴 사람이기 때문이다.

1896년에 출간된 패니 파머의 요리책에서 샐러드 편을 보자. 그녀는 여기에서 드레싱에 설탕을 듬뿍 넣으라고 적극 권한다. 개정판에서는 토마토 주스 젤리에 설탕을 넣어 치명적인 음식을 만들어 냈다. 빵의 발효 시간을 단축시키는 데에도 설탕을 사용했다. 유럽인들은 미국의 빵이 케이크 같다고 하는데, 패니의 빵은 그보다 더 심했다. 케이크보다 더 달았다.

설탕에 대한 열광은 1965년 판에서 절정에 달한다. 설탕이 이미 들어 있는 시판용 마요네즈에 다시 1:2의 비율로 설탕과 레몬, 다른 양념을 첨가한 후 '잘 섞어 주라'고 적었다. 당연히 잘 섞일 것이 분명하다.

설탕이 들어 있지 않은 마요네즈나 샐러드 드레싱을 사는 것은 그야말로 불가능하다. 젤로와 맛을 낸 젤라틴(설탕이 잔뜩 든), 설탕 시럽에 절인 통조림 과일을 넣으면 전형적인 미국식 샐러드가 된다. 이런 설탕 덩어리만 먹으면서 스스로 다이어트 중이라고 뿌듯해하는 여성들이 매우 많다. 일부 여성들은 요리를 예쁘게 장식하는 데 사용되는 알록달록한 가공식품을 남자들이 잘 먹지 않는다고 불평하기도 하는데, 차라리 식탁 한가운데의 꽃을 먹는 편이 훨씬 나을 것이다.

케첩, 마요네즈, 러시아 드레싱에는 모두 설탕이 잔뜩 들어 있다. 피클도 예외가 아니다. 설탕을 끊으려면 샐러드에 무엇을 넣을지를 다시 한 번 생각해야 한다. 1905년 일본이 러시아에게 승리한 일을 기억하는가? 일본식 채소 절임 샐러드를 먹어 보라. 만들기 쉽고, 위장에 좋으며, 다른 음식과도 잘 어울린다. 부피가 작아 작은 병 속에 넣어 다닐 수 있고, 사실상 오랫동안 보존할 수도 있다.

소금에 절인 채소를 오지그릇에 넣은 후 나무판으로 누르면 채소 절임이 된다. 나무판은 항아리에 맞는 것으로 묵직해야 한다. 나무판 대신 돌을 사용해도 좋다. 그것도 없으면 사발 그릇을 사용하자. 두 개가 필요한데, 그 중 하나가 나머지 하나의 안쪽에 꼭 끼는 크기면 된다. 주전자에 물을 채워서 그 위에 얹어 두자.

채소 절임에는 배추나 청경채 같은 동양 채소가 어울리지만, 사실상 모든 채소를 이용할 수 있다. 레터스, 꽃상추, 로메인 레터스, 민들레 잎사귀, 비트, 셀러리, 양파, 순무, 샬럿, 골파, 갓, 흰 무, 빨간 무 등이 다 좋다. 셀러리나 비트, 무, 당근, 순무 절임을 만들 때는 녹색 줄기도 같이 넣어야 한다. 시금치나 케일은 맛이 강하므로 피한다. 오이와 녹색 채소를 함께 절여도 좋고, 오이로만 만들어도 맛이 좋다.

우선 채소에서 흙과 모래를 씻어 낸다(유난히 흙이 많이 묻은 채소를 씻을 때면 파리에 사는 어느 미국 여자의 말이 떠오른다. 한번은 프랑스의 노천 시장에서 신선한 채소를 사면 정말 좋지 않겠냐고 의견을 같이하더니만, 대뜸 "하지만 너무 더럽잖아요" 하며 얼굴을 찡그렸다). 이웃 혹은 자기만의 텃밭에서 화학 비료와 살충제 없이 퇴비로 기른 채소를 얻을 수 있다면, 채소의 참맛이 무엇인지 알 수 있다. 맛이 살아 있는 이유는 채소에 흙이 묻어 있기 때문이다. 채소를 깨끗이 씻었으면 물기를 빼고 잘게 썬다. 그 다음 사발 그릇이나 항아리에 채소를 넣고 천일염을 뿌린 후 다시 채소를 넣는 식으로 켜켜이 쌓는다.

프랑스에서는 천일염을 비닐봉지에 넣어 슈퍼마켓에서 판매하며, 집에서 이것을 가볍게 볶아 갈아 먹는다. 자연식품점에 가면 질 좋고 곱게 간 천일염을 구할 수 있지만, 그 속에는 설탕이 들어 있으므로 손도 대지 말자.

소금을 뿌린 후에는 채소가 담긴 큰 사발 속에 작은 사발을 뒤집어 엎고, 그 위에 무거운 물건을 올려놓는다. 여행 중에는 사발 위에 나무판을 놓고 책이나 다리미·램프 등 눈에 띄는 물건을 올려놓는다.

항아리에 담그려면 아는 목수에게 잘 맞는 크기의 나무 뚜껑을 부탁하고 바닷가에서 선(禪)불교풍의 돌멩이를 구해다가 오래도록 무게추로 사용하자.

항아리에 담그는 채소 절임은 한 시간이 지나면 완성된다. 무게추를 들어낸 후 고인 물을 따라내고 타마리 간장으로 간을 본다. 참기름을 좋아하면 정제하지 않은 것을 약간만 두르자. 순무나 당근 같은 섬유질 채소가 여전히 뻣뻣하게 남아 있으면 항아리에 다시 넣어 물기를 짠다. 일본인들은 이렇게 해서 맛있는 피클을 만든다. 쌀겨나 약초를 넣기도 한다. 소금물에 야채를 며칠, 몇 주씩 담가 두면 채소 맛이 변해서 전혀 다른 맛이 된다.

채소 절임을 주 요리로 삼아도 좋다. 통밀이나 메밀 마카로니를 한 사발 삶은 후 물기를 빼고 약간의 참기름과 간장을 섞은 양념장을 넣는다. 설탕이 든 시판용 마요네즈 생각은 나지 않을 것이다. 만일 마요네즈를 먹고 싶다면, 유정란과 양질의 기름에 설탕 대신 꿀을 조금 넣어 만든 마요네즈를 파는 자연식품점에 들러 보자. 마요네즈에 간장과 레몬주스를 넣어, 식구들이 죽어도 먹어야 한다고 우기는 상업용 마요네즈를 완전히 끊을 때까지 사용한다.

토마토와 아보카도는 열대 과일이다. 나는 이것들을 샐러드에 절대 넣지 않는다. 열대 지방에서 아보카도를 먹으려면 간장이나 타마리 간장을 조금 둘러 아보카도 자체만 먹어라. 토마토와 감자는 동시에 쓰지 않는다. 감자 샐러드와 채소 절임을 만들어 통밀이나 메밀 파스타와 함께 먹는다. 일본에서는 메밀 파스타를 소바라고 부르는

데, 미국에서는 많이 먹지 않는다. 메밀에는 루틴이 많이 함유되어 있다. 루틴은 비타민 알약의 상당히 중요한 성분이다(실핏줄이 터졌거나 정맥류가 생긴 것은 아닌지 정기 검진을 받는 여성들이 있다. 메밀이 어떤 것인지를 알면 메밀을 구하러 몰려들 것이다. 시험해 보자. 주치의의 코에 정맥류가 있다면 메밀을 권해 보자. 자기 자신도 제대로 관리하지 못하는 의사에게는 몸을 맡기지 말자. 때로는 의사들도 다른 사람들의 도움을 필요로 하긴 하지만).

나는 집에서 기른 싹채소를 조금 섞어야 진짜 샐러드라고 생각한다. 좋은 품질의 신선한 채소를 사려면 돈을 꽤 주어야 하니, 기왕이면 자신의 재배 공간이 있으면 좋겠다. 비타민C의 존재를 몰랐던 수백 년 전에도 동양에서는 곡류와 콩의 싹을 틔워 먹었다. 싹을 틔우는 데에는 퇴비 더미나 토양, 햇볕이 드는 창 같은 것은 필요 없다. 단지 발아기와 신선한 물, 씨앗만 있으면 싹이 트므로 감옥에서도 가능하다. 알팔파 · 콩나물콩 · 렌즈콩 무엇이든 모두 가능하다.

손쉽게 싹을 틔워 주는 발아기는 자연식품점에 여러 종류가 있다. 도자기에 장치를 넣어 만든 것도 있고, 발아기의 뚜껑을 열 수 있게 만든 단순한 것도 있다. 설명서대로 따라하기만 하면 싹이 엄청나게 돋아나 며칠 내에 못다 먹을 만큼 양이 많아질 것이다(이것은 냉장 보관을 해야 한다). 샐러드에 넣거나 다른 요리에 넣어서 먹어라. 씨앗과 콩은 자연식품점에서 대형 포장으로도 살 수 있다.

일단 싹 틔우기에 성공했으면, 허브 · 밀 · 메밀을 창가에서 키울 준비가 다 된 것이다. 집 안의 식물이 죽어간다고 해서 흙을 그냥 내다버리지 말자. 물을 주고 잘 간수하여 흙 상태가 좋아져서 촉촉해지면, 몇 시간 동안 신선한 물에 담가 둔 밀알이나 메밀 씨앗을 뿌리도록 한다. 흙을 촉촉하게 유지해 주면 몇 시간 내에 밀알에서 자그마한 싹이 터서 스스로 뿌리를 내리고 쭉 뻗어 자라난다. 길이가 15～20센티미터 정도가 되면 골파를 먹을 때처럼 풀을 한 줌 베어 낸다. 물냉이 대신 메밀풀을 요리에 이용해 보라. 껌처럼 메밀풀을 씹으면 자연스런 단맛에 놀랄 것이다. 씹고 또 씹다 보면 입 안에 든 음식을 삼켜야 할지 뱉어야 할지 고민이 될 것이다.

풀에는 비타민과 미네랄이 듬뿍 들어 있어서 약국에서 파는 제품보다 좋다. 동물들은 특정한 종류의 풀을 약처럼 씹어먹어 스스로를 치유한다. 즉 몸이 아프면 먹이를 먹지 않고 몸이 나을 때까지 특정한 풀만 씹는다. 만일 자녀로부터 껌이나 사탕을 떼어놓으려고 애쓰는 중이라면 좋은 놀이가 될 것이다. 손수 키운 천연 사탕을 먹게 하라.

미국심장재단(American Heart Association)은 아주 오랜 동안 해마다 5천만 달러 가량의 돈을 기부받으면서 기부자들의 생전에 심장병 치료법을 찾아내리라 장담했다. 그러나 이 재단은 뒤늦게 자신들의 실수를 인정할 수밖에 없었다.

미국심장재단에서는 지방 조절 식이요법(The Fat Controlled Diet)을 내용으로 한 요리책을 떠들썩하게 펴냈었다. 이 책은 칼로리 계산법에 준하여 콜레스테롤을 계산한다. 그러나 홍화씨기름이나 참기름·옥수수기름이 라드·마가린·버터·합성 기름보다 좋다는 것을 알기 위해 이토록 오랜 시간 동안 이들의 발표를 기다릴 필요가 있었을까?

　노른자 한 개와 흰자 세 개로 오믈렛을 만들어 콜레스테롤을 줄이라는 등의 유용한 정보도 있지만, 계란의 질에도 차이가 있다는 것을 이 책은 고려하지 않았다. 영국에서는 유정란은 스스로 모이를 구하도록 자유롭게 방목한 닭이 낳은 알을 말하고, 무정란은 감옥 같은 양계장에 한 줄로 갇혀 시체 신세가 된 닭이 낳은 알을 말한다. 암탉이 유정란(즉 시골에서 구할 수 있었던 달걀)을 품으면 병아리가 된다. 그러나 무정란은 썩어 버린다. 유정란은 구하기가 힘들지만, 무정란은 슈퍼마켓에 얼마든지 있다.

　《리더스 다이제스트(Reader's Digest)》지는 이 요리책의 지방 조절 식이요법의 내용을 요란스럽게 홍보했다. 너무 법석이라 조리법을 훑어보지 않을 수 없었는데, 설탕을 많이 섭취하면 심장병이 발생할 수 있다는 내용의 수많은 연구 결과에도 불구하고 미국심장재단은 이 문제에 소극적으로 대처하고 있었다.

　"단백질, 비타민, 미네랄, 기타 영양소의 하루 필요량을 충족해 주는 음식을 먹도록 한다. 설탕처럼 영양가는 없고 칼로리만 있는 식품(empty calory) 대신 영양가 있는 음식을 먹으면 식욕이 충족된다."

　이 견해는 설탕은 칼로리만 높을 뿐 무해하다는 고루하고 잘못된 생각을 그대로 반영한다. 곡물과 시리얼에는 콜레스테롤이 없다고 교육하지만, 그 속에 무엇이 들었는지는 말하지 않는다. 지방이 풍부한 유제품, 즉 버터나 아이스크림·전유 등은 먹지 말아야 하고, 즉석식품은 지방 조절 식이요법에 적절하지 않으며, 버터와 달걀노른자를 줄이려면 디저트를 바꿔야 한다… 이런 식이다.

패니 파머도 항상 무지방 · 저콜레스테롤식 요리를 했다. 대신 빵과 팬케이크 · 커피케이크 · 머핀 · 롤케이크에 설탕을 잔뜩 넣고, 햄버거에 포도 젤리와 크랜베리 소스를 곁들이며, 무스에 마요네즈를, 주 요리에 설탕에 절인 과일을 넣었다. 디저트를 먹기도 전에, 혹은 지방이 잘 조절된 디저트를 먹는다 해도 이미 거의 모든 음식에 들어 있는 설탕을 계속 먹는 셈이다.

이 요리책에 감사할 것이 하나 있다. 다른 것은 몰라도 병아리콩 딥 조리법은 아랍의 별미인 '휴무스 타히나(hummus tahina)'와 유사한 맛좋은 요리가 연상된다. 타히니(tahini)는 껍질 벗긴 씨앗으로 만든 금발색의 타히니와, 참깨 버터라고 하는 볶은 깨로 만든 짙은 색의 타히니, 두 종류가 있다. 중동에서 수백 년간 기본 식품이 되어 온 금발색 타히니를 넣지 않으면, 병아리콩 딥은 별 맛이 없을 것이다(미국심장재단의 의견처럼). 제시된 통조림 콩보다는 자연식품점에서 말린 병아리콩을 사도록 한다. 굳이 통조림 속에서 불은 콩을 살 이유가 무엇인가? 콩을 밤새 물에 불린 후, 그 물에 은근히 끓여 무르게 한다. 콩을 불려 요리할 때 다시마 한 조각을 넣으면 조리가 빨라지고, 노 콜레스테롤인 다시마의 영양소가 더해진다.

잠깐 마늘에 대해 이야기해 보자. 마늘을 요리에 얼마만큼 넣어야 하는지에 대해서는 정답이 없고, 개개인의 입맛과 마늘의 품질에 달렸다. 마늘에 대해서는 잘 안다고 생각했는데, 프랑스 남서부 가스코뉴 지방의 유서 깊은 도시인 플로랑스를 방문하면서 생각이 바뀌었다. 이 고장의 마늘은 화학 비료와 농약을 쓰지 않고 키워 비길 데 없이 훌륭한 맛을 낸다. 플로랑스의 시장은 저명한 민간치료자이며 약초연구가인 모리스 메세게(76, 77쪽 참조)다. 그의 생애의 목표는 플로랑스를 세계 제일은 아니라도 유럽 제일의 훌륭한 자연식품 산지로 만드는 것이다(맛이 더없이 뛰어난 플로랑스산 닭고기는 파리의 맥심 레스토랑의 광고와 메뉴에도 올라 있다).

플로랑스산 마늘은 맛이 깊고 즙이 많아 마늘을 썰면 향과 즙이 폭발하듯 흘러나온다. 메세게 시장은 마늘이 뛰어난 강장제이자 치료제이지만, 재배 때 농약을 사용하면 독성 화합물이 마늘쪽에 축적되므로 오히려 위험하다고 했다. 집으로 돌아올 때 녹색 리본이 달린 파랑색 주머니에 담긴 마늘을 가져왔다. 플로랑스산의 커다란 마늘은 한 쪽만 써도 요리 맛이 좋아진다. 그러나 도시에서 주로 파는 말라빠진 마늘밖에 없다면 마늘을 통째로 써야 하리라. 마침내 댈러스의 니먼-마커스 사가 이 플로랑스 마늘을 수입하기로 했고, 일단 이 마늘의 우수함이 알려지면 다른 업체에서도 수입하게 될 것이다. 녹색 리본이 달린 파란 주머니의 마늘을 사도록 하자.

금발색 타히니에도 여러 종류가 있다. 나는 보스턴과 로스앤젤레스의 에레혼에서 수입 판매하는 제품을 선호한다. 삶은 병아리콩을 블렌더에 넣고 콩이 잠길 정도로 물을 넣은 후 잘 간다. 여기에 타히니와 마늘을 넣고 타마리 간장을 두른다. 잘 섞어서 맛을 본 후, 입맛에 맞추어 콩이나 타히니, 타마리 간장, 마늘을 더 넣어라. 이렇게 하면 아주 맛있는 샌드위치용 딥이 되어, 이것으로 오픈 스타일 샌드위치를 폼 나게 만들 수 있다. 살찌는 치즈 대신 셀러리를 사용하라. 이 딥은 몸에 좋은 재료로만 만들어졌고, 마요네즈 딥과는 달리 설탕이 들어 있지 않다.

음식을 존중하는 마음이 생기면 프랑스어가 얼마나 정확한 언어인지 무릎을 치게 될 것이다. 프랑스어는 외교계의 언어일 뿐만 아니라, 표현이 짧으면서도 의미를 효과적으로 전달한다는 이유로 국제 요리계의 언어가 되었다. 예를 들어, 프랑스어로 'riz complet'란 광택과 가공 처리를 하지 않은, 천연 미네랄과 비타민이 그대로 살아 있는 쌀을 말한다. 영어로는 brown rice에 해당하는데, 이는 식품의 색을 가리키는 부정확한 단어인지라 온갖 속임수가 가능하다. 즉 정백미에 색을 약간 입힌 후 이 이름으로 판매하기도 한다. 이것은 물론 색은 갈색이지만 건강한 음식은 아니다.

프랑스어로 포도는 'raisin'이다. 그러나 영어의 raisin에 해당하는 포도는 프랑스어로 'raisin sec' 즉 건포도다. raisin이 건포도라는 점을 기억하자. 건포도에는 포도의 당분이 농축되어 있어서 훌륭한 천연감미료로 쓸 수 있다. 건조시킨 씨 없는 포도는 당분이 많지는 않지만, 특유의 톡 쏘는 맛이 있다.

말려 먹는 과일로는 사과 · 복숭아 · 배 · 자두 · 살구 · 체리 · 라스베리가 있다. 말린 바나나와 파인애플도 있지만, 사람은 자기 땅에서 나는 음식을 먹어야 한다. 열대 과일은 열대 지방에 사는 사람들이 먹는 것이다. 에스키모인들에게 맞는 음식과 피지 섬 사람들에게 맞는 음식은 다르지 않을까?

일본 식품인 우메보시는 매실을 말려 소금에 절인 것이다. 미국에서는 일본식품점에서만 판다. 오래 전부터 치료제 구실을 했고, 부엌에서는 다른 말린 과일들처럼 유용하게 쓰인다.

제철에 과일을 말려 두었다가 겨울 내내 꺼내 먹는 오래된 풍습처럼 식품첨가물을 치지 않고 햇볕에 말리면 맛이 아주 기막히다. 설탕을 친 과일 캔과는 차원이 다르다. 보관하기 쉽고 공간도 적게 차지한다. 말린 과일과 우메보시, 견과류를 어느 정도 항아리에 채워 넣었다면 새로운 맛의 세계를 탐험할 준비가 된 것이다. 정제된 설탕을 포기하면 전혀 새로운 맛의 세계로 들어갈 수 있다. 사실 이 음식들 대부분은 역설적으로 예전에 각광받던 것들이었다. 나는 유리병 속에 넣어 둔 말린 레몬과 오렌지의 껍질을 액세서리로 애용하기도 한다.

요리법은 헤아릴 수 없을 정도로 많다. 말린 사과나 건포도, 레몬 껍질로 시작해 볼까? 찬물에 말린 사과를 한 줌 넣고 불린다. 물이 모자라면 물을 조금 더 넣는다. 건포도는 잘게 다져 달콤한 맛이 컴포트 요리 전체에 퍼지게 한다. 여기에 말린 레몬껍질을 넣고 은근하게 끓인다. 20여 분 남짓 뭉근히 끓인 후 불을 끈다. 그대로 먹어도 좋고, 블렌더에 갈아서 애플소스를 만들어도 되며, 남미산 칡가루를 조금 넣어 뻑뻑하게 해서 파이나 타트를 만드는 데 써도 된다. 다음번에는 말린 밤을 넣어 보라. 밤과 사과는 맛이 잘 어울린다. 건포도 대신 씨 없는 포도를 써도 좋다.

이제 다른 과일로 바꿔 보자. 씨 없는 포도나 살구, 레몬껍질을 재료로 하거나 씨 없는 포도와 배를 섞어 보라. 두 요리 모두 짭짤한 우메보시를 넣으면 맛이 강해진다(씨는 빼도 좋다). 짭짤한 맛의 우메보시는 촉매 역할을 하며, 맛을 변화시켜 준다.

내 냉장고 속에는 스튜 상태의 과일이 언제나 한 병씩 보관되어 있다. 이렇게 준비해 두면 언제라도 파이와 컴포트, 과일 푸딩을 만들 수 있다. 과일을 블렌더에 넣고 칡가루 반죽물을 넣어 갈면 샤베트가 되고, 이것을 차갑게 식히면 젤리가 된다.

대부분의 통조림용·포장제품용 푸딩에는 설탕이 잔뜩 들어 있다. 아이들이 이 맛과 색깔에 점점 익숙해지고 있다. 나의 경우, 아이들에게 말린 과일 스튜와 타히니 거품 낸 것을 먹여서 설탕 푸딩을 끊는 데 성공한 적이 있다(아랍 국가에서는 수세기 동안 타히니를 우유 대신 사용했다). 우선 말린 살구나 사과를 한 컵 분량 정도 물에 불리고, 레몬껍질과 우메보시를 넣는다. 낮은 불에서 몇 분간 익힌 후 블렌더에 넣어 타히니를 몇 수저 넣고 갈아 준다. 이것을 개인 접시에 덜어서 먹으면 되는데, 그 위에 코코넛을 뿌려 먹기도 한다.

좋은 파이 크러스트를 만들려면 다른 경우와 마찬가지로 좋은 재료를 구해야 한다. 맷돌에 간 유기농 통밀가루, 맷돌에 간 유기농 통옥수수가루, 외부의 열을 가하지 않고 한 번 짜낸 참기름, 화학 물질도 없고 정제하지도 표백하지도 않은 천일염을 준비하자.

반죽의 3분의 1은 옥수수가루, 나머지는 통밀가루를 섞어서 사용하자. 옥수수가루를 넣는 이유는, 질감과 풍미가 다양해지기 때문이다. 옥수수가 입 안에서 겉돈다고 생각되면 양을 줄이거나 통밀가루만 사용하라.

그릇에 곡물가루 섞은 것을 넣고 천일염을 조금 뿌린다. 정확하게는 통밀가루 한 컵에 참기름이나 옥수수기름을 2, 3테이블스푼 넣고, 기름이 밀가루에 배어들도록 힘껏 저어 준다. 여기에 찬물을 조금 넣고 반죽을 해서 동그랗게 뭉친다. 30분 정도 반죽을 놓아두었다가, 나무 도마에 밀가루를 뿌리고 롤링 핀(깨끗이 씻은 맥주병도 좋다)으로 반죽을 얇고 납작하게 민다. 파이용 접시에 반죽을 깔고, 넘치는 곳은 잘라내고 모자란 곳은 채워 준다.

파이 껍질을 구울 때는 토스터 오븐을 쓰면 좋다. 저열에서 몇 분간 구운 후 차갑게 식힌다. 스토브 오븐의 경우 150도까지 예열한 후 파이 껍질이 바삭바삭하게 황금색이 될 때까지 굽는다. 오븐마다 빵이 구워지는 시간이 다르므로 정확한 시간을 적을 필요는 없지만, 약 20분 정도 기다려야 할 것이다. 조각 파이는 굽기 쉽고 먹음직하므로 가끔씩 만들어 보라.

나는 보통 파이와 타트 재료로 생과일을 쓰지 않는다. 제철에 나는 신선한 과일이라면 그냥 그대로 먹는 게 좋다. 딸기에 설탕을 치지 않으면 맛이 없을 거라고 생각한다면, 한 번 이렇게 해보자. 꼭지 채 딸기를 씻은 후, 냉수 500밀리리터 정도에 천일염 1스푼을 녹여서 그 물에 딸기를 30분 동안 담근다. 맛이 어떤가? 소금을 조금 뿌리면 사과와 멜론의 경우처럼, 딸기와 라스베리도 맛이 아주 좋아진다.

진한 설탕 시럽으로 만들어진 복숭아 통조림을 사지 않으려면 주의 깊게 살펴봐야 한다. 자연식품점에서 무가당 복숭아를 사서 멋진 파이를 만들면 어떨까? 복숭아의 과육과 천연 과즙을 파이렉스 냄비에 붓고 레몬껍질(생것 혹은 말린 것)을 조금 넣어서 은근한 불에 끓인다. 처음에는 색이 탁하지만 거품이 생기면 맑아지며, 이것을 파이 껍질에 붓고 몇 분간 굽는다. 파이가 식어도 내용물이 주르륵 흐를 것 같으면 칡가루를 좀더 넣어 뻑뻑하게 한다. 단맛이 필요하면 잘게 썬 건포도나 건포도물을 넣는다.

과일 파이에 특별 토핑을 하고 싶다면 파이 크러스트를 남겨 두었다가 밀 배아 몇 스푼에 볶은 롤드 오츠, 대추야자나 꿀 약간, 으깬 참깨, 코코넛 약간, 참기름 약간을 넣어 섞은 다음 블렌더에 갈아서 파이 위에 붓는다. 그리고 토핑이 황금색으로 구워질 때까지 브로일러에 굽는다.

많은 요리사들이 양파나 늙은 호박 같은 구근류 채소가 얼마나 무궁무진하게 활용될 수 있는지 제대로 모르고 있다. 이런 채소로 향긋한 파이를 손쉽게 만들 수 있다. 양파의 껍질을 벗겨 먹기 좋은 크기로 얇게 썬 후, 참기름을 두르고 부드러운 갈색이 될 때까지 볶다가 물을 조금 붓고 끓인다. 한 쪽에서는 찬물에 칡가루 1테이블스푼을 넣어 반죽물을 만든다. 반죽물을 냄비에 넣으면 뿌옇게 되지만, 약한 불에서 계속 저어 주면 거품이 생기면서 맑아진다. 그런 다음 타마리 간장을 충분히 두른다. 맛있게 만들 때까지 시행착오를 좀 겪을 것이다. 파이의 내용물이 완전히 섞여서 거품이 일면 미리 구워 두었던 파이 껍질 위에 붓는다. 브로일러에 다시 넣어 몇 분 후 파이 속에서 거품이 일면 다 구워진 것이다. 따뜻하게 먹어도 맛있고, 차갑게 먹어도 맛있다.

후리카케는 콩 퓌레, 콩가루, 김, 보니타(말린 생선살)로 만든 맛좋은 일본식 참깨 조미료다. 파이에 칡가루 반죽과 간장을 넣기 전후나 파이를 굽기 직전에 후리카케를 넣자. 구할 수 없으면 파이를 굽기 전에 그 위에 볶은 참깨를 뿌린다.

순무와 파스닙을 얇게 썰어 양파와 함께 볶아 맛있는 파이를 만들 수도 있다. 요리법은 수도 없이 다양하다. 이런 방법으로 구근류 채소를 요리하면 자연스런 맛이 난다는 점을 기억하도록 하자. 부추, 골파, 호박, 늙은 호박 모두 양파와 함께 요리할 수 있다. 더 오래 볶아야 하는 채소도 있으니 직접 실험해보도록 하자.

크레페란 모두 알고 있듯이 우아하게 생긴 팬케이크이며, 크레페 수젯은 속을 채운 얇은 팬케이크다. 크레페는 만들기도 쉽고 맛도 있다. 나는 통밀가루로 크레페를 만들며, 질감을 다양하게 하기 위해 옥수수가루를 넣기도 한다. 밀가루 한 사발에 천일염 한 줌을 넣고 밀가루 한 컵당 참기름 2, 3테이블스푼을 넣은 후 블렌더에 간다. 생우유나 사우어 밀크, 사우어 크림과 물, 혹은 물만 넣는다. 우유와 달걀을 넣는 게 좋을 때도 있지만 항상 필요하지는 않다. 달걀은 한 개 넣어도 되고, 반죽이 많으면 두 개 넣는다. 물을 넣어 묽게 반죽하되, 흘러내리게는 하지 말자. 반죽이 묽을수록 크레페가 얇고, 반죽이 빽빽할수록 두꺼워지는데, 크레페의 두께는 개인의 취향에 맞춘다.

크레페에 가장 알맞은 조리기구는 가벼운 프랑스제 크레페용 팬이지만, 팬이라면 모두 가능하다. 프라이팬을 뜨겁게 달궈 참기름이나 옥수수기름을 살짝 두른 후, 반죽을 붓고 표면이 완전히 마를 때까지 굽는다. 뒤집개로 크레페 가장자리를 뒤집을 때는 주의하자. 프랑스 사람들은 크레페가 구워질 때 팬을 가볍게 흔들다가 뒤집개 없이 뒤집는다. 파리의 노점에서 파는 커다란 브리타니 메밀 크레페는 너무나 커서 뒤집개를 써야 한다(지름이 46센티미터 이상일 때도 있으니, 인도빵 로티만 하다). 양면 모두 잘 구워지면 접시에 담는다.

디저트용 크레페의 속에 넣을 만한 재료는 아주 많다. 천연 무가당 애플 버터, 혹은 사과와 호두와 건포도를 섞은 것, 뻑뻑하게 만든 건포도즙(다진 건포도를 물에 넣고 끓인 것)에 칡가루를 넣고 건포도 시럽을 만든 것, 살구 스튜와 건조시킨 껍질 없는 포도와 레몬껍질을 함께 간 것 등이 모두 좋다. 맘에 드는 것을 크레페 위에 놓고 반죽을 돌돌 말아서 식탁에 올리자.

천일염을 약간 뿌린 호두를 껍데기 채로 약한 불에 갓 볶아서 따뜻할 때 먹으면 스낵이나 후식 삼기에 좋다. 사람들은 볶은 땅콩과 생땅콩의 맛을 즐겨 비교하면서도, 무슨 이유에선지 호두는 장식품으로만 쓰거나 그냥 까서 먹는다. 갓 볶은 따뜻한 호두를 먹어 봐야 진짜 맛이 어떤 것인지를 실감할 수 있다.

캐슈넛·개암 등의 친근한 견과류도 같은 방법으로 먹을 수 있다. 가게에서 파는 견과류는 기름으로 먼저 볶고, 저질의 소금을 너무 많이 사용하며, 산화를 막기 위해 설탕과 식품첨가물을 사용한다. 그러므로 화학 물질 없이 재배되고 수확되고 저장된 것을 찾아보도록 하자.

껍질을 까지 않은 아몬드를 일본식으로 한 번 먹어 보자. 아몬드를 유리그릇에 넣고 타마리 간장을 붓는다(늘 강조하지만 간장의 품질이 중요하다). 아몬드 표면에 간장이 고루 묻도록 저어 주다가, 간장이 스민 듯 싶으면 파이렉스 접시에 옮긴다. 구멍이 난 수저나 포크를 사용하면 남은 간장을 다음번에 다시 쓸 수 있다. 접시를 오븐에 넣고 90도 이하의 낮은 열에서 가열하면서 잘 지켜보다가 몇 분 단위로 뒤집어 준다. 바삭바삭하여 먹기 좋게 되려면 10~20분 정도 걸린다.

껍질에 칼집을 내어 팬에 볶은 따뜻한 밤은, 파리 같은 대도시 거리에서 계절의 별미로 판매된다. 말린 밤은 오랫동안 보관이 가능하다. 밤가루는 상하기 쉬우므로 막 갈아 놓은 것을 사용하도록 한다. 밤에는 자연스런 단맛이 있다. 타트 · 파이 · 컴포트에 사과와 건포도를 함께 쓰면 맛이 아주 뛰어나다. 크레페 · 와플 · 차파티 · 도넛을 만들 때는 밤가루와 통밀가루를 함께 쓰도록 하자.

과감성과 상상력, 좋은 재료만 있으면 맛있는 무설탕 자연식품을 만들 수 있다. 이런 방식으로 식생활을 바꾸면 날씬하고 건강한 몸매와 더 나아가 맑은 정신을 가지게 되어, 설탕으로 인한 신체적 · 정신적 문제로부터 자유를 누리게 된다.

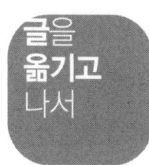

《슈거 블루스》는 1975년에 첫 선을 보인 '오래된' 책이다. 최신 정보로 업데이트한 과학 정보만 골라 담아도 충분치 못할 성격의 책을, 출판된 지 30년이 지난 지금까지도 사람들이 들춰보는 이유는 어디에 있을까? 그것은 이 책이 설탕을 해부하는 방식에 있다.

혹자는 이 책을 '설탕에 손도 대지 말라'는 다소 '과격한' 메시지만을 담은 단순 건강서 정도로 이해할 수도 있다. 물론 이 '과격한' 메시지가 저자인 윌리엄 더프티 본인의 저작 의도에 정확히 부합하는 것은 사실이다. 그러나 이 책에는 그것 이상이 있다. 더프티가 자신의 주장을 뒷받침하기 위해 취한 전략이야말로 이 책을 단순한 건강서 이상의 것으로 자리매김하고 있기 때문이다.

더프티는 우선 자신의 '설탕 중독' 경험을 털어놓은 후, 설탕이 자신의 개인사에 얼마나 파괴적인 역할을 했는지 고백한다. 그런 후 그는 동서양의 역사를 넘나들며 설탕의 발견 과정과 이 물질이 인류 역사에 끼친 해악을 사례와 증거를 들어 추적한다. 이 과정에서 그의 개인적 분노는 사회적 분노로 점차 증폭된다. 이 책은 수백 년간 대중들이 설탕에 대한 정보 조작에 어떤 방식으로 속아 왔는지에 초점을 맞추어 많은 장을 할애하고 있고, 이즈음에서 그의 비판은 설탕업계뿐만 아니라 전체 식품업계—의약/의료/과학계—정계 등 전 방위로 확대된다.

물론 더프티는 설탕이란 물질 자체에도 손사래를 친다. 하지만 그를 더 분노하게 하는 것은 사람들의 건강을 담보로 설탕의 확산을 조장함으로써 엄청난 수익을 거둬온 설탕업계와, 그들로부터 연구비를 후원받는 탓에 정확한 과학적 진실을 대중에게는 생소하고 어려운 전문 용어 뒤로 숨겨 버린 의료/과학계, 그리고 역시 설탕을 통해 직간접으로 이익을 취해 온 정부 관료와 사법당국이 역사 속에서 보여 온 행태다.

✥

앞에서도 말했듯이 이 책은 1975년에 출판되었다. 이 연도를 듣는 순간, 사람들은 이 책에 수록된 정보들이 이미 해묵은 옛 이야기에 불과할지 모른다는 잘못된 인상을 받기 쉽다. 물론 더프티가 이 책을 집필하던 1970년대 이래로 (특히 미국에서) 건강한 식생활에 대한 각성이 크게 일어났고, 그에 따라 식품첨가물 규제나 식품 라벨 표기법 등에서 많은 개선이 이루어져 왔다. 이를테면 (이 책에서 계속 지적하고 있는 것처럼) 과거에는 정제 설탕(sucrose)과 여타 탄수화물을 모두 구별 없이 '탄수화물(carbohydrate)' 항목으로 표기했던 것과 달리, 현재 시행되고 있는 미국의 식품 라벨 표기법에는 '총 탄수화물' 항목 아래 '당류(sugars)' 항목을 따로 기재하도록 하고 있다.

한 예로 미국에서 시판되고 있는 16온스짜리 코카콜라 클래식 한 병의 성분 표시를 보면, 총 탄수화물 52.9그램 가운데 전량이 '당류(sugars)'인 것으로 표기되어 있다. 물론 이 '당류'의 대부분이 '정제 설탕'임은 말할 필요도 없다. 그러므로 개정된 미국의 식품 라벨 표기법 역시 정확한 '정제 설탕' 함유량은 교묘하게 은닉하고 있다고 볼 수 있다(그나마 한국의 경우에는 여전히 탄수화물 총량만 기록하고 있다).

그렇다면 설탕에 관한 한국인의 이해 수준은 어떨까? 글을 옮기는 과정에서 종종 대한제당협회의 웹사이트(www.sugar.or.kr)를 방문할 기회가 있었고, 이 책에 담겨진 비판들에 대해 설탕업계가 스스로를 어떻게 변호하고 있는지 살펴보게 되었다. 이를테면 《슈거 블루스》에서는 흑설탕이 백설탕보다 원당에 가까운, 즉 보다 자연 상태에 가까운 것이 아니라, 오히려 백설탕에 캐러멜 색소 등을 추가로 첨가하여 가공한 제품(즉 사탕수수 ⇨ 원료당 ⇨ … ⇨ 백설탕 ⇨ 갈색 설탕 ⇨ 흑설탕/삼온당 순서로 제조된다)이라고 고발하고 있는데, 사실 처음 이 구절을 읽을 때는 나 자신도 이 진술을 믿기 어려웠다. 나부터가 그동안 건강을 챙긴다면서 백설탕 대신 굳이 '맛없는' 흑설탕을 먹어 왔고, 백설탕을 먹는 다른 사람들에게도 흑설탕으로 바꿀 것을 권했기 때문이다. 그러나 대한제당협회에 올려진 '친절한' 제조 공정 안내글을 읽고 나서 이 책에 담긴 비판이 말 그대로 '사실'임을 알 수 있었다. 이 사실은 지난 30년간 변한 바가 없다. 대한제당협회의 설명은 이런 식이다.

흑설탕에 캐러멜을 넣는 특별한 이유는 없습니다. 단지 삼온당의 색상을 내기 위해 첨가한 것입니다. 대한제당협회 웹사이트에서 발췌

흑설탕이 백설탕보다 원당에 가깝기는커녕, 색깔을 제외하면 두 제품 사이에는 영양학적 차이가 전혀 없다는 뜻이다. 그러나 우리 일반인들은 정반대로 알고 있지 않은가? 게다가 흑설탕은 다소 거친 입자로 제조되기 때문에 사람들의 오해를 한층 부풀리기까지 한다. 이것 역시 어떤 '불순한' 의도가 담겨진 것일까?

아래의 진술들은 또 어떨까? 모두 이 책에서 지적하고 있는 것과 정확히 같은 유형의 전형적인 정보 조작의 예다. 이 책은 이러한 사례를 비판하기 위해 한 장 전체를 할애하고 있다(강조 처리는 역자에 의한 것이다).

설탕은 인류가 발견해 낸 최초의 **천연감미식품**으로서 사탕수수에서 추출한 **천연** 그대로의 '당즙'을 불순물을 걸러내고 상품화한 **순수한 자연식품**을 말한다. 이하 대한제당협회 웹사이트에서 발췌

과일이나 채소가 자연식품이듯 농산물인 설탕도 **안전한 자연건강식품**이다. 그 이유는 식물의 광합성 작용으로 생성되는 설탕 성분은 **천연식품의**

결정체이며….

FDA에서는 '**설탕과 같이 일반적으로 안전하다고 인식되는 식품**'들에 대한 재검토의 일환으로 1976년에 연간 1인당 설탕 섭취량이 우리보다 두 배 정도 높은 미국인을 대상으로 현재 미국인이 섭취하고 있는 설탕의 양과 섭취 방법이 **인체에 해롭다**고 할 수 있는 **아무런 증거가 없다**는 결론을 내렸다.

더욱이 해당 협회의 웹페이지에 올라온 홍보 만화는, 더프티가 이 책을 집필하던 30년 전 미국에서조차 함부로 언급할 수 없었던 내용을 서슴없이 담고 있다. 요약하자면, 설탕에 대한 편견은 '인식 부족' 탓일 뿐이며, 오히려 설탕이야말로 우리 식생활에 활력을 불어넣고 국민 건강을 촉진하는 데 큰 몫을 하고 있다는 것이다. 심지어 설탕 섭취는 키 크고 평균 수명이 긴 선진국의 부강을 이룬 기초임에도 불구하고, 현재 한국의 설탕 섭취량이 국제 평균에 크게 못 미치는 점을 부끄럽게 생각해야 한다며 넌지시 훈계까지 하고 있다. 아직도 설탕 문화의 후진성을 벗어나지 못한다면 다가올 2000년대에도 우리 민족의 영광은 있을 수 없다면서, 만화 속 설탕은 퉁명스럽게 외친다. "그러니 제 체면이 뭐가 되겠습니까?" <sup>대한제당협회 웹사이트에서 발췌</sup>

✥

이 책의 헌사에는 두 명의 여성이 거명되어 있다. 한 여성은 불우한 어린 시절을 딛고 성공해 오늘날까지 미국인에게 가장 사랑받는

가수 중의 하나로 꼽히는 흑인 여성 재즈 싱어, 빌리 홀리데이(Billie Holiday)다. 그녀와는 각별한 친구였던 더프티는 1956년 빌리 홀리데이의 자서전을 공동 저술하기도 했다.

헌사에 등장하는 또 한 여성은 더프티에게는 생명의 은인과 다를 바 없는 미국의 유명 여배우, 글로리아 스완슨(Gloria Swanson)이다. 그녀와의 우연한 만남으로 인생의 전환점을 맞았던 그는, 이 책이 출판된 이듬해 자신보다 스무 살 연상인 글로리아 스완슨과 결혼했다. 그때 그녀의 나이는 77세였고, 이는 그녀의 여섯 번째이자 마지막이며 가장 성공적인 결혼 생활이었다. 그는 이 두 여성에게 바쳐진 헌사를 통해, 설탕은 그 탐닉적 성격과 신체에 미치는 파괴적 영향을 고려해 볼 때 일종의 마약으로 간주해야 한다는 짧지만 분명한 메시지를 전하고 있다.

이 책의 결론을 민감하게 받아들이는 정도에는 개인차가 있을 수 있다. 그러나 그것이 설탕을 완전히 끊어 버리는 무설탕(sugarfree) 주의자로 개종하는 '과격한' 입장이든, 혹은 '영양학적 균형에 초점을 맞춘 식생활'을 추구하는 보다 '온건한' 입장이든, 독자들이 이 책을 통해 배워야 할 점은 분명하다. 모든 것을 비판적 관점에서 돌아볼 필요가 있다는 점 — 비록 그것이 '전문가'의 권위로 선포된 '과학적 사실'이라 할지라도.

최광민

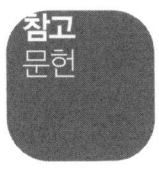

## 참고문헌

Abrahamson, E. M., and Pezet, A. W. *Body, Mind, and Sugar.* New York:Pyramid, 1971.

Alsop, Stewart. *Stay of Execution, A Sort of Memoir.* Philadelphia:Lippincott, 1973.

Aykroyd, W. R. *The Sweet Malefactor.* London:Heinemann, 1967.

Bailey, Herbert. *Vitamin E: Your Key to a Healthy Heart.* New York:Arc Books, 1964.

*The Vitamin Pioneers.* New York:Pyramid, 1970.

Boffey, Philip. *The Brain Bank of America.* New York:McGraw-Hill, 1975.

Chestnut, Mary Boykin. *A Diary from Dixie.* Boston:Houghton Mifflin, 1949.

Clark, Linda. *Get Well Naturally.* New York:Devin-Adair, 1965.

Cartwright, Frederick F., with Biddiss, Michael D. *Disease and History.* New York:Crowell, 1972.

Chapman, John Jay. *The Selected Writings of John Jay Chapman.* New York:Farrar, Straus & Giroux, Inc., 1957.

Cheraskin, E., and Ringsdorf, W. M. *Predictive Medicine: A Study in Strategy.* California: Pacific Press Publishing company, 1973.

Cleave, T. L. 외. *Diabetes, Coronary Thrombosis, and the Saccharine Disease.* Bristol: John Wright & Sons, Ltd., 1969.

Comfort, A. *The Anxiety Makers: Some Curious Preoccupations of the Medical Profession.* London: Nelson, 1967.

Cott, Allan. *Orthomolecular Approach to the Treatment of Learning Disabilities.* New York: Huxley Institute for Biosocial Research.

Dalton, John E. *Sugar: A Case Study of Government Control.* New York: Macmillan, 1937.

de Kruif, Paul. *Hunger Fighters.* New York: Harcourt, Brace and Company, 1928.

Deerr, Noel. *The History of Sugar.* London: Chapman & Hall, 1949.

Donnenfeldt, Karl Henry. *Leonhard Rauwolf, 16th Century Physician, Botanist, and Traveler.* Cambridge: Harvard University Press, 1968.

*East West Journal*, 1권 12호. Boston, 1971.

Ellis, Ellen D. *An Introduction on to the History of Sugar as a Commodity.* Philadelphia: J. C. Winsten, 1905.

Evans, Isabelle Walsh. *Sugar, Sex and Sanity.* New York: Carlton Press, 1970.

Fay, Paul B. *The Pleasure of His Company.* New York: Harper & Row, 1966.

Fergusson, Bernard. *Beyond the Chindwin.* London: Collins, 1945.

Fiennes, Richard. *Man, Nature and Disease.* New York: The New American Library, 1965.

Flipo, Rene. "The Chinese Smoke Rings Around Us." *New York Post*, 1974년 1월 2일.

Forbes, T. R. *The Midwife and The Witch.* New Haven: Yale University

Press, 1966.

Foucault, Michel. *Madness and Civilization: A History of Insanity in the Age of Reason.* Richard Howard 역. New York: Pantheon, 1965.

Fredericks, Carlton, and Goodman, Herman. *Low Blood Sugar and You.* New York: Constellation International, 1969.

Freud, Sigmund. *The Standard Edition of the Complete Psychological Works of Sigmund Freud.* London: Hogarth, 1966.

Grimes, John Maurice. *When Minds Go Wrong: The Truth About Our Mentally Ill and Their Care in Mental Hospitals.* New York: Devin-Adair, 1954.

Hawken, Paul. *The Magic of Findhorn.* New York: Harper & Row, 1975.

Hay, William Howard. *A New Health Era.* New York: H. W. Hay, 1933.

Hoffer, Abram. "Megavitamin $B_{3R}$ Therapy for Schizophrenia." *Canadian Psychiatric Association Journal.* 16권, 1971.

Hole, Christina. *Witchcraft in England.* New York: Collier Books, 1966.

Hooton, E.A. *Apes, Men, and Morons.* New York: Putnam, 1937.

Jacob, Francois. *The Logic of Life: A History of Heredity.* New York: Pantheon, 1974.

Kallet, Arthur, and Schlink, F. J. *100,000,000 Guinea Pigs.* New York: Vanguard, 1933.

Knaggs, Henry V. *The Truth About Sugar.* London: 1913.

Kushi, Michio. *The Teachings of Michio Kushi.* Boston: East West Foundation, 1972.

LaFollette, Robert. *The Sugar Trust, An Amazing Conspiracy.* Washington: 1925.

Longgood, William. *The Poisons in Your Food.* New York: Simon & Schuster, 1960.

MacDari, Conor *Irish Wisdom.* Boston: Four Seas Company, 1923.

McCollum, Elmer Verner. *A History of Nutrition — The Sequence of Ideas in Nutritional Investigation*. Boston:Houghton Mifflin Co., 1957.

McQuade, Walter, and Aikman, Ann. *Stress: What It Is; What It Can Do to Your Health; How to Fight Back*. New York:E. P. Dutton, 1974.

Mességué, Maurice. *Of Men and Plants*. New York:Bantam Books, 1974.

Michelet, Jules. *Satanism and Witchcraft: A Study on Medieval Superstition*. A. R. Allinson 역. New York:Citadel Press, 1965.

*New York Magazine*, "Secrets of My Life," Andy Warhol. 1975년 3월 31일.

O'Donnell, Kenneth P., and Powers, David. *Johnny, We Hardly Knew Ye: Memories of John Fitzgerald Kennedy*. Boston:Little, Brown, 1972.

Osmond, Humphrey. *In Search of Sanity*, Gregory Stefan의 후기]. New York:University Books, 1965.

Pauling, Linus. "Orthomolecular Psychiatry." *Science Magazine*, 160호, 1968년 4월.

Picton, Dr. Lionel James. *Nutrition and the Soil: Thoughts on Feeding*. New York:Devin-Adair, 1949.

Philippides, Nikos G. *The Conquest of Disease(My Philosophy of Life and Health)*. Athens:Liberty Press International, 1971.

Price, Weston. *Nutrition and Physical Degeneration: A Comparison of Primitive and Modern Diets and Their Effects*. California:The American Academy of Applied Nutrition, 1948.

Quigley, D. T. *The National Malnutrition*. Milwaukee:The Lee Foundation for Nutritional Research, 1943.

Reed, William. *History of Sugar*. London:Longman Green & Co., 1866.

Robbins, William. *The American Food Scandal*. New York:William Morrow & Co., 1974.

Roberts, H. J. *The Causes, Ecology and Prevention of Traffic Accidents.* Illinois:Charles C. Thomas, 1971.

Sakurazawa, Nyoiti. *You Are All Sanpaku.* William Dufty 영역. New York:Award Books, 1969.

Sakurazawa, Nyoiti, and de Morant, Soulié. *The Yellow Emper's Classic of Internal Medicine.* Ilza Veith 역. Berkelely:University of California Press, 1966.

Schwab, Gunther. *Dance With the Devil.* London:Geoffrey Bles, 1963.

Shelton, Herbert M. *Food Combining Made Easy.* Texas:Shelton Health School, 1951.

Sinclair, William J. *Semmelweis, His Life and His Doctrine:A Chapter in the History of Medicine.* Manchester, England:University Press, 1909.

Sprenger, J., and Kramer, H. *Malleus Maleficarum(1486).* Montague Summers 역. London:Pushkin Press, 1948.

Stone, I. *The Healing Factor.* New York:Grosset & Dunlap, 1972.

*Strength and Health Magazine.* 1972년 5, 6월호.

Strong, L. A. G. *The Story of Sugar.* London:George Weidenfeld & Nicolson, 1954.

Szasz, Thomas S. *The Manufacture of Madness:A Comparative Study of the Inquisition and the Mental Health Movement.* New York:Harper & Row, 1970.

Tannahill, Reay. *Food In History.* New York:Stein and Day, 1973.

Tintera, John W. *Hypoadrenocorticism.* New York:Adrenal Metabolic Research Society of the Hypoglycemia Foundation Inc., 1969.

"What You Should Know About Your Glands," 1958년 2월; "What You Should Know About Your Glands and Alcoholism," 1958년 5월; "What You Should Know About Your Glands and Allergies,"

1959년 2월. *Woman's Day*. Delos Smith 편.

"Tobacco: Is There a 'Cure' for Cancer?," *Medical World News*, 1973년 3월 16일.

Tompkins, Peter, and Bird, Christopher. *The Secret Life of Plants.* New York: Harper & Row, 1973.

Twain, Mark. *Autobiography*, 1권. New York: Harper and Bros., 1924.

Watson, George. *Nutrition and Your Mind: The Psychochemical Response.* New York: Harper & Row, 1972.

White, Andrew Dickson. *A History of the Warfare of Science with Theology in Christendom.* New York: Free Press, 1965.

Wiley, Harvey W. *The History of a Crime Against the Food Law.* Washington D. C.: Harvey, W. Wiley, Publisher, 1929.

Williams, Roger J. *Nutrition in a Nut Shell.* New York: Doubleday, 1962.

W. F. Slare 박사의 인터뷰, 1974년 1월호.

Yudkin, John. *Sweet and Dangerous.* New York: Bantam Books, 1972.

옮긴이 **최광민**

1971년 서울 출생. 연세대학교 생물학과 학사 졸업.
텍사스 주 오스틴 소재 텍사스대학에서 분자유전학-미생물학으로 석사 학위.
현재 인디애나 주 블루밍턴 소재 인디애나대학에서 바이오인포매틱스를 공부하고 있다.

옮긴이 **이지연**

1971년 서울 출생. 경희대학교 한의과대학 졸업. 경희대 한방병원 일반 수련의 수료.
현재 예화당한의원의 원장으로
전통 한의학과 현대 영양학적 식이치료를 병행한 맑은몸다이어트클리닉을 운영하며
젊은 여성들의 고민을 풀어주고 있다.

## 슈거 블루스

초판 1쇄 _ 2002년 6월 20일
개정판 5쇄 _ 2012년 8월 10일
지은이 _ 윌리엄 더프티
옮긴이 _ 최광민 · 이지연
펴낸이 _ 심현미
펴낸곳 _ 도서출판 북라인
출판 등록 _ 제4-381호
주소 _ 서울시 성동구 금호로 107
전화 _ (02)338-8492    팩스 _ (02)338-8494
ISBN 89-89847-44-3
· 잘못 만들어진 책은 바꾸어 드립니다.
· 값은 뒤표지에 있습니다.

### SUGAR BLUES

by William Dufty
Copyright ⓒ 1975 by William Dufty
Korean Translation Copyright ⓒ 2002 by Bookline Publishing Co.
This Korean edition is published by arrangement with Chilton Book Company
and Bookline Publishing Co.